Nursing Psychology:
Applying Psychological Concepts to Nursing

看護心理学
●看護に大切な心理学

鋤柄増根 編　Masune Sukigara

ナカニシヤ出版

まえがき

　看護師のような職業に必要とされる基礎的な能力あるいは資質の一つとして「人の気持ちを理解できる」ということが挙げられるであろう。このような能力なり資質を身に付けるには，心理学を学ぶ必要があるというのが一般的な理解であろう。実際に，1章2節「心理学を学ぶ意味：看護師の立場から」（表1-2参照）を読んでもらうとわかるように，看護教育には，多くの点で心理学にかかわるものが必要である。しかし，具体的にどのように心理学を学べばよいのかまでは，明確に示されているわけではない。

　また，看護学科・看護学部などの看護師養成機関は増加しており，1章2節によれば平成22年度の養成機関（大学，短大，専門学校のすべてを含む）の入学定員は58,947人である。一方で，平成22年度の国勢調査によると18歳の女子（簡単にするために女子のみを考える）の人口は約59万人であり，単純に計算すると，18歳の女子のうち約1割が看護師養成機関に入学することになる。この1割が多いのか少ないのかはわからないが，かなりの割合の人が看護師を目指し，その教育の中で心理学を学ぶことになる。

　上のようなことを考えると，看護教育の基礎としての心理学を学ぶための教科書が必要であることがわかる。しかし，単純に看護に役立つという観点から，臨床現場に密着した心理学の領域に重点を置いた記述をする教科書では，心理学を本当の意味で役立てることはできない。このような観点から，心理学の基礎を適切に学ぶことで，看護に心理学を応用あるいは役立たせるための原理を学ぶことが可能な教科書が必要である。そこで，この教科書では，看護などの医療現場への心理学の応用を考えたときに，人間の行動は制御可能であり，行動の変化が「こころ」の変化へとつながるということを，その基礎として学ぶことが重要であるという立場に立ち，行動の制御について学習心理学を中心に据えた。したがって，心理学のすべての領域を網羅するというより，行動の制御と変化を中心に扱う領域（学習心理学；本教科書の3章1節）やそれに関連する領域を中心として扱う。この点がこの教科書の大きな特徴であると考えている。したがって，一般の心理学の教科書では必ずあるような，感覚・知覚や認知心理学の章はない。ただし，学習や測定のところで関連することに触れている。

　2章から5章までが今回取り上げた心理学の領域となる。1章2節で述べられている内容を満たすものであり，看護教育の中では重要なものである。1章1節で述べるように，人間はその行動が変化しない限り他者からはその人が変わったとは認識してもらえない。さらに言えば，看護師の行動が変わらなければ患者の行動も変わらないだろうし，患者の行動をよく観察することでしか，患者の気持ちや「こころ」を理解することはできない。心理学を学びその後看護師になり，看護実践に長く携わった方に1章2節と6章を担当してもらい，このような患者とのかかわりの中で，看護師の行動の変化による患者の変化を具体的な体験から述べてもらった。この2つの部分は本教科書のもう一つの特徴であり，心理学を学んだことが，看護実践の中で気づかないうちに役立っていることを具体的に理解してもらえると思う。

　2章は科学的に人間の行動を研究したり行動の評価をするのに必要な測定について述べている。このような測定が，根拠に基づく看護・医療の基礎でもあることを述べている。3章1節がこの本の中心となる学習心理学であり，人間の行動がどのような原理で変化するのか，さらにはどのようにすれば行動を変化させることができる（行動の制御）かを詳しく述べている。そこから進んで，不適応行

動の消去にどのように学習の原理が応用されているかにも触れている。この点は4章3節と合わせて学ぶとよい。3章2節は発達であり、生涯発達の観点から、医療現場で出会う幅広い年齢層についてそれぞれの特徴や発達課題に触れている。この節の(4)に「自閉症児・者の各発達段階の特徴」が設けられており、定型の発達とは異なる人たちの発達の特徴を成人期まで述べている。看護の臨床現場はもちろんであるが、保健所の育児相談などで出会う人たちの特徴の理解ができ、保健師を目指す人にとっては重要な箇所になる。

　日本看護協会（2012年2月22日発表）の「2011年病院看護実態調査」結果速報によると、看護職員の離職率は新卒で8.1%であり、大卒全体の1年目の離職率が22年度で13.4%（厚生労働省）と比べて多いわけではない。しかし、常勤の離職率は11.0%であり、2010年度に1ヶ月以上の長期病気休暇を取得した常勤看護職員数7,483人のうちメンタルヘルス不調によるものが約3分の1であった。教員の病気休職者のうち62.4%が精神疾患によるもの（2010年度の文部科学省調査）と比べると少ないとはいえるが、多くの看護師がメンタルヘルスの不調をもっていることに変わりはない。このようなメンタルヘルス不調は離職につながるものであるし、日常の看護業務のミスから医療事故へつながる要因の一つになっているだろう。

　そこで、4章1節では、看護師本人のストレスマネジメントやワークライフバランスを考えるための基礎を、5章では医療現場での対人関係など集団としての特徴を述べ、人間関係やチーム医療をうまくやっていくための基礎となるものを議論している。これらのことを学ぶことで、看護師が健康で仕事にも打ち込めるためにはどのようにしていけばよいのかを考える手がかりにしてもらえるとよい。また5章では、患者が、医療現場という非日常の社会をどのように捉え、そして行動するかを理解するための基礎を提供している。さらに、4章2節は、医療現場で使われる代表的な検査についての知識を習得でき、3節では代表的な心理療法の基礎を理解し、患者になされている心理療法がどのような原理に基づくものかを理解してもらいたい。

　最後に、この教科書のタイトルが「看護心理学」になっていることに注目してほしい。インターネットで検索する限り「新・看護心理学」（内山・上里編著、ナカニシヤ出版、1989年発売）があるくらいであり、多くのものが「看護に生かす心理学」「看護の心理学」などというタイトルである。しかし、教育現場に心理学を活かすための領域として教育心理学があるように、看護の現場に心理学をどのように活かす、あるいは現場での問題を心理学がどのように解決するのかを考える領域として看護心理学があってもよいと考えられる。本書はそのような心理学の領域を作る一歩になっているとまでは言えないだろうが、看護心理学という領域を作っていくスタートに少しでも寄与できればと考えている。

目　次

まえがき　*i*

1章　「こころ」を研究する目的 ——————————————— 1
1. 心理学の目的　1
   - (1) こころはどこにあるのか　1
   - (2) 「こころ」と行動　4
2. 心理学を学ぶ意味：看護師の立場から　6

2章　「こころ」を測る ————————————————— 13
1. なぜ測定が必要か　13
2. 個人差測定　17
3. 精神物理測定　19
   - (1) 精神物理測定　19
   - (2) 信号検出理論　22
4. 根拠に基づく看護・医療の基礎としての測定　24

3章　「こころ」の変化 ————————————————— 29
1. 学　習　29
   - (1) 学習とは何か　29
   - (2) 臨床実践における学習心理学の意義　33
   - (3) 古典的条件づけ　35
   - (4) オペラント条件づけ　37
   - (5) 不適応行動の形成と消去　41
   - (6) 運動技能の学習　52
   - (7) 学習研究技法の応用　54
2. 発　達　57
   - (1) 発達とは何か　57
   - (2) 発達の代表的な理論　60
   - (3) 各発達段階の特徴　63
   - (4) 自閉症児・者の各発達段階の特徴　80

4章　「こころ」の健康 ————————————————— 89
1. ストレスとメンタルヘルス　89
   - (1) ストレスの理論　90
   - (2) ストレスの影響　95
   - (3) 現代社会のストレス　96
   - (4) ストレスへの対処方法（コーピング）　98
   - (5) ワーク・ライフ・バランス　103

2.「こころ」の健康を測る　106
　　　　(1) 特定領域の「こころ」の健康を測る　106
　　　　(2) パーソナリティ全体の「こころ」の健康を測る　108
　　　　(3)「こころ」の健康に影響する知的および発達的側面を測る　110
　　　　(4) 信頼性と妥当性　112
　　3.「こころ」の健康を取り戻す　112
　　　　(1) 来談者中心療法　113
　　　　(2) 精神分析療法　114
　　　　(3) 行動療法　115
　　　　(4) 認知行動療法　116

5章　「こころ」と社会 ─── 119

　　1. 社会の中での人間　119
　　　　(1) 社会的役割と自己　119
　　　　(2) 対人認知　121
　　　　(3) 社会的推論　122
　　2. 医療現場での対人関係　123
　　　　(1) 対人関係の成り立ち　123
　　　　(2) 対人葛藤　124
　　　　(3) 社会的スキル　126
　　3. 医療現場という社会　128
　　　　(1) 集団とは何か　128
　　　　(2) 集団における影響過程　129
　　　　(3) 集団の意思決定　130
　　　　(4) リーダーシップ　131
　　4. 円滑なチーム医療のために　132
　　　　(1) 集団間関係　132
　　　　(2) 集団間葛藤の解消　133
　　5. 文化による行動の違い　136
　　　　(1) 文化的自己観　136
　　　　(2) 組織風土と組織文化　137

6章　看護に役立つ心理学とは？ ─── 139

　　1. ぶりの照り焼き　139
　　2. 看護師側の理由，患者側の理由　140
　　3.「ここは，安穏浄土」　141
　　4. 患者教育再考　患者自らの力を引き出す　142
　　5. 心理学を役立て，看護学生として生き残る　143
　　6. 心理学を役立て，看護師として働き続ける　144

文　献　147
索　引　157

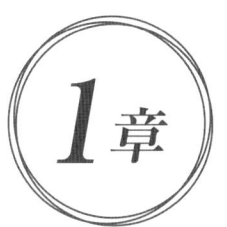

「こころ」を研究する目的

1. 心理学の目的

(1)「こころ」はどこにあるのか

　心理学の目的は，言うまでもなく「こころ」の解明である。しかし，「こころ」とは何かを考えると，心理学が対象としているものが途端に明確でなくなってしまう。よく考えるまでもないかもしれないが「こころ」は直接目に見えるものではない。このことは，日常的な対人関係で，相手が何かを言ったときに本心でそう言っているのかと疑問をもったり，相手の本心がわかったらいいのにと思うことなどを考えてみれば当たり前と言える。その一方で，われわれは他者も「こころ」をもっているということに対する，かなり強い信念をもっている。少なくとも他者の「こころ」は直接見えないかもしれないけれども，他者にも「こころ」があるということを疑うことはしないだろう。この信念は，ヒトという同じ種に属する他者は，同じ刺激を受けたときに自分とほぼ同じ反応をしていることを，過去に多く経験していることによって，おそらく自分と同じ内的な心理的過程があるのだろうと考えることから，来ていると考えられる。

　発達のところでふれられる「心の理論」は，まさに，他者がどう考えるかを他者の身になって考えることができるかどうかを問題にしている。しかし，よく考えてみれば他者がどう考えるかなどは，成人の間でさえわからないというのが当然と言えば当然である。それでも，お互いに自分と同じように大半の場合は他者も考えているのだろうという前提にたつことでしか，対人関係は成立しない。

　人間型ロボットを開発している石黒（2009）は，『ロボットとは何か―人の心を映す鏡―』のなかで，極端な言い方であるがと断ってはいるが「人に心はなく，人はお互いに心を持っていると信じているだけである」（p.3）と書いている。その一方で，「ロボットも心を持つことができる」（p.4）と述べている。つまり，ロボットが人間とまったく変わりなく，様々な反応ができ，見かけも人間とまったく同じであったのなら，人とロボットの間の区別がなくなり，ロボットと人間とを区別する理由がないことになる。つまりは，ロボットも心があると人間も考えるだろうということになる。

　ロボットに「こころ」があることを認めるよりも，われわれは犬や猫に心が

あることを認める方が抵抗ないだろう。簡単に言えば，ロボットは人工物であるが犬や猫は生物だからということになるだろう。つまり，犬や猫は生物だから，われわれと同様に痛みを感じたり，喜んだり，また，芸をしたりするのだからそれなりに頭がいいだろうなどと，素朴に納得しているから，「こころ」をもっていると言える。犬や猫が痛みを感じるのはいいとして，魚はどうなのか，バッタはどうなのか，と様々な生物を考えていくと，どこで「こころ」をもたないことになるのだろうか。このような区分をつけることが可能なら，何を判断の材料にしているのだろうか。

最も有力な判断材料は，ある状況下で起きる反応の類似性だと考えられる。例えば，犬や猫の尻尾を思い切り踏んだとき，彼らはおそらく「ギャ」と叫ぶだろう。ヒトもつま先を思い切り踏まれれば同じように「ギャ」と叫ぶだろう。だから，きっと犬や猫も痛みを感じているだろうと判断する。さらに言えば，痛いときはヒトである自分は不快に感じるから，犬や猫も不快に感じていると考えることになる。さらには，この不快という感情を人も犬も猫ももっているのだから，「こころ」があると素朴に思っていると言える。ところが，バッタの場合はどうなるのだろうか。バッタの足をむしり取ったとき，バッタが何事もないように飛び跳ねているなら，バッタは痛みを感じないのではないか，さらには不快という感情もないと考えるだろう。だからきっとバッタには「こころ」がないのだと考えてしまうことになる。つまり，人間の反応と犬や猫の反応はかなり類似しているが，バッタの反応は類似性に乏しいことになるので，犬や猫は人間に近いような「こころ」をもつが，バッタは「こころ」をもたないと考えることになる。

近年，人間以外の動物のパーソナリティの研究がかなりなされており（Gosling, 2008），畜産での育種のしやすさやペットの訓練における飼主との相性などにこのような研究が役立てられているようである。これをパーソナリティと呼ぶか単なる個体差と言うかは意見が分かれるであろうが，このような人間以外の動物のパーソナリティの研究の例として，タコのパーソナリティ研究（Mather & Anderson, 1993）を見てみよう。覚醒，脅威，食餌の3つのテスト場面が構成され，それぞれの場面でのタコの反応から，活動性（activity），反応性（reactivity），大胆－回避（bold-avoiding）の3つのパーソナリティ次元がタコにも存在するとしている。もう少し具体的に見ると，脅威場面では小さなブラシでタコの足を触ったときの反応（巣にこもる，体をすくませる，ブラシをつかむなど）を脅威に対する反応として測定し，他の場面での反応も含めた分類から先に挙げたようなパーソナリティ次元の存在を主張している。そのほかの動物の例でも，タコ（Mather & Anderson, 1993）と同様にいくつかの場面を設定して，そこで起きる反応からパーソナリティ次元の存在を検討している。つまり，動物の反応や行動のパタンからパーソナリティ次元を推測している。個々の反応だけではなく複数の場面にわたる行動パタンを手がかりにしているが，そのパタンにわれわれ人間に存在すると考えられるパーソナリティ次元の名称を与えているということは，そのパタンが人間の行動パタンと類似しているあるいは了解可能であるから，そのようなパーソナリティの存在を主張していることになる。

先に見た痛みの場合も，パーソナリティの場合も，検証しているのは反応である。つまり，ある刺激に対して，ヒトと同じような反応をしているから，この動物は痛みを感じているのだろうと考える。さらに言うと，そのような反応をしたときに人間である自分が感じる感情をヒト以外の動物ももっていると，素朴に想定することができることになる。痛いときには私も不快だから，人以外の動物も不快な感情をもつだろう。ここから，さらに進んで，ヒト以外の動物も感情をもつなら，当然あたたかい感情（例えば親子の情愛など）もあるだろうと素朴に考えるのも不思議ではない。また，ヒトが喜びを感じる状況における犬の反応がヒトにとって了解可能あるいは共感可能なものであれば，犬も喜んでいると考えることになる。ここまでくればヒト以外の動物が「こころ」をもつと考えることにほとんど抵抗がないことになる。したがって，ロボットであろうとも同じである。

　このことをよく考えれば，ヒトとヒトの場合も同じで，自分が痛みを感じる刺激を他者が受けたときに自分と同じ反応をするからその人も痛いと感じていると考えることになる。さらには，ヒトとヒトは同じ種であるから，相手がヒトの場合は当たり前すぎる確信をもつことになる。他の種の動物やロボットとの違いは，この確信の程度の違いだけとも言える。

　さて，上の記述で「こころ」と感情や痛みなどを意図的に混乱させて書いたが，「こころ」がどのようなもので構成されているのかと考えたときに，最も素朴には感情を挙げることが多いだろう，もう少し進むと知性を挙げることもできるだろう。何をもって「こころ」とするかは，少し脇に置いて考えたときに，われわれが生物であろうと無生物であろうと，それが「こころ」をもつかどうかの判断は，行動からの推測ということになる。その行動が，われわれ人間と似ていれば人間と同じような感情や知性をもち「こころ」ももっていると考えることになる。

　ロボット研究の中で「不気味の谷」（森，1970）と言われるものが指摘されている。図1-1にあるように，人間との類似性が高くなると，あるところまでは親和性が高くなるが，ある点を超えると逆に低くなり，その底を超えればまた親和性が高くなるというものである。この底のことを「不気味の谷」と呼ぶ。親和性をどう考えるかは難しいが，ここでは，先ほどから述べているような人間のような「こころ」をもっていると推測することから生まれてくるものとすれば，不気味さは，相手の「こころ」が推測できないことからくるものかもしれない。このような谷があることよりも重要な点は，動きがある場合（生きている健常者）には親和性のあった対象が，動きがなくなると（死体あるいは全身麻酔の患者），この「不気味の谷」に落ち込んでしまい，親和性が途端に低くなることである。

　このことと関係するのだろうが，石黒（2009）は，人間型ロボットが人間らしく見える条件の一つとして，何もしていないときのかすかな動きの重要性を指摘している（p.63）。この動きのことを無意識的微細動作と呼んでいる。おそらく，ロボットに「こころ」があるように見えることが親和性を高める，あるいは逆に親和性が高いと「こころ」があるように見えるなら，われわれはロボットの動きあるいは行動がヒトの行動と類似していることで，ヒトがもつ

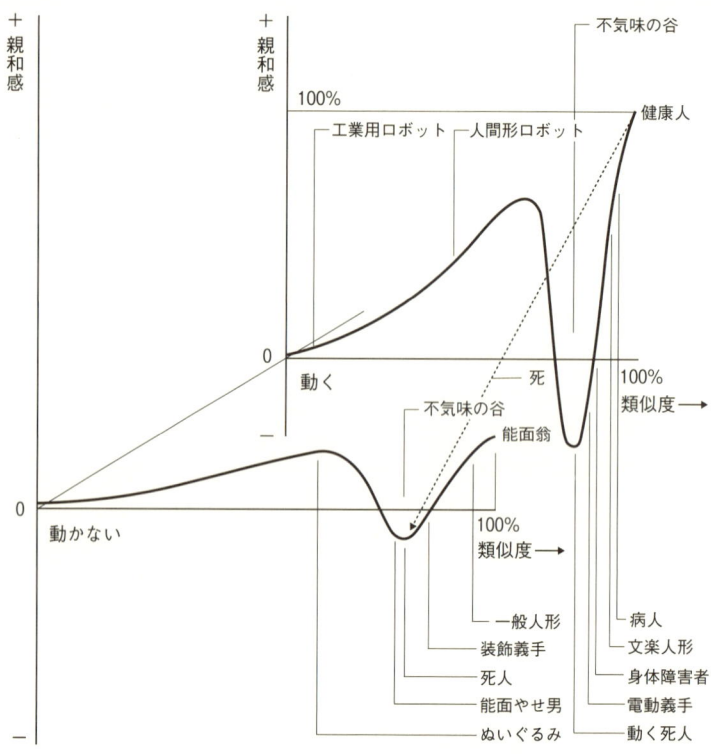

図 1-1　不気味の谷（森，1970）

「こころ」をもっていると推測しているということになる。

(2)「こころ」と行動

　「こころ」は直接観察できないので，「こころ」を研究する心理学は，「こころ」そのものではなく，その直接の研究対象としてはある刺激に対する反応や行動（behavior）を扱わざるをえないと言える。この考え方を極端に進めたのが，1913年の論文でワトソン（J. B. Watson）が宣言した行動主義である。ここでは，人間の内部にある心理的過程については，その存在を認めつつも，研究の対象は行動であるとした。さらに，その論文のなかで，行動主義の理論的な目的は「行動の予測と制御」であるとワトソンは述べている。

　行動主義では，人間をブラックボックスと見なし，人間の内部に存在するであろう過程については，直接研究することはなく，ブラックボックスにある刺激 (S) を与えたときにどのような反応 (R) が帰ってくるかを研究することを目的とした。つまり，$R=f(S)$ と考え，この関数関係を精密に記載できれば，ある刺激が与えられたときの，反応が予測できることになる。あるいは，ある反応をさせたければどの刺激を与えればいいのかがわかれば，制御が可能になる。ただし，予測が可能であっても制御も可能だとは言えない。天気の予報はかなりの精度で可能になっているが，いまだに天気の制御はできないことを考

えればわかる。

　このような考え方は，われわれが対人関係の中で日常的に行っていることと同じである。あるプレゼント（S）をあげたら，その人は喜ぶ（R）だろうと予測するので，われわれはその人が喜んでくれるであろうプレゼントを選ぶことになる。喜ばせようとしてプレゼントを選んでいると言ってもよい。プレゼントで喜ばせるということは行動の制御と言える。実は，心理療法でも，具体的にどこに働きかけるかは別にしても，クライエントの行動が変化しない限り，その人の置かれている対人関係が変化することはないだろう。もちろんクライエント本人は，自分の「こころ」が変わったと考えるかもしれないが，そのことが行動として外に現れない，つまり他者が見てわからないとすれば，そのクライエントを取り巻く他者には何もわからないし，クライエントが変わったとは認識してくれないことになる。変わったと考える材料がないので当然である。この章の後半に看護師の体験が出てくるが，ここでも看護師の行動が患者の行動を変え，患者の医療のなかでの人間関係を変えたことになる。

　$R = f(S)$ という関数関係がわかれば，どの刺激を与えればどの反応が出力されるかがわかる。このとき，この関数関係を前提とすれば，どの個人にも同じ刺激を与えたなら，同じ反応を出力すると考えなければならない。当然のことながら，同じ刺激を与えたからといって必ず同じ反応をすべての個人が出力するとは限らない。個人差の問題である。また，同一の個人であっても，時と場所が異なれば同じ刺激であってもその反応は異なるだろう。

　ここで話が飛ぶようであるが，電化製品が故障したときに直すためには，何を知っていなければならないかと言えば，電化製品がどのような原理で動作しているかとか，どのような部品でできているかなど，電化製品の内部についての情報が必要である。学習の章でふれるように試行錯誤でいろいろやってみたらたまたま修理できてしまうかもしれないが，そのようなことは効率が悪いと言える。つまり，一般の電化製品のユーザーは電化製品をブラックボックスと見なし，このボタンを押すと何が起きるのかを知っていればよく，電化製品の中身がどうなっているかを普通は知っている必要はない。しかし，故障したときにそれを修理するためには電化製品の内部を知らなければならない。電化製品の故障は，人間の不適応行動や学力試験などの知的な課題や認知課題に誤反応をする場合などに該当すると言える。

　以上のことから，個人差による行動の変動や，不適応行動や誤反応を理解し修正するためには，内的な過程の理解があったほうが便利であることがわかる。ここで，有機体（O）の要因を，先の関数に入れ込むと，$R = f(S, O)$ となり，人間の反応は刺激とその有機体の内的な状態・過程との両方によって決まるということになる。この O には，パーソナリティのような個人差を考えることもできるし，個人の動機づけあるいは動因，そして感情の状態を考えることができる。また，内的な情報処理過程を考えてもいい。つまり，同じ刺激に対しても，個人差だけでなく，個人の内部の状態や情報処理過程によって，出力である反応あるいは行動は変わるということである。

　ここで誤動作を考えてみよう。数学の問題（S）への解答（R）を考えたとき，解答には正答と多種の誤答があることになる。誤答を何らかの誤動作と考える

と，なぜその誤動作が起きたのかを知るためには，その個人がどのように考えたのかという，内的な思考過程がわかれば便利である。つまり，内的な思考過程がわかれば誤りを修復可能になるということである。あるいは，正しい理解を助けるための教育方法を提案することも可能になる。故障した家電を修理するのに内部の構造や動作原理を理解していると修理が可能になるのと同じである。カウンセリングでも，なぜそのような認知をするのかがわかればその認知をただすのに役立つと言える。闇雲に家電のスイッチをあれこれ押して正しい動作をさせようとしたり，訳もわからず叩いて直そうとするより，その家電の動作原理をわかっていた方が適切な対応ができることになる。

このような内的な過程を理解することは重要であるが，もちろん直接観察したり測定できないので，何らかのモデルを仮定することになる。ある操作や刺激を与えると，そのモデルに従えば，内的な状態がこのように変化し，その結果としてこの反応や行動が出力されるかを予測することで，$R = f(S, O)$ の関係を理解することになる。このように内的過程をモデル化して研究しようとしているのが，認知心理学あるいは認知科学であると言える。

また，人の行動は，複合的な刺激（状況）のもとで生起するものであり，個人のみが真空中にいるようなことはない。したがって，われわれは，他者の行動を観察するときには，その個人を取り巻いている状況も同時に観察している。このことは，行動の予測ということから考えると，先に行動と同時に存在した状況に同じ個人が置かれると同じ行動をすると予測することになる。別の状況では異なる行動をすると予測することになる。しかし，この状況を同時に認識しているということをわれわれは簡単に捨象して，他の状況でも同じ行動が生起すると考えがちであるという指摘がある（渡邊，2010）。このことは内的過程としてパーソナリティを考えたときには重要で，個人の行動の一貫性を保証するような概念としてパーソナリティを考えることが可能かという議論につながるものとなる。ここで述べた議論の詳しいことは，渡邊（2010）を参照してほしい。

さらに，複合的な刺激のもとで人間の行動は生起するが，このような複合的な状況の中のどの刺激に反応しているのかを検討することも重要である。つまり，どの刺激を重要と考えるかが個人で異なることもあり，行動が起きた状況だけでなく，そのなかのどの刺激をその個人が選び取り反応したかなども同時に心理学は検証していく必要がある。つまり，この選び取るということが状況の認知の違いを反映していると同時に個人の意志というものに関連しているのかもしれない。刺激は単に与えられる受動的なものでなく，ヒトが積極的に選び取ったものが刺激になるということである。このように複合的な刺激とそこで起きた行動の研究から心理学は「こころ」を研究するものだと考えられる。

2. 心理学を学ぶ意味：看護師の立場から

次に，心理学を学び，臨床の看護師でもあった者の立場から，心理学を学ぶ意味をその体験を交えて述べる。現在，私は精神保健看護学を専門とする大学

教員であるが，かつては臨床の看護師であり，精神科病棟に限らず，外科病棟や老年科病棟などで働いた経験がある。この看護師という立場から，心理学を学ぶ意味を考えてみる。私は看護系短期大学で看護教育を受ける以前，大学で心理学を専攻していた。私が大学で心理学を専攻したことと，その後看護師になったことに意図的なものはない。心理学の何を学んだかを問われても，答えに窮するのが正直なところである。しかし，そうであっても，心理学を学んだことのある自分が看護師として働いたとき「人間の行動やこころがより理解できる」看護師であったと言うことができる。

　看護師は"訴えが多い患者"が苦手である。私が臨床現場で2年目の看護師をしていたときも，そのような患者に遭遇した。がん患者のAさんは，自分一人ではよく動けないこともあり，ナースコールをよく押してきた。夜勤の看護師が最も忙しくなる朝食や夕食の配膳をする時間帯にも，Aさんは頻繁に押してきた。私たち看護師はナースコールで呼ばれるたびに，Aさんの病室にさっと入り，用事を済ませるとさっと出てくる，そして配膳や他の仕事を続けるという具合であった。「こんな忙しいときに呼ばないでほしい」とは言えなかった。なぜなら，ナースコールで呼ばれたら「今行きます」と言って病室に赴くのが私たち看護師であるからである。だれもが看護師であろうとし，それに反する自らのこころの叫びを隠していた。しかし，ある朝，私は隠すことができなかった。Aさんに向かってこう言った。「Aさん，私たちがどんな気持ちでここに入って来ているかおわかりですか？ Aさんの辛い気持ちもよくわかりますが，こんな朝の忙しいときに呼ばれてばかりいると，ここに入って来るのが嫌になります」。Aさんはきょとんとしていた。「配膳が終わって他の患者さんの用事も済ませたら，必ず食事介助に来ますから，それまで待っていてくれませんか」。正直な気持ちを伝えたのである。その後，Aさんは"変わった"。目がつり上がったAさんから，穏やかなAさんへと。ナースコールの回数は激減した。私たち看護師も"変わった"。"こころの入っていない看護"から，"こころの入った看護"へと。このとき私は学んだ。私たち看護師の言いようややりようによって，患者は良くも悪くも変わるということを。

　時は過ぎ，私は臨床現場10年の経験をもつ看護師となっていた。2年目の後輩看護師と夜勤をしていたときである。Bさんは身体疾患を抱えたため，介護老人保健施設から入院されてきた患者であった。Bさんは足が重苦しいのか，足をさすってほしがった。そのような患者のニーズを充足するのが，看護師である。夕食の時間帯，Bさんの頻回なナースコールに応じるため，廊下を走るようにして行き来している後輩看護師の姿が目についた。後輩看護師のこころは容易に読めた。就寝時間を迎えても，Bさんのナースコールは続いていた。ナースステーションで看護記録に向かおうとすると，ナースコールで呼ばれ，後輩看護師はため息をつきながら病室に消えて行った。このナースコールがそれでも続くであろうことは予測できた。後輩看護師の看護にこころが入る余裕がなく，それを受けているBさんのこころが満たされていないことが透けて見えた。時間的な余裕があった私は後輩看護師に代わって，Bさんの病室を訪ねた。このとき，30分はつきあう覚悟でいた。Bさんの表情はきつく，言葉は命令口調であった。私は言われるまま，足をさすり始めた。イスにどっかりと座

り「もういい」と言われるまで，こころを込めて続けるつもりであった。30分は経っていなかったはずである。「もういい，ありがとう」と言われ，私は病室を去った。このとき，病室の空気が変わっていたのを私は確かに感じた。その後，Bさんからのナースコールが私たち看護師の耳につくことはなくなった。その2, 3日後，たまたまナースコールに応じて，病室に入って行った私の手に触れたBさんはこうつぶやいた。「あっ，神様の手だ」。Bさんは静かに笑っていた。

　現場で看護師として働いていると，このようなミラクルとも言える出来事に遭遇することがある。このミラクルと心理学とは深くつながっていると思う。私たち看護師は"訴えが多い患者"に接したとき，問題患者ということばを使い，決めつけてしまう傾向がある。患者側に問題があり，看護師側に問題があるとは思わないのである。私が幸いにしてそのような看護師と少し違っていたのは，人間の行動やこころを理解する心理学が土台にあったからではないかと思っている。

　ここで，フロレンス・ナイティンゲール（Florence Nightingale; 1820-1910）についてふれたい。ナイティンゲールは近代看護の創始者と呼ばれ（Tomey & Alligood, 2002），クリミア戦争に従軍した後の1859年に，Notes on nursing: What it is, and what it is not の初版を出版した。日本では，『看護覚え書き』と訳されている。この看護覚え書きは，看護を学ぼうとする特別な者を対象とした教科書として書かれたものではなく，家族のなかに病人が出た場合にケアを任されるふつうの女性たちに対し，何をすることが大切か，何をしてはいけないかを説いた本である。しかし，今では，看護を学ぶ者の原点となっている。看護覚え書きの中で，ナイティンゲールは表1-1に示したような，13の原則を挙げている。

　これらの原則を見た限りでは，患者に対して療養環境を整え（清潔さ，暖かさ，新鮮な空気，陽光，静けさ），適切な食物を与え，生命力をなるべく消耗させないようにすることを強調していると解釈できる。しかし，中身はこれだけ

表1-1　フロレンス・ナイティンゲールの看護の原則 (Nightingale, 1859, 1860)

Florence Nightingale	湯槇ます他による翻訳	小玉香津子他による翻訳
1 Ventilation and warming	換気と暖房	換気と加温
2 Health of houses	住居の健康	家屋の健康
3 Petty management	小管理	ちょっとした管理
4 Noise	物音	物音
5 Variety	変化	変化のあること
6 Taking food	食事	食事
7 What food?	食物とは	どんな食べ物を？
8 Bed and bedding	ベッドと寝具類	ベッドと寝具
9 Light	陽光	光
10 Cleanliness of rooms and walls	部屋と壁の清潔	部屋と壁の清潔
11 personal cleanliness	からだの清潔	身体の清潔
12 Chattering hopes and advices	おせっかいな励ましと忠告	希望や助言を気楽に言う
13 Observation of the sick	病人の観察	病人の観察

にはとどまっていないのである。例えば、「ちょっとした管理」については、こまめに段取りよく病人を配慮しながら看護することと述べている。そして、不安げな表情、はっきり言わない、待たせる、期待させる、不意をつくなどの態度や行為は心理的な不安定さや動揺を招くものであり、患者にとって身体的消耗よりもっと弊害となると注意している。「物音」については、病人の部屋の前で長話をする友人や医師の思いやりのなさにいつも驚いており、それが病人にどのような悪影響を及ぼすものかがわからないことに怒りさえ表しているのである。「変化のあること」のなかでも、患者は同じ部屋に長い期間閉じ込められ、同じ壁、同じ天井、同じ部屋の景色をいつも眺めて過ごしており、これが患者の神経をどれほど苦しめるものか想像も及ばないであろうと訴えている。さらに、「希望や助言を気楽に言う」に関しては、根拠のない希望や励ましはやめるべきで、これほど患者に悪い影響を及ぼすものはないと言っている（Nightingale, 1860/再版，1995）。

　これらはほんの一例である。ナイティンゲールは患者のこころの状態が病気の回復に多大な影響を及ぼすことに気がついており、心理的側面に視点を当てた看護を行うことが大切であると伝えているのである。私はこのナイティンゲールの看護覚え書きに、心理学の素養がある人のような気遣いを感じる。看護はそのスタートから、心理学と深く結びついている。

　さて、改めて、看護における心理学の位置を考えてみる。まず、看護とは何なのか、いわゆる看護の定義を見てみよう。International Council of Nurses（ICN：国際看護師協会）による看護の定義は、次のようになっている。

　　看護は、ヘルスケア制度の欠くことのできない一部分として、あらゆるヘルスケアの場および地域社会において、健康の増進、疾病の予防および身体的精神的に健康でない、あるいは障害のある、あらゆる年齢の人々のためにケアを包含する。この広い範囲のヘルスケアの中において、看護師にとってとくに関心のある現象は、「現にある、あるいはこれから起こるであろう健康上の問題に対する個人、家族および集団の反応」である。これらの人間の反応は、個々の発病に対して健康を回復しようとする反作用から、あるいは地域住民の長期にわたる健康促進のための方針開発までの広範囲にわたる。病気あるいは健康な人々をケアするにあたっての看護師の独自の機能とは、彼らの健康状態に対する彼らの反応を査定し彼らが必要な力、意志あるいは知識を持っていれば手助けされなくても行えるであろう健康あるいは回復（あるいは尊厳死）に資するこれらの行為の遂行を援助すること、そして彼らができるだけ早期に部分的あるいは全面的な自立を得るような形でその援助を行うことである。ヘルスケアの環境全体のなかにあって、看護師は他の保健専門職者および他の公共サービス部門の人々とともに、健康増進、疾病予防および病気や障害のある人々へのケアのための保健制度の妥当性を確保するための計画立案、実施、評価という機能を共有する（日本看護協会，2007）。

　以上に示した看護の定義を簡単に説明する。看護の対象となるのは乳児期、

幼児期，学童期，青年期，成人期，老年期まで，あらゆるライフ・ステージに属する人々である。医療とは"現にある，あるいはこれから起こるであろう健康上の問題を診断し，治療すること"であるが，看護とは"現にある，あるいはこれから起こるであろう健康上の問題を抱えている人間の反応を査定（アセスメント）し，看護すること"である。そして，看護を実践するために，看護師は"看護過程"という方法論を用いる。つまり，健康上の問題に対するあるライフ・ステージにいるその人の，身体的，心理的，社会的反応を"査定"し，その結果からその人にとって必要な看護を提供するための"計画"を立て，"実施"し，"評価"をするというサイクルを繰り返すのである。

その人の発達段階や心理的反応を適切に査定するためには，心理学の基礎が必要である。また，提供する看護はその人と看護師との関係性のなかで行われる。信頼する・信頼される関係のなかでこそ，看護は効果的に行われる。その人とより深く，より豊かな信頼関係を築いていくためにも，人の行動やこころを理解する心理学が必要となる。看護における心理学の位置づけを考えたとき，こう言うことができよう。"心理学は看護のあらゆる面に深く入り込んでおり，区別できないほどに埋め込まれ，あるいは溶け合っている。心理学なくして，看護は成立しない"。

実際的な話に入ろう。看護師は，看護師学校・養成所において教育される。平成22年度の看護師学校・養成所の入学定員は58,947人であるが，最も多いのは厚生労働省あるいは文部科学省による指定の専修学校や各種学校の36,823人であり，全体の約6割を占めている。次に多いのは看護系大学であり，15,394人と約2.5割である（大学における看護系人材養成の在り方に関する検討会，2011）。日本の保健師助産師看護師を養成する学校においては『保健師助産師看護師学校養成所指定規則（昭和26年8月10日文部省・厚生省令第1号）』（門脇・清水・森山，2011）に基づいて，それぞれを養成するために必要な教育の内容が規定されている。この教育の内容以上を満たすことによって，それぞれの国家試験受験資格を学生に与えることができる。現在，平成21年度以降に入学した者に対して看護師の国家試験受験資格を与えるためには，基礎分野（科学的思考の基盤，人間と生活・社会の理解）13単位，専門基礎分野（人体の構造と機能，疾病の成り立ちと回復の促進，健康支援と社会保障制度）21単位，専門分野Ⅰ（基礎看護学，基礎看護学臨地実習）13単位，専門分野Ⅱ（成人看護学，老年看護学，小児看護学，母性看護学，精神看護学，各看護学臨地実習）38単位，統合分野（在宅看護論，看護の統合と実践，在宅看護論臨地実習，看護の統合と実践臨地実習）12単位，総計97単位以上を修得させることが必要となっている。

看護師を養成する学校では，この指定規則に基づいて，その教育内容を満たす授業科目を編成している。心理学は基礎分野の人間と生活・社会の理解に該当する科目として位置づけられ，心理学，あるいはより具体的な発達心理学，臨床心理学，教育心理学，人間関係論，コミュニケーション技法，カウンセリング技法などの科目名で，1〜2単位の修得を課している学校が多い。専修学校における教育内容は指定規則に縛られており，自由裁量の範囲は限られている。他方，看護系大学における看護師教育課程は指定規則に縛られてはいるも

表 1-2　学士課程版看護実践能力（大学における看護系人材養成の在り方に関する検討会，2011）

Ⅰ群　ヒューマンケアの基本に関する実践能力
　1）看護の対象となる人々の尊厳と権利を擁護する能力
　2）実施する看護について説明し同意を得る能力
　3）援助的関係を形成する能力

Ⅱ群　根拠に基づき看護を計画的に実践する能力
　4）根拠に基づいて看護を提供する能力
　5）計画的に看護を実践する能力
　6）健康レベルを成長発達段階に応じて査定（Assessment）する能力
　7）個人と看護の生活を査定する（Assessment）する能力
　8）地域の特性と健康課題を査定する（Assessment）する能力
　9）看護援助技術を適切に実施する能力

Ⅲ群　特定の健康課題に対応する実践能力
　10）健康の保持増進と疾病を予防する能力
　11）急激な健康破綻と回復過程にある人々を援助する能力
　12）慢性疾患及び慢性的な健康課題を有する人々を援助する能力
　13）終末期にある人々を援助する能力

Ⅳ群　ケア環境とチーム体制整備に関する実践能力
　14）保健医療福祉における看護活動と看護ケアの質を改善する能力
　15）地域ケアの構築と看護機能の充実を図る能力
　16）安全なケア環境を提供する能力
　17）保健医療福祉における協働と連携する能力
　18）社会の動向を踏まえて看護を想像するための基礎となる能力

Ⅴ群　専門職者として研鑽し続ける基本能力
　19）生涯にわたり継続して専門的能力を向上させる能力
　20）看護専門職としての価値と専門性を発展させる能力

のの，学士課程における教育内容とすることが求められており，大学独自の教育理念と教育目標に応じて，学生を教育する機会が存在している。

　いずれにしても，看護学生に対して，あえて心理学を教授する必要性をどこに求めるのか。大学は，どのような看護系人材を養成すべきなのか。『大学における看護系人材養成の在り方に関する検討会最終報告』（大学における看護系人材養成の在り方に関する検討会，2011）のなかに，今後採るべき指針を見ることができる。この検討会により，大学における看護学教育の現状認識がなされ，今後の大学における看護系人材養成の在り方が示されている。それらの結果として，学士課程修了時に看護専門職者として修得すべきコアとなる20の看護実践能力（表1-2）と卒業時到達目標が掲げられている。さらに，卒業時にそれらの到達目標が達成されるために，どのような教育内容がなされるべきかが示されている。

　それらの教育内容を見てみると，人間の捉え方，ライフサイクル，意思決定への支援，自己分析・自己理解，コミュニケーションの原則と技術，対人関係・相互作用，援助的関係の過程，カウンセリングの基本と技術，治療的コミュニケーション，グループ支援，健康に対する人間の反応，精神の機能と健康，生涯発達と健康課題，心理社会的アセスメント，保健行動・疾病対処行動，行動変容を促進する技術，危機介入，各発達段階の特徴に応じた看護援助方法，個人・家族・集団への健康教育・相談，自己管理への看護援助方法，セルフケア行動の獲得・維持，ストレスへの対処，患者教育・家族教育，死の受

容過程，悲嘆と受容，などなど枚挙にいとまなく，心理学が土台となっていないと，学習成果が上がらないのではないかと考えられるものが多くある（大学における看護系人材養成の在り方に関する検討会，2011）。今後，各大学においては，それらを参照しつつ，その教育理念や養成する人材像にあわせて必要な教育内容を検討し，独自の教育課程を編成することが必要となってくると思われる。心理学を教授する必要性を確認していただきたい。

　最後に，本書を活用する意味について述べたい。私たち看護師は看護過程を展開し，患者のなかに不健康な行動ありと査定した場合，健康的な行動へと変容できるように教育的な看護計画を立てることが多くある。このとき，看護師には，看護師の立てた計画が適切なものであり，看護師がどのようなやり方であれ教育を行えば，患者がそれらを受入れ，自らの不健康な行動を素直に変容させるものと思いこむ傾向がある。患者がそれらを拒み，自らの不健康な行動を変容しようとしない場合，看護師にとっての想定外となる。先にも述べたように，看護師の言ったことを受け入れない患者の側に問題があるのであって，看護師のやり方に問題があるとは考えない看護師の呪縛にこそ問題はある。このとき，人間の行動やこころの複雑さをより深く理解している看護師が登場すると，ミラクルが起こる。先に述べた私のミラクル体験は，特別な個人のみが体験できる特別出来事とは考えていない。看護師のどの行動にどのように反応した結果，患者が変わったかをひもとくことによって，誰にでも体験可能と考えている。そのようなミラクルを起こすためにも，本書を看護心理学の教科書として活用していただきたい。

　3章「こころ」の変化は，本書の中核をなす部分である。看護師の言いようややりようによって患者の行動は変容するということ，様々な方法で制御できるということを理解してほしい。その他，患者とより深く，より豊かな信頼関係を築き，より効果の上がる援助的関係を形成していくためには，5章「こころ」と社会が役立つ。今，看護師はバーンアウトし，職場を離れている。看護師自身のこころの健康を維持するストレス・マネジメントを獲得しなければならない。将来，現場の看護師として働いたとき，自身が抱えているストレスを把握し，予防的な行動が取れるようにするために，2章の「こころ」を測るや4章の「こころ」の健康について，学ばれることを願う。

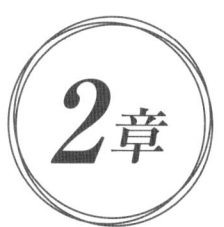

「こころ」を測る

1. なぜ測定が必要か

　科学研究の始まりは，研究しようとする対象や事象を他のものから区別することであると考えられる。このような区別ができることで，はじめて何が研究対象なのかが明確になるので，必ずこの区別はしなければならない。この区別は，対象の分類と言い換えることができる。つまり，研究の始まりは何らかの基準あるいは規則によって対象を分類するということになる。そして，分類した対象には，通常，何らかの名称を付ける。この名称は，任意であるが，対象と名称との間の関係は一般には一対一対応になっていなければならず，異なる対象に同じ名称を与えたり，同じ対象に異なる名称を与えてはならない。そのようにすることで，ある名称に言及すれば特定の対象を指していることがわかるようになり，他の研究者と会話が可能になる。

　例えば，性別の定義を明確にして，性という次元で人を分類すると，約半分には「男性」，残りの半分には「女性」という名称を与えることができる。また，居住地で人を分類することもでき，北海道に住んでいる人には「道民」，大阪に住んでいる人には「関西人」などと名称を割り当てることもできる。この名称を言えば何を指すのか，相互にわかるので，いちいち自分が研究対象にしているものを説明する必要がなくなる。また，医療現場なら，病名を言えば，患者について相互に共通理解が可能になる。

　ここまで対象に名称を割り当てるとしてきたが，名称というのは記号と言い換えることが可能である。例えば性別なら，よく目にする♂と♀という記号を使ってもよい。これをさらに進めて，記号を数値としても本質としては何も変わらないので，分類した対象に数を割り当てていけば，われわれが普通に目にする測定に近づく。このように，ある基準や規則に従って，対象を分類しそれに数値あるいは記号を対応させることが最も基本的な測定と言える。このようにして得られたものを一般に「名義尺度」と言う。

　ただし，分類結果に重複しない任意の数を一対一対応で割り当てるだけでは，対象をある基準で区別することしかできず，順序性をもつ測定対象に順位を付けることはできない。例えば，スイーツをおいしい順に並べるとか，生活するうえで重視することを順に並べるとか，ストレスの高い順に職業を並べるなどは，対象を，今述べたような判断基準に基づいて，大小関係のみに注目し

て並べることと言える．具体的には，任意の2つの対象を取り出して，どちらが大きいかを調べることで，最終的に大小順にすべての対象を並べることが可能になる[1]．もちろん大小というのは，どちらが好きとか，どちらが強い，どちらの意見に賛成などでもよい．このように順序付けまで可能になったものを「順序尺度」と言う．このとき順序を数値で表すと，数の大小の順序関係が，対象の順序関係と対応することになる．ここで注意しなければならないのは，数の順序関係のみが対応しているということであり，数間の差異，つまり数直線上の数間の距離は，測定対象間の量的な差異を表しておらず，ただ順位の違いを表しているだけであるということである．例えば，1位と2位の差を考えたとき，ダントツの1位の対象とその次の2位の対象の間には大きな差異があるが，僅差の1，2位の間は僅かの違いしかない．このとき，数字上での1と2の差はいずれの場合も1であるが，その現実の対象間の差異は2つの場合で異なることになる．このようなことを考慮に入れるためにはもう少し多くの条件が，数と対象との間の対応関係に求められることになる．

さらに，多くの条件を満たすことで，計量的な扱いが可能になると，研究上では大きな利点が得られる．例えば，ストレスがある程度以上になるとうつ病を発症しやすくなるということを検討しようとするときに，ストレスの多い順に個人を並べるだけでは，問題となっているストレスの量はわからない．また，他の量的な変数，例えば労働時間などとの関連なども，ストレスが量として計測されていれば検討がしやすくなる．このような量的な関連を見るためには以下のようなことが満たされる必要がある．

以下の議論を明確にするために，まず数の集合と現実対象の集合を区別する．そうすると，今まで述べてきたように数を現実対象に割り当てるというのは，数の集合の要素と現実対象の集合の要素との間に対応を付けることに該当する．さらに，このような数と対象との対応だけでなく，数の操作と現実の対象に適用される操作との対応が付くことが必要になってくる．具体的な操作の例として，数における加算という操作を取り上げ，この操作が現実の対象のどのような操作に対応するのか考えてみよう．ここで心理的な量とは離れ，長さあるいは質量などの物理量を考えてみる．棒の長さであれば，2つの棒をまっすぐに継ぎ足すという操作が，粘土の質量であれば，2つの粘土の塊を1つにするという操作が，数の加算という操作に対応する．つまり，1mの棒と2mの棒を継ぎ足せば3mの長さの棒ができ，1+2=3という数値での加算操作と対応する．つまり，加法性が成り立つ量と言える．しかし，濃度，密度，速度など，いずれも数の加算に対応する現実の操作はないと考えられる．例えば，別々の濃度をもつ水溶液を混ぜても，もとの濃度を加算した濃度になるわけではない．具体的には1％の食塩水と2％の食塩水を混ぜても濃度は3％にはならず，各食塩水の重さに応じて1％と2％の中間の濃度になる．つまり，濃度に関しては，1+2=3に対応する現実の操作はないことになり，濃度は加法性が成り

---

[1] 厳密に言うと，1つの判断次元で対象を大小順に並べることが可能になるのは，推移律 $[(a > b) \land (b > c) \supset (a > c)]$ が測定対象としている集合の任意の3つの要素に常になりたつときのみであり，この順序に関する推移律がなりたたない場合は1次元上に対象を大小順に並べることはできない．この場合は，複数次元が必要になる．

立たない量と言える。密度や速度なども同様に考えられ，加算に該当する現実の操作はない。一般に，加法性が成り立つ量（長さや質量）の測定結果から間接的に導出している量は加法性が成り立たないとされる（Campbell, 1940）。このような現実の対象になされる何らかの操作と，数に許される操作が対応しない（加法性が成り立たない）場合は，対象に数を割り付けることは可能であっても，測定値である数の加算は許されないことになる。

心理的な量の加算について考える前に，まず，足し算をするときに単位の異なるものを足してはいけないと小学校で習ったことを思い出してほしい。単位が同じということは，同じもの[2]を測定しているということを意味し，測定対象が同じものならその測定結果である数の加算をしてよいということである。では，ここで，ごく身近な例として，入試や学校の実力試験などで複数の科目の得点を加算して合計点を算出することを取り上げてみよう。この合計点で，合否を決めたり，順位を付けたりしているが，この得点の加算という操作は，何を加算していると考えればいいのかという問題である。数学と英語の2科目だけが実施されたとして，各テストがそれぞれの科目の達成度を測定しているなら，この2つの達成度を加えることは適切なことか，あるいはどんな意味があるのかということを考えなければならない。別の言い方をすれば，2つの得点を加算したものは何を表しているのかということである。それはその学年で学ぶべきことを，科目にかかわらず達成した度合いを表すと考えるのなら，各科目での達成度を加算するということは，それなりに意味がある。この場合単位は同じということになる。しかし，各テストが数学の能力と英語の能力を測定していると考えるのなら，得点を加算することは，2つの別の能力を加えるということになる。言い換えると単位が異なるものを加算することになる。それでも加算したとするなら，得られた結果が何を表すのか明確にしなければならない。例えば一般的な知能のようなものが，各テストの得点の背後に仮定されているのなら，各テストが一般的知能を測定していると考えることが可能になるので，異なるテストの成績を加算することも許される。

上で，加算という操作を適用してもいいのかどうかを考えたが，加算という操作は現実の心理量におけるどのような操作に対応するのかを明確にするのは，さらに難しい。例えば，語学の能力が何らかの学習によって上昇したとき，学習によって獲得された能力の分だけ元の能力に加わったと考えれば，元の能力に学習によって得た分の能力が加算されたと考えることは可能である。

このような数の操作と現実の心理量への操作との対応があると仮定したうえ

---

[2] 測定単位が同じであるのなら，測定対象がどんなものでも測定結果である数の加算は可能であり，それに対応する現実対象での操作も存在する。例えば，ヘビの長さとナイフの長さを測定し，その測定結果である数を加算することは，ヘビを伸ばしてヘビのしっぽとナイフの先を一直線になるように継ぎ足すという現実の操作に対応すると言える。しかし，問題はヘビの長さとナイフの長さを継ぎ足すことに何の意味があるのか，別の言い方をすれば何を表すことになるのかということである。つまり加算は可能であるが，加算した結果が何を表しているのか不明である。したがって，単位が同じならその測定結果の数を加算することは可能であるが，その結果が何を表すのかを考えるとまったく意味がないこともあると言える。つまり，何の単位ということの「何の」という部分を捨象してしまうと，単位が同じだから加算は可能になるが，「何の」の部分を考えると加算可能かどうかは明確でなくなる。とくに心理学の構成概念のようなものになるとこの不明確さは深刻になる。したがって，「同じもの」とは何かを考えるには，もう一歩踏み込んで，本文の議論のように測定したものが何を表しているのかを明確にしなければならないと言える。

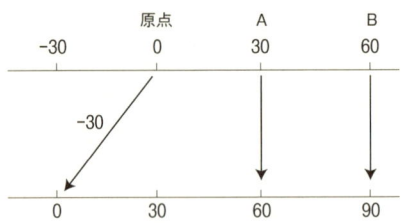

図 2-1 原点を任意に決められる間隔尺度において，原点を移動（この図ではマイナス方向に 30）したとき（下の数直線）A 点，B 点の値は変化するが AB 間の間隔は変化しない。

で，以下の問題を考え，「間隔尺度」と「比例尺度（比尺度）」の違いを説明しておく。原点あるいは零点が固定しているかどうかがこの 2 つの尺度の違いであり，原点の位置が任意な尺度が間隔尺度となる。図 2-1 の上の線分において，A 点は原点から 30 だけ離れた位置にあるので 30，B 点も同様に 60 とする。この 2 つの点の差は 30 である。またその比も 1：2 となる。しかし，原点すなわち零の位置は任意なので，図 2-1 の下の線分のように原点をマイナス方向に 30 だけ移動すると先の A 点は原点から 60 離れることになるので 60，同様に B 点は 90 となり，その差は 30 と変化しないが，その比は 2：3 となる。したがって，原点移動しても，2 点間の差は変化しないが，その比は変化してしまう。このような尺度が間隔尺度である。一方，比例尺度は，原点が固定されるので，当然 2 点間の差も比も変化しない。

　もう少し具体的に考えると，原点が固定されているというのは，現実の測定対象に零の値があるということになる。つまり，長さや質量なら，零というのは長さや質量がないということであるので，必然的に零が決まる。したがって，長さや質量を表すものは比例尺度と言える。しかし，心理量について少し考えてみればわかるように，零を決めることが難しいことがわかると思う。例えば，知能が零とはどのような状態あるいはどのような個人の知能を指すのか，何かの性格特性が零というのはその性格特性がまったくないということを指すと考えられるが，ある性格特性をまったくもたないということはあるのだろうか。したがって，心理量は一般には比例尺度になることはなく，よくて間隔尺度でしかないということになる。さらに言えば，間隔尺度でしかないので，倍の知能をもっているとか，3 倍のストレスを感じているというような議論は，本来できないことになる。ただし，間隔すなわち個人間の差については原点が変わっても不変なので，知能の差が 10 だけあるとか，ストレスが 5 だけ少ないというのは言える。また，この間隔（差異）の比などは取ることができる。A と B のストレスの差が 10 であり，B と C のストレスの差は 20 とするのなら，その差は倍あるということは言える。なぜなら，間隔については，間隔がない場合つまり 2 点が同じ場合を零とできるので，零の位置が必然的に決まるからである。

　さらに，間隔尺度や比例尺度であるためには，測定対象も量的な特性をもっていることが仮定されなければならない。この量的な心理特性に基づいて測定対象に数を割り当てるときに，任意の 2 つの測定対象の間の間隔すなわち距離

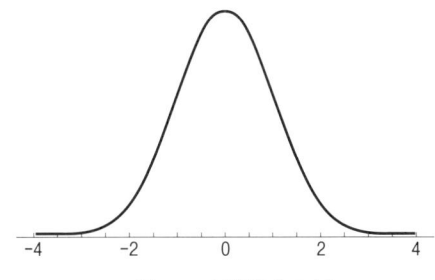

図 2-2　正規分布の例

が同じなら，同じ違いを表していることになる。個人 A の知能が 100 で B の知能が 110 であれば，その違いは 10 となる。この 10 の差異（距離）は，個人 C の知能 90 と D の知能 80 との差異の 10 と同じ意味をもつと考えることができなければならないことになる。あるいは，心理検査でよく目にする 5 段階の評定で「もっともよく当てはまる」の 5 と「当てはまる」の 4 の差異が 1 であることと，「当てはまる」の 4 と「どちらでもない」の 3 の間の差異の 1 とは同じ心理的距離と考えることが可能であるということになる。このように考えることが妥当であるかどうかは，その扱っている心理的特性がこのような性質をもっていると考えられるかどうかに依存すると言える。

　以上からわかるように，測定するということは，基本的には測定対象に規則的に数を割り当てていく操作になるが，その結果として得られた測定値としての数に対して，数に許される操作をそのまま適用してよいことに必ずしもならないということを忘れてはならない。

　さらに，測定一般の問題として，測定値は確率的に変動するということである。心理測定の場合，確率的に変動するということは，同じ測定対象に複数回測定をしたときに起きる変動と，複数の測定対象の心理特性の値が確率的に変動する場合の 2 つの場合がある。前者の場合が主に精神物理測定になり，後者の場合が個人差の測定となる。いずれにしろ，この変動をどのように扱うかということが，心理統計の課題になってくるが，一般にこの変動は，図 2-2 に示されるような正規分布と呼ばれる確率分布に従うと仮定して，議論されることが多い。この分布の詳しいことは統計の書籍を参照してほしい。

　このような心理測定の領域は，今述べたように個人差の測定と，精神物理測定法と言われる領域との 2 つがある。

2. 個人差測定

　心理学における個人差あるいは個体差の測定の中心の課題は，身長や血圧のような物理的な特性ではなく，パーソナリティ特性のような心理的な特性である。このパーソナリティ特性のような個人特性は，一般に直接目に見えるものではない，あるいは直接測定したり観察したりすることのできない，潜在特性あるいは構成概念（construct）と言われるものである。このような概念は，この概念を想定すると様々な人間の行動がうまく説明できるということから仮定

されるものであり，必ずしも実在するのかどうかはわからないものである。

　したがって，このような個人差の測定は，まず，パーソナリティ特性のような個人特性の存在を仮定することから始まる。仮定された特性がどのようなものであるかの定義がなされ，この特性が，どのような行動を引き起こすのかを次に考えることになる。つまり，ある仮定された特性の違いは，個人の行動の違いとして，どのように現れてくるかを考えることが必要になる。当然のことであるが，その特性の違いが反映されない行動，つまり，特性の値の高低によって変化しない行動は，その特性を測定するためには有効なものでないことになる。

　今述べてきたことを言い換えると，個人特性が行動の原因であるということになる。さらに言えば，この個人特性は，その個人の内部にあると考えられ，内部にあるものが原因となって行動が生起すると考えていることになる。この行動を測定することで，直接測定できない個人の潜在特性あるいは構成概念を推定しようとしている。

　このことを前提に，パーソナリティ特性のような潜在特性である特性の個人差を測定する道具である心理検査が作成される。つまり，心理検査の項目は，その特性の違いによって変わるであろう行動のリストと言える。この行動のリストが適切かどうかが，後の章でもふれる妥当性の問題となる。一般的な言い方をすると，妥当性はそのテストが測定しようとしている潜在特性（構成概念）を適切に測定している程度を表すことになる。ただし，この行動リストに挙げられている行動は，測定しようとしている特性の結果として生起するものと仮定されるが，他の特性によっても変化するかもしれないし，質問されている状況や項目の内容がどのように回答者に解釈されたか，あるいは項目に示されている状況と行動の組み合わせなどによって変動する可能性がある。理由がどのようなものであれ，表に出てくる行動とその背後にある潜在特性の間の関連は，適切な関連を想定したとしても，様々な理由で変動することになる。

　今述べたように，測定しようとする構成概念と直接の測定対象である行動リストとの間に，適切な因果関係がある，すなわち妥当性があるとしても，回答は様々な理由で変動する。つまり，行動リストの個々の行動は，必ずしも特定できない様々な理由で変動するので，このような変動をランダムな測定誤差として捉えて処理する必要がある。したがって，複数の行動からなる行動リスト，つまりは複数の検査項目への回答を合計することで，このランダムな変動を取り除いて，1つの個人特性を測定することになる。ただし，すべての項目あるいは行動が，1つの個人特性である潜在特性の結果として引き起こされるという前提がなりたつことが必要である。

　このとき，この変動が少ない検査が信頼性が高い検査と言われる。もう少し一般的な言い方をすると，次のように言える。潜在特性である心理特性が，特定の個人のなかで短期的に変化しないとすれば，本来回答はいつ何度質問されても変化しないはずである。また，1つの検査を構成する項目が同じ個人特性の結果である行動を測定しているなら，どの行動あるいは項目についても，ある特定の個人は同じように回答するはずである。しかし，先に述べたようにそのときどきの様々な理由で変動するので，この変動の少ないものが信頼性の高

い検査と言えることになる。なぜ回答が変動するのかの理由を明確に述べてこなかったのは，その理由を明確にできないからであることに注意してほしい。つまり，回答の変動は確率的に変動し，明確な理由を特定できないことが普通であるため，この変動は統計的に処理されて，できるだけ排除するように検査は作成される。

最後に，個人差の測定は，個人特性の値そのものが，個人ごとに異なり，その値はある分布に従っていることを見ておきたい。一般にこの分布には正規分布と言われるものが仮定されることが多い（図 2-2 参照）。平均がこの分布の真ん中にあり，そこでの人数が最も多くなっている。この平均から外れた値をとる個人は，平均からのずれが大きくなるに従って，少なくなる。このことから，平均からの逸脱の大きい値をとる個人を異常と考えることがある。つまり，まれにしか起きない値をとる個人は異常であると考えるものであり，統計的異常の考え方となる。この点は，本章第 4 節「根拠に基づく看護・医療の基礎としての測定」のところで再度述べる。

ここで，1 つ注意しておきたいことがある。個人の意見の違いを測定している意識調査と心理検査のような個人差測定との違いである。消費税導入に賛成か反対か，どのシャンプーが好きかなどの個人の意見を質問している意識調査は，その意見の個人差の測定をしていると言えるので，心理検査の個人差測定と同じように考えてしまうことがある。しかし，このような意識調査や社会調査は，集団のなかでの意見の比率が正確にわかることが，その主な関心であるので，個人の正直な意見を正確に引き出すことができればその目的は達成される。つまり，その意見をもっている個人の内部にある潜在特性を測定することが目的ではないので，質問への回答が個人の内部に存在する何らかの潜在特性によって引き起こされるかどうかについては考えない。心理検査がこのような潜在特性を測定することが目的であることと比べると，同じように個人差を測定しているが異なる発想に基づいていることになる。

3. 精神物理測定

ここでは，精神物理測定についてまず述べ，つづいて，このような方法で得られた測定結果が，判断基準の設定の仕方によって変化することを示した信号検出理論を述べる。またこの信号検出理論は，医療などの臨床場面での診断などの判断にも関連してくるものである。

(1) 精神物理測定

心理測定のもう 1 つの領域である精神物理測定あるいは心理物理測定は，刺激によって引き起こされる心理量とその心理量を引き起こした刺激量との関連を対象とする領域である。この場合，人間は，刺激量すなわち物理量を測定する装置と見なされ，ある刺激入力に対して，人間という測定装置がどのような測定値を出力（反応）するかということを調べ，刺激入力と出力の関係を明ら

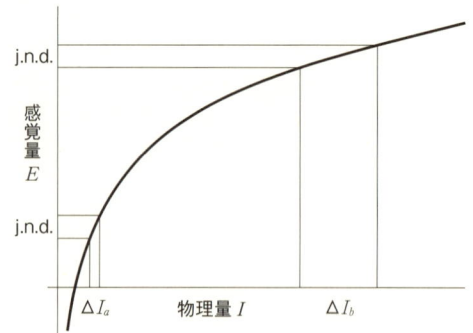

図 2-3 ウェーバー・フェヒナーの法則
図中の2つの j.n.d の間隔が等しいが，それぞれに対応する弁別閾である ΔI_a と ΔI_b は物理量が大きいときの ΔI_b の方が大きい。

かにするということになる。ただし，この人間という測定器の出力はいい加減というべきか，あるいは人間という測定器が本来もっている精度に見合うだけの出力方法をもっていないと言える。つまり，人間という測定器の出力は，基本的に2つの刺激量に違いがあったか，あるいは2つの刺激量の大小関係だけしか出力できない装置であると考えられる。

さらに，精神物理学の領域では，この測定装置である人間の内部でどのような処理過程が存在するかは，考えてもよいが，必ずしも考える必要はない。まさにわれわれが未知の測定道具を手にして，どの程度の刺激量のときにどの測定値を出すかのみを考え，その測定器を分解して内部を調べないのと同じである。

測定器を考えたときにまず考えられるのがその感度である。どれぐらいの物理量があれば測定器の値がはじめて0でない値を示すかということと，どれくらいの違いがあれば測定値の値が変わるのかという2つの点がある。まず体重計に何ものせていない状態から，どれだけの重さのものをのせたときに，はじめて0でない値を示すか，そのときの重さが，絶対閾と言われるものに対応する。体重計に紙1枚のせても体重計の値は変化しないことを考えれば，ある程度の重さをのせなければ体重計の値すなわち出力は変化しないことは当然のことである。また，ある重さがすでにのせられているときに，さらにある重さをのせてはじめて体重計の値が変化するときの重さが弁別閾と言われるものに該当する。

では，実際の人間の感覚における重さについて考えてみよう。台所にある秤なら，50gに1gだけ増えても表示は50から51に変化し，10gから1gだけ増えても表示は10から11に変化する。しかし人間という測定器は，50gから1g増えたときと10gから1g増えたときではその出力である感覚量は異なる。ここで，感覚量の最低単位として丁度気づく差の最小値（最小丁度可知差異：j.n.d.: just noticeable difference）を考えると，この感覚量を生み出す物理量が弁別閾となる。人間の場合，この弁別閾は，変化する前の重さによって異なることがわかっている。例えば1kgの荷物に1gのものが入り込んでもその重さが増えたとは気づかないだろうが，1gが2gになれば当然その重さの変化に気

づくだろう。明るさや音量も同様である。真夏の昼間にマッチ1本の火をつけても明るくなったとは感じないが、夕方薄暗くなってきたときのマッチ1本の火の明るさは当然気づく。弁別閾は元の刺激量（物理量）の大きさに比例することが知られており、ウェーバー（Weber）の法則と言われる。これを拡張したものがウェーバー・フェヒナー（Weber-Fechner）の法則として知られるものであり、物理量と感覚量の間には対数関係（図2-3）があるというものである。

さらに、人間を測定器と見なすと言ったが、先に述べたように人間はある物理量の絶対値を示すのは不得意である。つまり、あるおもりを持ったときにその重さが何グラムであると答えることはかなり難しい。明るさや音量でも同じである。しかし、2つの物理量（刺激）を比較して、2つが同じ重さかどうかの異同判断することはたやすい。いずれが大きい小さいなどと方向性をもった判断をさせられると少し難しくなる。例えば音のピッチの違いを2つの音を聞かされて比較すれば違うというのは比較的簡単にわかるが、どちらが高いピッチかを判断するのはやや難しくなる。もっと難しいのはその音の音階を当てることである。

さらに、普通の測定器は50gのおもりがのせられれば常に50を表示し、52gをのせられれば52と常に表示するように作られているので、測定器はこの2つの重さは常に異なるものと判断していることになる。しかし、人間という測定器は50gと52gを比較したときに常に52gが重いと判断するとは限らない。同じと判断してみたり、50gが重いと判断したりするということが起きることになる。これは、人間という測定器はその内部に様々なノイズがあり、そのノイズによって感覚量がランダムに変動することがその原因となる。

このような測定器としては、いたって性能の悪い人間がどのような測定結果を出力するのかを測定するには、工夫が必要である。このような測定をする方法を精神物理測定法あるいは心理物理測定法と言われる領域は様々に開発してきた。その測定方法の基本は、様々な量の違いをもつ2つの刺激を提示して同じか違うかの判断を多数回させることで、感覚量の変動を測定して、そこから弁別閾や絶対閾を測定するものである。具体的には、恒常法などがある。少し異なる方法として、マグニチュード推定法と言われるものがあり、これは基準となる物理量の感覚量を100としたときに、他の物理量の感覚量がいくつになるかを述べるものである。例えば、500gの重りを100としたときに、100gはいくつの感覚量になるかを述べるものである。具体的な方法は様々なものがあり、ゲシャイダー（Gescheider, 1997/邦訳, 2003）の『心理物理学（上下）』を参照するとよい。

ここで注意しておかなければならないのは、精神物理測定法は、もともと人間の外に存在する物理量と内的な感覚量の関係を測定するものであり、外的な物理量は実験者が任意にその強度を変更でき、その結果として生起する感覚量を測定するものである。医療や看護などで興味の対象となる痛みの測定も、外的な刺激によって引き起こされる痛み、例えば針をある強さで指先に刺したときの痛みの強度などは、今まで述べてきたような精神物理測定法によって測定できる。しかし、膝の痛みや胃の痛みなどは、痛みを引き起こす物理的刺激が

体内にあり，特定しにくいことや，実験者によって自由に刺激強度を変化させることができないなどの理由で，精神物理学の方法を適用することは難しい。しかし，膝の痛みを，他の外的な刺激によって引き起こされた痛みとの対応を取ることで測定するなどの工夫をすることで，測定は可能になる。

　もう一点は，刺激によって引き起こされる感覚量を扱い，それによって引き起こされた情動・感情を扱うことを目的としていないということである。ある音がどの程度うるさく感じるか，光をどれだけまぶしく感じるか，痛みにどれだけ耐えられるかなどは，個人ごとに異なるので，個人差の測定の問題も関与してくる。精神物理測定法は人間という測定機の性能を測定するものであるので，同じメーカーの同じ型番の測定器が1つずつの測定結果が異なるということがありえないのと同様に，この領域では測定器としての個人差は意味あるものではなく，すべて単なる誤差と考えることになる。したがって，物理的な刺激によって引き起こされる感情や情動の測定はもう少し別の方法で検討しなければならない。

(2) 信号検出理論

　ここで，絶対閾を主に考えながら，判断基準を考慮に入れた信号検出理論を簡単に見ておきたい。なお，絶対閾は0からの弁別と考えることができるので，以下の議論は弁別閾にも当てはまることになる。

　絶対閾は，物理量が0のときから増加していき，感覚がはじめて生起するときの物理量の増分である。このとき，物理量が0のときに起きる感覚は，背景の雑音のみによって引き起こされる。0でない物理量が提示されたときは，この物理量すなわち信号と先の雑音とが加算されたものによって引き起こされる感覚となる。このように考えると，絶対閾の測定は，この信号を検出することに他ならない。また，弁別閾については，2つの物理量の差が0のときに引き起こされる感覚から，2つの物理量に差があるときを信号とし，その信号を検出することと考えることができる。

　このように0でない物理量を検出することが，絶対閾や弁別閾の測定と考えることが可能になる。物理量が0のときでも，先に述べたように，心理量はランダムに変動し，およそ正規分布になると仮定され，図2-4の「雑音」の分布になる。一方，物理量が0でないときは「雑音＋信号」のような心理量の分布になると考えられる。このとき，判断としては，表2-1に見るように4種類のものがあり，それぞれ図2-4のグレーの部分がそれぞれの割合となる。ここで重要な割合は，信号があるときに正しく信号を検出した判断すなわちヒット（hit）の割合（ヒット率）と，信号が存在しないときに信号があったと判断する誤警報（false alarm）の割合である。理想的な観察者は，ヒット（hit）率を最大にし，誤警報率を最小にするように判断する。つまり，心理量の分布のうえで，「信号があった」と「信号がなかった」の判断をする基準の値（判断基準）を図2-4に示す位置に置くことになる。この判断基準の右の位置の大きさの感覚量の場合は，光の場合なら，光が見えたと判断する。この判断基準を左の方向に基準を移動させるとヒット率，誤警報率ともに増えることになる（図

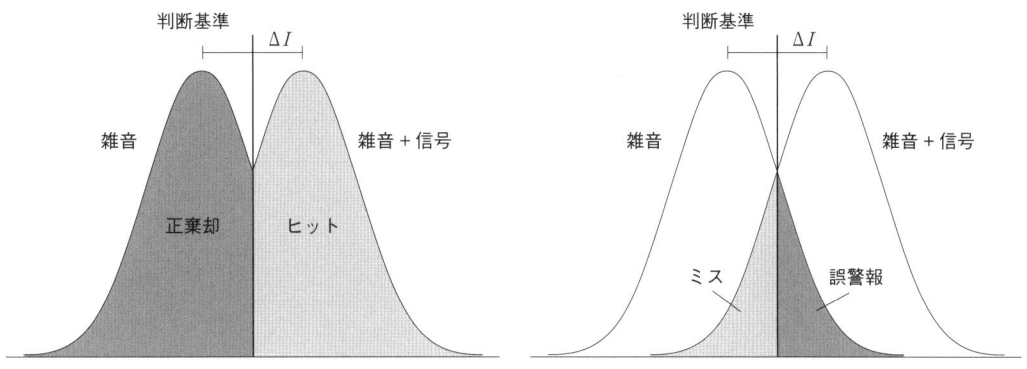

図 2-4 感覚量の分布における，表 2-1 の各判断の割合を示す領域

表 2-1 刺激と反応の 4 つの組み合わせ

		刺激	
		雑音	雑音＋信号
反応	見えない	正棄却（Correct reject）	ミス（Miss）
	見えた	誤警報（False alarm）	ヒット（Hit）

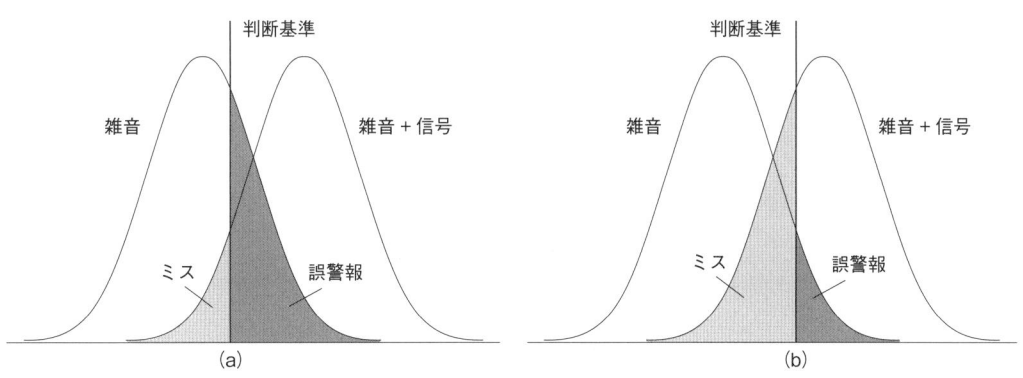

図 2-5 判断基準を移動させたときの誤警報とヒットの割合の変化
ヒットの領域は，雑音＋信号分布の判断基準の右の面積

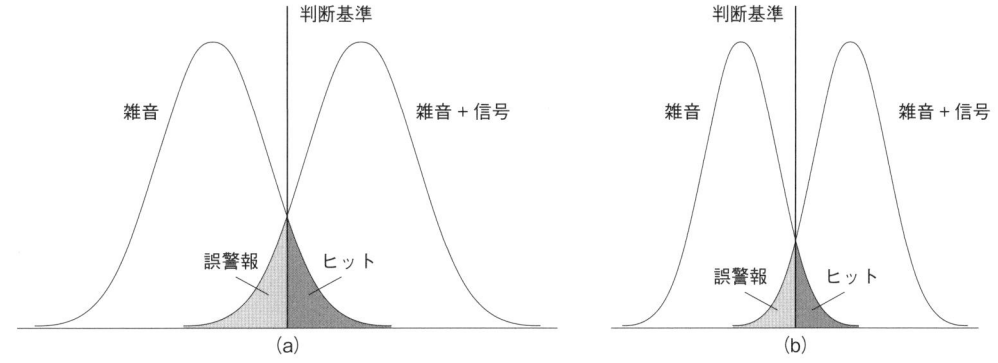

図 2-6 判断基準が理想的な位置にあり，2 つの分布が離れた場合（a）と各分布の誤警報とヒットの割合の変化の広がりが狭くなった場合（b）のヒットと誤警報の割合の変化

2-5a)．このときヒットのみに注目すれば，正しい判断が増加したのだからいいように思えるが，同時に誤警報も増えているので全体としては，適切な判断基準の置き方ではないと言える．また，このときは雑音しかないときにも見えたとする反応数が多くなるので，閾値は小さい方向にずれることになる．つまり，感度について言えば，感度が高いということになる．逆に右の方に移動させると（図2-5b），ヒット率も誤警報率もともに減ることになる．この場合も適切とは言い難い．このときは，信号が大きいときにしか見えたと反応しないことになるので，閾値は高くなり，感度も低いと判断されることになる．

理想的な位置に判断基準が置かれる場合には，この雑音のときの感覚量の分布と雑音＋信号のときの感覚量の分布の重なりが，小さくなれば，自動的にヒット率が増え誤警報率は減少することになる（図2-6a）．これは，信号の大きさが大きい場合に当たる．また，この2つの分布の広がりが狭ければ同様なことが起きる（図2-6b）．これは刺激に対する心理量のランダムな変動が小さいときに当たり，人間という測定器の内部のノイズが少ないことを意味する．

このように判断基準をどこに置くかでヒット率と誤警報率は変化する．従来の精神物理測定法では，判断基準は理想的な位置に置く理想的な観察者というものを想定していた．しかし，何らかの理由で，判断基準が変化すると，その都度得られる絶対閾の大きさは変わることを信号検出理論は述べたことになる．基準の置き方は，単純には，誤警報のときは罰金を取るとか，ヒットをなるべく高くするように言われたりとか，信号の出る試行数が雑音のみの試行数に比べて少ないあるいは多いなどによっても変化する．ある事象の生起率が小さいときにそれを検出するなどの問題とも関連する．

4. 根拠に基づく看護・医療の基礎としての測定

根拠に基づくということは実証データに基づくということであり，何らかの選択や決定のような判断をその実証データに基づいて行うということである．医療や看護の場合は，診断を下したり，治療方法や治療方針を決めるということである．さらに，このような判断を下す根拠となる実証データを蓄積するために，治療効果の測定のような効果測定が必要になる．この点は，教育方針や教育方法が学力の向上につながったかを検証する場合も，以下の議論を含めて同じことが言える．当然様々な臨床場面でも同様である．

いずれの場合も，根拠としての実証データは，何らかのかたちで計量化したものが必要とされる．もっとも単純であっても，治療効果があったかどうかを調べるためには，治った，治らないという2分法でもかまわないが，治ったケースがいくつあるかを頻度として測定することが必要となる．これは測定としては，治ったという分類カテゴリーにいくつのケースがあるかということであり，名義尺度の段階になる．この段階の尺度であっても，この薬で何％の人が治癒した，あるいはある手術の成功率は何％ということを根拠に，新薬や新しい手術法の有効性を検証したり，患者への説明に使ったりする場合に必要なデータとなる．

治療薬がどの程度効果があったのかを検証する場合には，その効果の程度を間隔尺度以上で測定しなければならない場合もあるだろう．例えば，血圧を下げる薬がどれくらい下げたかを測定する場合は，量的な測定になるだろう．教育の場面なら，ある単元の内容がどれくらい習得されたかを，異なる教育方法ごとに検証するときには，その習得の程度を学力検査を使って量的に測定するだろう．また，ストレスと残業時間の関係から，残業が何時間以上であると，うつになる可能性がどれだけ上昇するかなどを検証するためにも量的な測定が必要になる．

このように測定した結果は，実証的ではあるが，その結果がそのまま何らかの判断を自動的に導くものではない．つまり，実証的なデータを解釈して判断を下すのは人間であるということである．その判断には，教育，医療，看護などの臨床などの場面では，費用対効果の問題を考慮に入れて判断がなされなければならない．

この問題は，健康診断や就学時検診などのスクリーニングにおいて，まず考える必要がある．診断を下すにあたっては，先の信号検出理論のところで述べた議論と同じことを考える必要がある．診断の場合は，図2-4 から 2-6 の判断基準は診断基準となり，「雑音」の分布が「健常群」のデータの分布，「雑音＋信号」の分布が「臨床群」のデータの分布となる．1つの検査結果のみで診断を下すような単純な場合を考えたとき，この検査結果が何点以上なら病気の可能性があると判断するかということが診断基準の位置になる．この診断基準より右に検査結果の値が来れば，臨床群であると判断され，左なら健常と判断されることになる．この場合は，表2-1と同様な判断の種類になるが，表2-2に示すようにそれぞれの判断に費用と効果（cost-benefit）の関係を考えることが必要になる．つまり，医療の場合は，この検査結果に基づく診断結果の次に精密検査を受けるとか，手術を受けるなど次の処遇がある．この次の処遇には費用がかかることになるが，この費用が安く，病気を見逃すことが重大な結果を生み出す場合には，わずかでも可能性があるのなら，病気の可能性があると診断することになる．このような診断方針は，先の信号検出理論の図2-5のように，判断基準を左にもってくることに相当する．このときヒットも増えるが誤警報（健常であるのに病気と判断する場合）も増加することになる．この場合は，スクリーニングの次の処遇が安価であり見逃すことが重大な不利益を生み出すので，費用対効果の点からも適切な判断と言える．逆に，右に判断基準をもってくると，誤警報も減るがヒットも減ることになる．このような判断は，異常を見逃しても不利益を受けることが小さく，診断後の処遇に費用がかなりかかる場合が該当する．

このことを，表2-2にそって述べると次のようになる．何らかの異常を見

表 2-2　実際の状態と診断の関係と利得

		実際	
		健常群	臨床群
診断	健常	正棄却（$benefit_C$）	ミス（$cost_M$）
	臨床	誤警報（$cost_C$）	ヒット（$benefit_M$）

逃すこと（ミス）による不利益が$cost_M$であり，誤警報によって余分な費用がかかる不利益が$cost_C$である。$benefit_M$は異常であることを正しく検出（ヒット：医療統計における感度に該当）することによる利益となり，$benefit_C$は異常がない健常者を正しく健常であると判断すること（正棄却：医療統計における特異度に該当）によって，余分な費用を避けたことによる利益となる。これらの費用と効果のバランスを考えて，判断基準の位置を決めることになる。

ただし，臨床群のデータが得られない，あるいは十分に得られない場合は，臨床群のデータの分布がないので，上のような判断の基準が使えない。このような場合は健常群のデータの分布しか使えないので，平均より極端に離れた値をとる人を，異常値をとる個人と判断することがある。これは先に述べた統計的異常値の考え方になる。このときも，平均からどれだけ離れた値を異常と考えるかは，上で述べた判断基準をどこに置くかの問題と同じことになる。

費用対効果の問題以外に，インフォームドコンセントに関連することとして，「この治療を受けると何％の確率で治ります」とか「この手術の危険性は何％です」というようなことを，伝える必要がある場合がある。あるいは，治療方針を決めるときにもこのような危険率などを考慮するはずである。治る確率や危険率などは，過去の研究の結果蓄積された実証データに基づくものであるが，個人を対象とする具体的な治療場面では，この確率をどのように利用するかが1つの問題となる。

まず考えなければならないのは，このような確率を使った説明をされたときに，一般の人がこの確率による説明をどのように理解するかということである。医療や診断は，個別具体的な個人の問題であるので，説明された側は自分が治るのか治らないのかの2分法的な回答を期待していることが普通だと考えられる。そうすると，確率を使った説明をされたとき，自分が80％治るというのはどういうことか，緩解ということか，よく考えると理解できないことになる。手術の成功率が70％ということを考えればもっとわかりやすい。自分が手術を受けるときに70％成功して，あとの30％は失敗であった手術とは何なのかと，説明された個人は混乱することになるだろう。このようなことを考えてみれば，確率による説明は個人個人に当てはまる議論でないことがわかるだろう。このようなことは，子どもの性格は親の子育ての方法によってある程度決まるとか，子どもの知能は親の知能によって決まるというような議論にも当てはまる問題である。

ここで，高校までで習った確率の議論を思い出してほしい。サイコロを振って3の目が出る確率は，すべての目の出る出方が6通りでそのうち3の目の出る出方は1通りなので，1/6になる。これは理論的に出現する目の数がわかっている場合であるが，このように理論的に出現する数や種類がわかっていないときは，過去の出現数から確率を考えることになる。このような，確率の考え方は確率の相対頻度解釈と言われるものであり，天気予報で「70％の確率で明日は雨が降るでしょう」と言われるときの考え方である。この考え方は簡単に言えば，仮に100日同じような気圧配置の日があったとき，そのうち70日に雨が降ったということから70％と言っている。ある治療法の治る確率も同様で，同じ症状の人100人にある治療をしたら70人が治ったならば70％の確率

で治ったということになる。したがって，このような議論は，集団レベルの議論をしていることになる。また，子どもの性格は親の子育ての方法によってある程度決まるというときも，この程度が仮に40%とすると，この場合は，子どもという母集団の中に性格の散らばり（統計の用語では分散）あるいは個人差があり，その散らばりは，親の子育ての方法の散らばりによって40%説明されるということである。したがって，個別の子どもの性格の40%が親の子育ての方法で決まり，残りの60%のうち20%が友人関係で決まり，あとの40%は遺伝によって決まるということを述べているのではないということである。別の観点からいうと，ある集団において，ある特性（たとえば知能）に個人差が全くないとしたら，このように何%が何によって決まるという議論はできないということである。この点は，統計の知識がないと理解しにくいが，集団レベルでの議論であることを理解しておいてほしい。

そのうえで，治療方針の決定に，過去のデータの蓄積，すなわち集団レベルのデータから導き出された結果をどのように使うかを考えなければならない。たとえ90%治る治療法でも，特定の個人は治らないかもしれないということである。これをどのように伝えるかは難しい問題ではあるが，伝える努力はしなければならない。伝える方もこの点をよく理解したうえで伝えるべきであるし，研究結果についてもそのように解釈すべきであり，安易に80%の成功率だからある個人にとって安全だと言い切ることはできない。かと言って，患者にとっては，治療は個人の問題であり，個人ごとに異なるのだから，このような一般的な傾向や集団での頻度を考えることは意味がないと考えてしまうのは問題である。

3章 「こころ」の変化

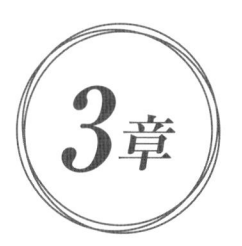

1. 学　　習

(1) 学習とは何か

1) 学習の定義

「学習（learning）」ということばから連想される現象にはどのようなものがあるだろうか。英単語を覚えたり計算方法を身につけたりといった知識の習得，または，自動車学校で運転のしかたを身につけたりスイミングスクールで泳ぎかたを身につけたりといった運動技能の習得などが思いつくのではないだろうか。

これらはいずれも学習ではあるが，心理学が研究対象とする学習はより広範な現象を指す。心理学では，学習を「経験に基づく比較的永続的な行動の変容」と定義する。したがって，知識や技能の習得はもちろん，対人行動や社会的態度などが経験の積み重ねによって変化する過程も学習と見なす。また，「経験に基づく比較的永続的な」という条件のもとでは，疲労や薬物の使用，または動機づけの低下による一時的な行動の変容は学習から除外される。さらに，学習ということばからは学力の向上や技能の上達といった現象がイメージされやすいが，行動が望ましい方向に変化するケースのみが学習ではない。社会的状況や教育・指導方法の変化により，行動が望ましくない方向に変化したり，習得過程が停滞してしまうケースも学習の結果と見なされる。

学習の基礎過程に関する研究は，古くから学習心理学の分野で，実験という方法を用いて進められてきた。現代心理学が成立した19世紀後半から行動主義が席巻した20世紀前半にかけては，ラット（野生のドブネズミを改良して作られた実験動物）やハトといったヒト以外の動物を対象とした実験研究が中心であった。認知科学やコンピュータ・サイエンスが台頭してきた20世紀中盤からは顕在的な行動の分析ではなく内的な情報処理過程に関する研究が主流となり，脳研究技術の開発が進んだ20世紀後半から21世紀にかけては，学習という心理現象の生理学的基礎を解明することを目的とした学際的研究が発展してきた（表3-1）。

表 3-1 学習心理学に関係する研究の展開

年	研究の流れ		研究者 著作 研究（できごと）
1880以前			1859 ダーウィン 『種の起源』 1879 ヴント ライプツィヒ大学に心理学実験室開設
1880	心理学の成立		1882 ロマーニズ 『動物の知能』 1885 エビングハウス 『記憶について』 1890 ジェームズ 『心理学原理』 1889 ソーンダイク 「動物の知能」
1900	条件反射研究		1904 パヴロフ ノーベル生理学医学賞受賞 （消化生理の研究） 1913 ワトソン 「行動主義者のみた心理学」 1917 ケーラー 『類人猿の知恵試験』
1920	行動主義心理学		1920 ワトソンとレイナー 「条件性情動反応」 1927 パヴロフ 『条件反射』が英訳 1932 トールマン 『動物と人間における目的的行動』 1938 スキナー 『生活体の行動』
1940	新行動主義心理学		1943 ハル 『行動の原理』 1956 G. A. ミラー 「マジカルナンバー 7±2」 1958 ウォルピ 『逆制止による心理療法』
1960以降	コンピュータサイエンス 認知心理学 認知神経科学	行動療法 認知療法 認知行動療法 ソーシャルスキル訓練	1959 プリマック プリマックの法則 1960 アイゼンク 『行動療法と神経症』 1964 オバートン 状況依存学習 1967 ナイサー 『認知心理学』 1971 バンデューラ 『モデリングの心理学』 1972 クレイクとロックハート 偶発学習 1975 エリス 『論理療法』 1975 セリグマン 『うつ病の行動学』 1976 ベック 『認知療法』 2000 カンデル ノーベル生理学医学賞受賞 （神経系の情報伝達に関する研究）

2) 学習の諸様式

新生児では，口に触れたものを強く吸う吸啜反射や手に触れたものを強く握る把握反射が見られる。こうした行動は原始反射と呼ばれ，経験に依存しない生得的行動に分類される。また原生動物や節足動物で顕著に見られる走性も反射と同様に生得的行動の一例である。走性とは，光，水流，化学物質といった外部刺激に対してなされる移動運動（接近と回避）であり，資源獲得や危険回避のための行動である。

こうした生得的行動に加え，多くの動物種では馴化（habituation）と呼ばれる比較的単純な学習が生じる。光や音などの刺激が呈示されると，動物はその刺激のある方向に身体を向けるような定位反応を示す。定位反応それ自体は生得的な反射であるが，同じ刺激が繰り返し呈示されることで定位反応はしだいに減弱していく。このように刺激に対して「慣れていく」過程が馴化である。馴化は中枢神経系のはたらきに基づく学習行動であり，感覚器官の刺激応答性の鈍化（感覚的順応）や疲労による注意力低下とは区別される。また馴化が成立した後に呈示刺激を変化させると定位反応が復活するが，この現象は脱馴化

感覚的順応
同一刺激の長時間呈示によって感覚機能の感度が低下し（刺激閾の上昇），感覚の強度が徐々に弱まっていく現象。極端な場合には感覚が消失することもある。明るさに対する順応（視覚）や温刺激に対する順応（皮膚感覚）などがその例。

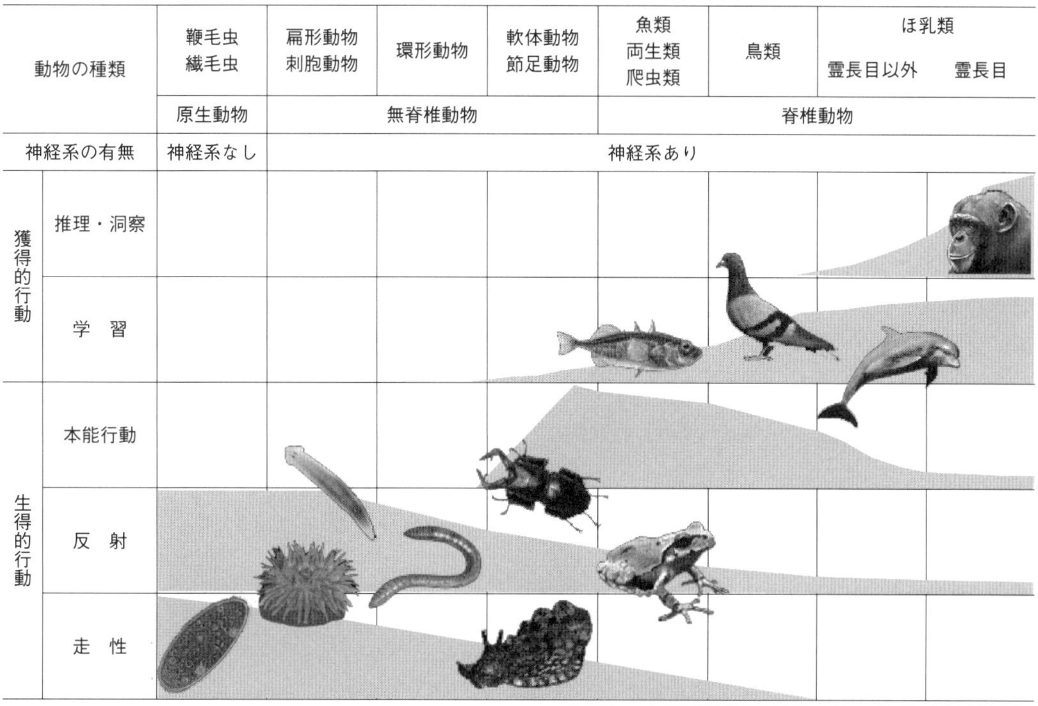

動物の種類	鞭毛虫 繊毛虫	扁形動物 刺胞動物	環形動物	軟体動物 節足動物	魚類 両生類 爬虫類	鳥類	ほ乳類	
							霊長目以外	霊長目
	原生動物	無脊椎動物			脊椎動物			
神経系の有無	神経系なし	神経系あり						
獲得的行動 推理・洞察								
学習								
生得的行動 本能行動								
反射								
走性								

図 3-1　適応行動の進化（Dethier & Stellar, 1970 をもとに作図）

（dis-habituation）と呼ばれる。馴化や脱馴化は単純な学習であるが，刺激の無変化に対して過剰に反応せず，環境変化が起こった場合にのみ反応することで反応コストを節約するといった意味をもっている。

　反射や走性のような生得的行動や馴化のような単純な学習行動は，系統発生の初期段階にある動物においては適応行動のなかで重要な位置を占めている。しかしヒトを含む脊椎動物では，経験によって複雑な行動を習得していくことが環境への適応には欠かせない。一般的に，系統発生上の位置が高く中枢神経系が高度に進化した動物ほど適応行動に占める学習行動の割合は高くなっていく（図 3-1）。

　ヒトの場合，感覚器官はもちろん中枢神経系も生後直後には十分に発達しておらず，環境刺激の情報処理を成人と同じように行うことはできない。また四肢を自由に動かして移動行動を行うこともできない。しかしそのような状態であっても着実に学習は進行している。第（7）項（p.54 以降）で紹介する馴化法を用いて新生児の外界認知過程を調べると，白黒縞模様の視覚図形の凝視（Friedman, 1972）や特定の形態の物体に対する把握反射（Streri et al., 2000）において馴化と脱馴化が生じることが確認されている。

　ヒトの新生児期には，新生児模倣（neonatal imitation）と呼ばれる表情としぐさの模倣が観察される。メルツォフとムーア（Meltzoff & Moore, 1977）は，生後 12 日から 21 日の新生児に向かって大人の実験者が 4 種類のしぐさ（舌を出す，口を大きく開ける，唇を突き出す，手を開いたり閉じたりする）を見せると，それと同じ行動を新生児が行うことを発見した（図 3-2）。他者の身体動

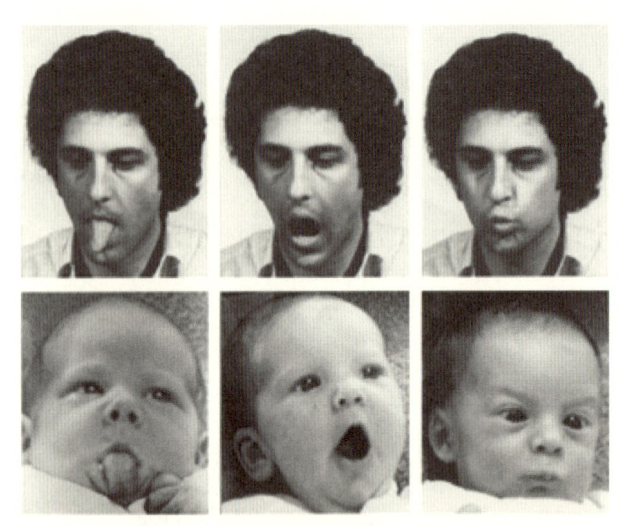

図 3-2　メルツォフの新生児模倣の実験（Meltzoff & Moore, 1977）

作を正確に模倣するには，他者動作の知覚と自己動作の知覚とを対応づけなくてはならない。したがって，自分の顔や身体を見た経験がほとんどない新生児には困難であると思われる。しかし，そうした模倣が生後直後から示されるという事実は，新生児模倣は誕生直後から他者と社会的関係を結ぶことを可能にする生得的な「仕掛け」の一つである（大藪，2005）ことを示唆しているのかもしれない。

　生後数ヶ月経過すると自発的な発声が生じ，他者からの話しかけに応答するような発話が見られるようになる。生後 12 ヶ月を経過する頃にはママやワンワンなどの有意味語の発話が観察される。発達初期段階における音声言語の習得においては，養育者からの語りかけや絵本の読み聞かせの経験が大きな影響を及ぼす。乳幼児は他者からの語りかけに対して注意を向け，模倣による発話を繰り返し，その発話に対する他者からのフィードバックを受け取ることで音声言語を習得していく。また音声言語の習得においては，話すことよりも聞いて理解することが先行することは言うまでもない。自分の名前が呼ばれたことに反応して手を挙げたり，動物園で母親が名前を言った動物を指差すような行動は 0 歳児でも観察される。これは「聞いたこと」と「それが示すもの」との対応が学習されている証拠と言える。こうした単語の理解は急速なスピードで進行していくが，異なった「もの」に対応した「名前」を学習していくことは，顕在的な発話のみでなく潜在的な概念形成を推し進めるうえでも重要である。

　音声言語の習得と並行して，文字言語（言葉の読み書き），トイレでの排便習慣，スプーンや箸の使い方などの行動を習得していく。これらの行動の習得は，練習やトレーニングといった経験の反復によって少しずつ獲得されていく。こうした学習過程では学習者自身が単純に行動を繰り返すのみでなく，学習者の示した行動に養育者や教師から適切な指導やフィードバックが与えられることが必要となる。こうした学習様式には後述するオペラント条件づけや技能学習と共通する要素が数多くある。

　しかし，言語や生活習慣の習得よりも先に，自分の身の安全を確保し，危険

を回避することを学習しなければ生活環境に適応することはできない。繰り返し同じ危険に遭遇することは，自分の身体を傷つけ，最悪の場合は死に至ることにもなる。こうした危険回避の学習は，発達初期段階においては古典的条件づけによって獲得される。滑り台からの落下経験によって恐怖心が芽生えたり，香辛料を口に入れて不快感を感じて，それらの対象を回避するように行動が変容することは古典的条件づけの例である。音声言語によるコミュニケーションが十分にできない乳幼児には，古典的条件づけによる学習はとくに重要である。

古典的条件づけによる学習は，学習者の意図や動機づけが関与しないことも特徴的である。例えば，乳幼児が病院独特の臭いや医師の着ている白衣に対して恐怖を感じて泣き出すようになることがある。この学習過程（恐怖条件づけ）においては，乳幼児自身がなぜ泣くのか，恐怖を喚起する対象は何であるかを自覚しているわけではない。つまり「知らない間に」学習が進行するのである。

(2) 臨床実践における学習心理学の意義

1）学習研究の臨床・教育場面への応用

心理学における学習研究は，19世紀末のエビングハウスの記憶実験（Ebbinghaus, 1885）や20世紀初頭のソーンダイクの動物実験（Thorndike, 1911）などに端を発し，20世紀中盤までは厳密に実験環境を統制した実験室内での研究が中心となって行われてきた。それらの研究からは，ヒトや動物の学習過程を包括的に説明する大理論（grand theory）が数多く発見されてきた。

しかし，日常場面での学習現象を理解し，学習にかかわる諸問題に貢献するには，教育心理学，発達心理学，臨床心理学といった心理学の他分野との連携が不可欠である。これらの分野における実践的研究と学習心理学における基礎研究との融合は，家庭，学校，医療，看護などの場面で生じる問題の解決に役立つことが期待される。実際に，家庭における子育て，障害児教育，不適応行動や不安障害への対処といった問題を扱う教育・臨床場面では，行動療法をはじめとする心理療法に学習心理学の知見が応用されてきた。

現在の精神医療においては，その治療対象が入院治療が必要となる重度な精神疾患のみでなく，比較的軽度な疾患にも拡大してきた。とくに不安障害やストレス障害といった心理・社会的要因が原因と考えられる疾患への対応は現代医療が取り組むべき切実な課題である。さらにこのような疾患への対応は，医療的介入による症状改善のみでなく，家庭生活や職場への復帰が目的となる場合が多い。その実現のためには，心理学的介入やリハビリテーションなどの業務が不可欠となり，そうした業務に従事できる看護師や心理技術者の養成が急務となっている。医療・保健，福祉，教育・発達，司法・矯正，産業などの場面で心理相談，心理査定，心理療法などの業務を担当するための国家資格制度の創設活動が近年活発化していることも，その現れと言える。そうした業務（とくに心理療法の一部やリハビリテーション）を遂行するためには，基本的な学習理論を習得し，適切な教育やトレーニング方法が実践できる能力，そしてそ

の成果を客観的に評価できる能力を身につけることが必要となる。

2）行動療法の基礎としての学習理論

学習心理学の研究はヒトと動物を対象とした実験研究からスタートしたが，その研究で得られた学習理論は臨床・教育場面に応用されてきた（表3-2）。その代表例が，古典的条件づけやオペラント条件づけの学習理論を基礎とした行動療法（behavior therapy）や認知行動療法（cognitive-behavior therapy）である。オペラント条件づけ理論に基づく不適応行動の治療法や教育場面における教育臨床法をとくに行動変容または行動修正（behavior modification）と呼ぶこともある（岩本・髙橋，1988）。

行動療法の端緒はワトソンとレイナー（Watson & Rayner, 1920）が行った恐怖条件づけの研究や，弁別困難な刺激を用いて条件づけを行ったときに生じる実験神経症（experimental neurosis）について報告したパヴロフ（Pavlov, 1927）の研究にみることができる。

しかし，心理療法の一分野として確立したのは1950年代末から1960年代にかけてである。ウォルピ（Wolpe, 1958）は，拮抗条件づけと呼ばれる古典的条件づけの技法を応用して不安反応を消去し，その反応と拮抗するリラックス反応を形成していく系統的脱感作法を開発した。アイゼンク（Eysenck, 1960）は，不適応な行動や情動反応は条件づけ理論に基づいた治療法により解除可能であり，再学習によって適切な行動や情動を習得できることを示した。彼はまた精神分析による治療を批判し，明確な科学的根拠に基づいたエビデンス・ベースト型の治療法の重要性を強く主張した。さらにスキナー（Skinner, 1961）が開発したプログラム学習の原理は情緒障害の治療や精神遅滞児の教育

実験神経症
パヴロフが，類似度が高く弁別困難な視覚刺激を用いてイヌに弁別学習を行ったところ，吠えたり暴れたりする異常行動が観察された。パヴロフはこの病的な行動がヒトの神経症に類似していることから，実験神経症と名づけた。

表3-2　学習理論の臨床・教育場面への応用

学習理論		具体的応用法	適用される対象や場面
古典的条件づけ	消去	エクスポージャー法 フラッディング法	強迫性障害 広場恐怖を伴うパニック障害
	拮抗条件づけ 逆条件づけ	系統的脱感作法 リラクゼーション法	高所恐怖 スピーチ恐怖 社交不安障害
	嫌悪条件づけ	嫌悪療法	アルコール依存 薬物依存
オペラント条件づけ	正の強化	報酬訓練 トークン・エコノミー法	望ましい生活習慣の形成 望ましくない行動の消去 非行の矯正 自閉症の行動変容 LD児の学習指導
	正の罰	罰訓練 タイム・アウト法	
	負の罰	オミッション・トレーニング	
	分化強化	レスポンス・コスト法	
	シェイピング法	スモール・ステップ法 逐次接近法	
社会的学習理論	観察学習 モデリング	モデリング法 生活技能訓練 自己教示訓練	問題解決のための対処技能の獲得 社会的技能の獲得

に応用されている。

行動療法の第一の特徴は，問題行動や不安障害は誤った学習の結果，または適切な学習の未完成によるものであると考えることである。したがって治療の目的は，そうした不適切な行動や情動を新たな学習によって消去・軽減し，望ましい行動を習得させることになる。行動療法の第二の特徴は治療の対象を顕在的な行動に限定することである。この点において，意識や無意識といった心的過程を重視する精神分析とは大きく異なっている。ただし，認知行動療法では，行動の認知的側面を重視し，その行動の意味を考える立場に立脚しており，治療の目的は不適切な認知の歪みを修正することにまで拡大されている。

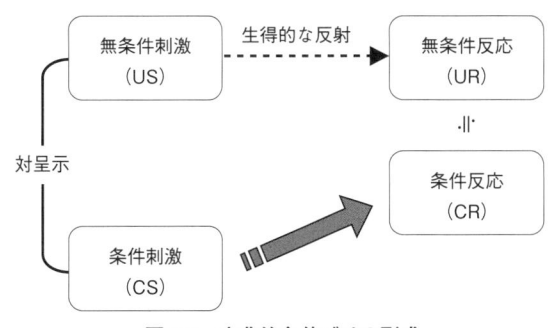

(3) 古典的条件づけ

1) 古典的条件づけとは？

古典的条件づけは，パヴロフ型条件づけやレスポンデント条件づけとも呼ばれる学習の一様式である。生得的に有している刺激と反応の関係（反射）をベースとして，その刺激を別の刺激と一緒に経験することを繰り返し，新しい刺激のみによっても反応が生起するようになる学習である。この学習によって，一度経験した危険を回避したり，その危険に類似した事象に対しても適切に対処することができるようになる。したがって古典的条件づけは，自分自身の生命維持のために重要な意味をもつ適応行動と言える。

2) 古典的条件づけの基本的手続き

パヴロフはイヌの唾液分泌が実験者の足音によっても生じることを発見し，そのメカニズムについて実験的研究を進めた。彼はまずイヌの耳下腺を手術によって口外に出し，外から唾液分泌が観察できるような状態にした。その後イヌに特定のテンポのメトロノーム音を呈示し，それに続いて食物を与えるという対呈示（paired presentation）の手続きを繰り返した。当初は食物を口に入れた時点で唾液が分泌し始めたが，対呈示の繰り返しによって，メトロノーム音を呈示した直後に唾液分泌が生じるように変化していった。

唾液分泌は食物を消化し飲み下すために生じる反射であり，学習性の反応ではない。生得的に生じる反射反応とその反射を誘発する刺激を，古典的条件づけにおいては無条件反応（unconditioned response：以下 UR とする）と無

> **プログラム学習**
> 学習内容全体を細かい学習単位（フレーム）に分割し，それらを系統立った順番で配列し，それらを学習者が自分自身のペースで自主的に学習していく学習方法。一斉授業の欠点を補完する学習方法と位置づけられる。

図3-3 古典的条件づけの形成

条件刺激（unconditioned stimulus：以下 US とする）と呼ぶ。一方，対呈示の繰り返しによってメトロノーム音に対して生じるようになった唾液分泌は，現象そのものは UR と同じであるが，その反応を誘発する刺激は US とは異なり，本来唾液分泌を誘発しなかった中性的な刺激である。この刺激が条件刺激（conditioned stimulus：以下 CS とする）であり，その CS によって誘発されるようになった反応が条件反応（conditioned response：以下 CR とする）である。つまり，古典的条件づけとは，生得的な US と UR の関係を基礎として，CS と US の対呈示によって，CS が CR を誘発するようになる学習過程である（図3-3）。

では，古典的条件づけの手続きによってヒトや動物は何を学習しているのだろうか。この問題については，「S-R 連合説（刺激と反応の連合）」と「S-S 連合説（刺激と刺激の連合）」といった2つの代表的な説明がある。S-R 連合説とは，CS と US の対呈示を通じて，CS に対して CR を行うこと（または行わないこと）が学習されると考える説である。一方 S-S 連合説とは，対呈示によって CS と US の間の価値的関係が変化し，CS の呈示がそれに引き続く US の到来（または非到来）を予告する機能を獲得することが学習の本質であると考える説である。現在では，US に対する CS の価値的強度が CR 形成に大きな影響を与えることを主張したレスコーラ＝ワグナー・モデル（Rescorla & Wagner, 1972）に代表される S-S 連合説による説明が主流である。

3）日常生活における情動の条件づけ（嫌悪と恐怖）

古典的条件づけによる学習は，われわれの日常生活において数多く確認することができる（表3-3）。一度口にしてお腹をこわした食べ物を避けるようになったり，一度吠えられたことのあるイヌを見ただけで泣き出したりする幼児の行動も古典的条件づけの例である。このような条件づけにおいて形成されるのは，「回避する・逃避する」や「泣く」といった顕在的な反応に限定されない。嫌悪感，恐怖心，不安感といった情動と，それに伴う自律神経系の反応（心拍数の増加や精神性発汗の増加）が形成される場合も多い。このように，特定の CS に対して情動反応が喚起されるようになる条件づけが情動条件づけであ

S-S 連合説
条件刺激（CS）と無条件刺激（US）との間に随伴性が形成されることが学習の本質であるとする説。トールマン（E. C. Tolman）は認知論的な立場から，記号（sign）とそれが指し示す意味（signification）との結合が学習の本質であると考えた。

精神性発汗
体温調節のための発汗（温熱性発汗）ではなく，緊張，不安，恐怖といった精神的動揺や覚醒水準の上昇が原因となって生じる発汗。皮膚電気活動を測定することで発汗の状態を把握することができる。

表3-3 日常生活における古典的条件づけの例

現象	無条件刺激	条件刺激	無条件反応（条件反応）
レモンを見ただけで唾液が出てくる	味覚刺激（酸味）	レモンの視覚刺激	唾液分泌
イヌを見ただけで泣きだす	大きな音（吠え声）	イヌ	恐怖 嫌悪 驚愕 不快
父親の顔を見ただけで手に汗をかく	大きな音（怒鳴り声）	父親	
歯科医院でドリル音を聞いただけで身震いがする	痛み（治療時の痛み）	虫歯を削るドリルの音	
乗用車の室内臭を嗅いだだけで吐き気が起こる	嘔吐による不快経験（車酔い）	乗用車のにおい	

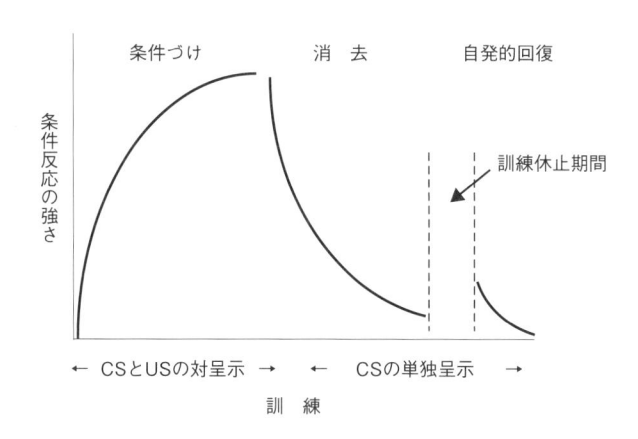

図3-4 古典的条件づけにおける消去と自発的回復

る。
　情動条件づけによって形成される反応は，嫌悪や恐怖といったネガティブな情動であることが多い。このことは，一度遭遇した危険には再び近づかないといった適応的意義はあるが，過度な嫌悪や恐怖は日常生活を営むうえで大きな問題ともなりうる。
　条件づけによって形成された過度な嫌悪反応や恐怖反応は，適切なレベルまで減弱させたり，消失させることが望ましい。そのためには，CSの単独呈示を繰り返す消去の訓練が有効である。特定の食物に対する嫌悪反応を消去するには，嫌悪の原因となっている食物CSの単独呈示（食物を見せる，匂いをかがせる，少量を摂取させる）を繰り返し，「CSが呈示されても嫌悪反応が生じない」ことを経験させることが基本手続きとなる。
　しかし，消去訓練によっていったんCRが減弱または消失した後，しばらく休止時間をおいてCSを再呈示するとCRが生起することがある。この現象は自発的回復と呼ばれ，条件づけの形成（興奮）と比較して，条件づけの消去（制止）の学習が成立しにくいことが原因であると考えられる（図3-4）。したがって，CRが生起しないように維持するには，十分な消去訓練を行い，制止の学習が興奮の学習を上回るレベルにまで到達させることが必要となる。消去とはCRを消し去る学習ではなく，CSとUSとの間に形成された連合の強度を弱めて，CSがUSの到来をもはや予告しないことを再学習することである。
　消去の手続きは，後述する行動療法の一つとして，恐怖症や不安反応の治療に応用されている。また単純にCRを消去するのみでなく，嫌悪や不安と拮抗する弛緩反応を新たに条件づける拮抗条件づけ（counterconditioning）という技法も心理療法では用いられている。

(4) オペラント条件づけ

1) オペラント条件づけの基本的手続き

　オペラント条件づけは，有機体の自発反応（オペラント反応）の出現頻度や運動的・生理的特性を変容させる学習手続きである。自発反応がターゲットと

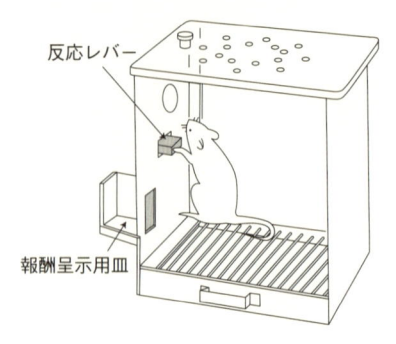

図3-5 スキナーボックス（ラット用）

なる点において，反射や情動反応のコントロールを目的とした古典的条件づけとは大きく異なる。スキナー（B. F. Skinner）が開発したスキナーボックス（図3-5）という装置を用いて行われた動物実験がオペラント条件づけの代表的研究として紹介されることが多いが，この条件づけは教育プログラムの開発や行動変容の技法としても活用されている。

オペラント反応のコントロールは，その反応の結果として学習者にフィードバックされる刺激の種類や量，フィードバックの頻度，フィードバックするまでの遅延時間などの変数を操作することで行われる。このフィードバック手続きは強化と呼ばれる。授業中の私語をやめさせるために叱責や注意（嫌悪刺激）を与えたり，内向的な生徒の自発的な発話を増やすためにわずかな発話に対しても賞賛（報酬刺激）を与えることが強化の例である。

学習者が様々な生活場面に適応するには，学習者のオペラント反応を単純かつ一様に促進または抑制するのではなく，場面に応じたレベルの反応が出現するように訓練を進めなければならない。それには，学習者が各場面を弁別していることが前提となる。例えば学校生活において適切な発話行動を身につけるには，授業時間（過度な発話を抑制する）と休憩時間（積極的に発話し他者とコミュニケーションをはかる）の違いを認識していなくてはならない。オペラント条件づけでは，行動の発現と抑制の手がかりとなる外的環境のことを弁別刺激と呼ぶ。

オペラント条件づけの要点は，学習者が①特定の状況において，②特定の反応をしたときまたはしなかったときに，③特定の強化を与えることに集約される（図3-6）。弁別刺激－オペラント反応－強化の関係は三項随伴性と呼ばれ，この関係を確立させたうえで訓練を行うことが学習の進行には不可欠である。学習者の反応が強化を得るための「道具」として機能することになるので，オペラント条件づけは道具的条件づけとも呼ばれる。

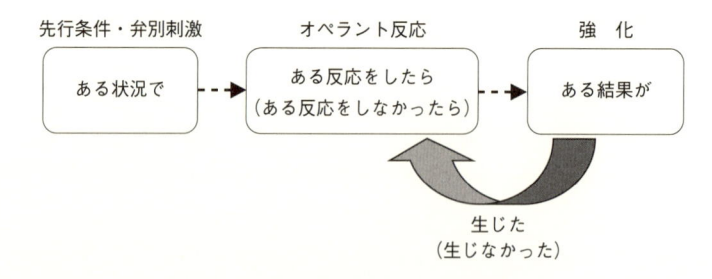

図3-6 オペラント条件づけの三項随伴性

2）報酬刺激と嫌悪刺激を用いた反応のコントロール

強化に用いられる刺激は報酬刺激と嫌悪刺激の2種類であるが，それらの刺激を与えるのか，それとも取り去るのかによって訓練手続きは4種類に分けら

表 3-4　オペラント条件づけにおける強化

手続き	刺　激	
	報酬刺激	嫌悪刺激
呈示	正の強化 (反応増加)	正の罰 (反応減少)
除去	負の罰 (反応減少)	負の強化 (反応増加)

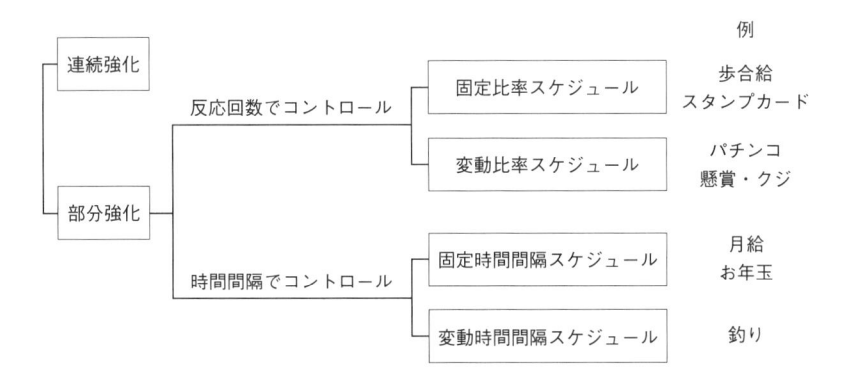

図 3-7　オペラント条件づけにおける基本的な強化スケジュール

- 連続強化
- 部分強化
  - 反応回数でコントロール
    - 固定比率スケジュール　例：歩合給、スタンプカード
    - 変動比率スケジュール　例：パチンコ、懸賞・クジ
  - 時間間隔でコントロール
    - 固定時間間隔スケジュール　例：月給、お年玉
    - 変動時間間隔スケジュール　例：釣り

れる（表3-4）。正の強化と負の強化は当該反応の増加を目的とする手続きであり，正の罰と負の罰は当該反応の減少を目的とする手続きである。

さらに強化の頻度やタイミングは強化スケジュールによって制御される（図3-7）。強化スケジュールは，当該反応が生起するたびに強化を行う連続強化と一部の反応のみを強化する部分強化に大別される。連続強化は反応を行うごとに確実に強化が行われるので学習の進行は速い。しかし強化量が多くなるため，学習者に飽和（動機づけの低下や満腹感）が生じやすく，報酬刺激を用いる場合にはその準備コストが負担となる。このような欠点を改善した学習方法がトークン・エコノミー法（token economy method）である。トークンとはクーポン券やシールなどの代用貨幣のことである。毎回の強化にはこのトークンを使用し，それが一定数貯まった時点で，学習者にとって価値のある報酬と交換する。

部分強化は，1回の強化が与えられるのに要する反応回数（反応比率）と，直前の強化から次回の強化が与えられるまでの時間間隔の2つの変数によってコントロールされる。反応比率によって強化をコントロールするスケジュールは，固定比率スケジュール（fixed ratio schedule：以下 FR とする）と変動比率スケジュール（variable ratio schedule：以下 VR とする）に分けられる。FR は何回の反応に対して1回強化が与えられるのかが固定されているので，学習者は強化が与えられるタイミングを予測することができる（例えば歩合給）。VR では，強化のタイミングを予測することが不可能なため，学習者の反応頻度は FR よりも高くなる（例えばパチンコ）。強化間の時間間隔によってコントロールするスケジュールは，固定時間間隔スケジュール（fixed interval schedule：以下 FI とする）と変動時間間隔スケジュール（variable interval schedule：以下 VI とする）に分けられる。FI では，前回の強化から一定時間経過した後の初発反応に対して強化が与えられるので，時間計測が正確にできるのならば最小の反応回数で効率的に強化を得ることができる。しかし VI ではそれが不可能なため，相対的に高頻度で安定した反応が行われる。

連続強化のほうが条件づけに要する期間は短いが，部分強化によって形成された反応のほうが消去抵抗（消のされにくさ）は大きくなる。この現象は部分強化効果やハンフレイズ効果（Humphrey's Effect）として知られている。

3）日常生活におけるオペラント条件づけ

家庭や学校で大人が子どものしつけを行うとき，子どもの自発行動を促すために用いる代表的な報酬刺激は褒めることや笑顔で応答することであろう（正の強化）。賞賛や笑顔は，授業中静かにしていることができた場合（望ましくない行動を抑制）に呈示する刺激としても有効である。反対に，望ましくない反応を抑制するには，叱ったりふくれっ面を見せたり（正の罰），または子どもの行動に対して応答しないで無視する（負の罰）といった反応をとることもある。オペラント反応に対して強化の手続きを省く方法はオミッション・トレーニング（omission training）と呼ばれる。この方法は，望ましくない行動に対して与えられる注意や叱責が，本来の目的に反して報酬刺激として作用している場合（怒られることがうれしい，かまってもらえてうれしい）には有効である。また望ましくない行動をした後に一定時間その反応の再生起を妨害したり，学習者を学習場面から別の場面に移動させる技法はタイム・アウト法（time out method）と呼ばれる。私語の絶えない生徒を教室から廊下に出して立たせておく指導はタイム・アウト法の一例である。

日常生活におけるオペラント条件づけは，教師や親，トレーナーなどの他者が介在しなくても生じる。試行錯誤学習がその例である。新しく購入した電子

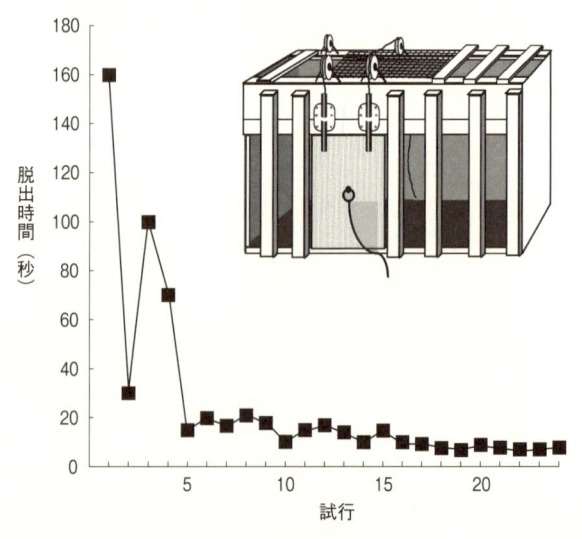

図 3-8 ソーンダイクの問題箱実験の結果（Thorndike, 1911）

機器が不調になったとき，でたらめにボタンを押す，電池を入れ替える，再起動をするなど，取りうるあらゆる手段を試みることがある。そのうち偶然に不調が解消されることがあるが，どの操作が不調を解消したのかを把握できるとは限らない。しかし，このような経験を繰り返すうちに，不調を解決するために有効な手段を発見することに到達するであろう。特定の場面（機器のフリーズ）で，どのような操作（機器の再起動）をすれば，問題が解決する（フリーズの解消）のかを学習していくプロセスは，オペラント条件づけと共通するものである。

ソーンダイク（Thorndike, 1911）はネコの問題箱実験（図3-8）の結果から，特定の問題解決場面でなされた複数の試行錯誤的反応のうち，実行者に「満足をもたらす」反応（問題箱の鍵を開けることができた反応）がその場面と強く結合し，その後同一場面で頻繁に出現するようになると考えた。この主張は効果の法則（law of effects）と呼ばれ，オペラント条件づけにおける強化の機能を意味するものである。

問題箱実験
かんぬきや掛け金によって扉が閉められた箱の中にネコを閉じ込め，脱出行動や脱出時間の変化を測定する実験。ソーンダイクの実験では，訓練の経過による脱出潜時の短縮が確認された。

（5）不適応行動の形成と消去

1）学習理論に基づく不適応行動の解釈

数多くの実験的研究から構築されてきた学習理論の立場からは，ヒトの不適応行動や問題行動は誤った学習の結果生じたものであると考えられる。さらにそれらの行動は，適切な再学習によって消去・軽減し，その代わりに望ましい行動を習得することができると考えられる。もちろん，先天的な脳機能障害や生得的な恐怖反応に基づく不適応行動も存在するが，生活環境と経験の影響を大きく受けるヒトの場合，学習によって不適応行動が形成されたり，反対に消去・軽減されるケースも多い。

2）古典的条件づけによる不適応行動の形成

古典的条件づけによって形成される代表的な不適応行動の一つに味覚嫌悪条件づけがある。これは，一度の不快経験（魚料理を食べてお腹を壊した，お菓子を食べて嘔吐した）によって，その後その食べものを口にできなくなったり，見ただけで嫌悪感が生じるようになる学習である。ヒトは生得的に苦味や酸味に対して嫌悪反応を示したり（Steiner, 1979），知らない食べものを安易に口にしない「食わず嫌い」の傾向を有している。これは毒物や腐敗物，または未知の食物を摂取しないための防衛反応と考えられる。一方味覚嫌悪条件づけの形成は「一度食べものを摂取する」経験が前提となる。したがって，嫌悪が形成される以前はよく食べていたものや生得的に選好傾向を示す甘味のある食べものに対しても嫌悪が形成される可能性がある。

ガルシアとケーリング（Garcia & Koelling, 1967）が行った実験では，ラットに甘いサッカリン溶液を飲ませ，その直後にX線照射か塩化リチウム（嘔吐誘発剤）注射によって人工的に気分不快経験を生じさせた。その結果，サッカリン溶液の摂取量は抑制され，その抑制効果は長期間にわたって持続した。この結果は，食べものの風味に対する選好傾向にかかわらず，たった一度の不快

経験によって強力な嫌悪反応が形成されたことを示している。この条件づけでは，サッカリン溶液の味覚が CS として，気分不快感が US として機能しており，サッカリン溶液と気分不快感の対呈示によって CR としての嫌悪反応が形成されたと説明することができる。

　消去抵抗が大きいことが味覚嫌悪学習の特徴ではあるが，消去がまったく不可能なわけではない。嫌悪反応が形成された CS を少量ずつ呈示し，それを食べても不快感や腹痛が生じないことを繰り返し経験させ，嫌悪反応を弱めるような手続きは家庭で一般的に用いられる。この方法は後述するエクスポージャー法（exposure method）やフラッディング法（flooding method）と共通する手続きである。また，食物嫌悪を消去する際に，食べないことに対して注意や叱責を与えることは，当該食物と不快感との連合を強めることになるので逆効果である。

　味覚嫌悪条件づけや，特定の対象や状況に対する恐怖条件づけは日常生活の様々な場面で生じる学習である。第（1）項（p.33）で例示した乳幼児の病院嫌いでは，注射による痛み（US）と医者の白衣や建物のアルコール臭（CS）が連合することによって病院に対する恐怖心（CR）が形成されると解釈できる。また広場恐怖を伴うパニック障害の場合，雑踏，満員電車，橋の上などの状況（CS）と過呼吸，発汗，震え，吐き気などの身体症状（US）が連合することで，その状況に対する恐怖感や回避行動（CR）が生じるようになる疾患であると解釈できる。

　さらに味覚嫌悪条件づけや恐怖条件づけによって形成された嫌悪反応や恐怖反応が CS に類似した刺激や状況に対して般化することがある。満員電車でのパニック経験によって形成された恐怖反応がバスや航空機などの他の交通機関に対しても生じるようになることもその一例である。ワトソンとレイナー（Watson & Rayner, 1920）は，生後 11 ヶ月のアルバートに対してネズミ（CS）と鉄の丸棒の打撃音（US）を対呈示し，ネズミに対する恐怖反応（CR）を形成させた（図 3-9）。その後に，条件づけでは使用しなかったウサギ，毛皮のコート，サンタクロースのお面をアルバートに見せたところ，彼はネズミに対するのと同様の恐怖反応を示した。この結果は，CS と共通する「白い」「ふさ

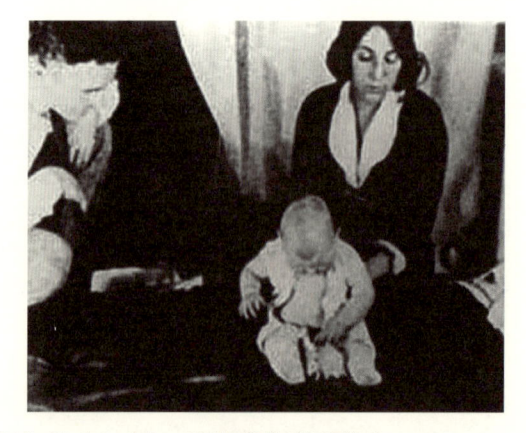

図 3-9　ワトソンとレイナーの恐怖条件づけ実験（Popplestone & McPherson, 1994）

ふさした」という特徴をもった刺激に対して恐怖反応が般化したことを示している。一般的に，CSとの類似度が高い刺激に対して般化は起こりやすいと言える。

　ワトソンとレイナーの行ったこの実験は恐怖条件づけの代表的な実験として取り上げられることが多い。しかし，実験結果がアルバート坊やの1事例から得られたものであること，条件づけられた恐怖は「恐怖症（フォビア）」に相当するほど強くなかったこと，実験後にアルバートの恐怖反応を消去する手続きがとられなかったことなど数々の問題点をはらんだ研究でもある（鈴木，2008）。

3）オペラント条件づけによる不適応行動の形成

　古典的条件づけによって形成されるCRは，嫌悪や恐怖などの情動反応や動悸や過呼吸のように自分でコントロールするのが難しい不随意反応である場合が多い。一方オペラント条件づけでは，対人・対物行動や発話のように自分の意思によって発現と抑制をコントロールできる随意反応が学習される。またオペラント条件づけにおける自発反応の出現頻度は，その反応に随伴する刺激制御の影響を大きく受ける。

　例えば，お葬式や学校の朝礼のように，おとなしくしていることが望ましい場面で子どもが大声で騒いでいるとき，大人が注意を与えたり睨みつけることで子どもの行動は抑制されるだろう（正の罰）。しかし，何も注意をしなかったり，中途半端な弱い注意を与えることは，逆に騒ぐことを助長することになってしまう。また，授業中に積極的な発言が求められる場面で普段は寡黙な生徒が発言をしたとき，教師がその発言に対して賞賛を与えないことは，その後の生徒の発言を抑制してしまうことにつながるかもしれない。つまり，特定の状況において望ましくない行動の発現を抑制し，望ましい行動の発現を促すためには，適切な強化を随伴させる必要がある。

　第（4）項（p.38）で述べたように，強化の手続きには報酬刺激と嫌悪刺激が用いられ，それらを呈示したり除去することで学習者の自発反応をコントロールすることになる。しかし，そうした強化手続きの意味の解釈は学習者自身に委ねられるため，訓練者の意図とは異なった方向に学習者の行動が変容する可能性もある。つまり，「あくまでも行動を起こす本人の知覚（無意識的な知覚も含めて）が決定的要因になる」（神村，2007）ことを忘れてはならない。

　不登校を例にとると，その行動は学校での嫌悪的な刺激を回避することが目的であったり，社会的技能が欠損していることが原因となったりして生じるのみではなく，家にとどまることが何らかの報酬刺激として機能していることで生起するとも考えられる（上里，2003）。この場合，家にとどまることで同級生や教師との接触が回避できる（イヤな奴らに会わなくてすむ）だけでなく，自分を許容してくれる家族との接触のみで暮らすことができる（家にいれば困ることはない）ため，不登校を促してしまうことにもなりかねない。不登校を改善するには，学校環境の調整のみでなく家庭環境の調整も不可欠となるであろう。

　この不登校の例は，報酬刺激に自由にアクセスできること，またはアクセスすることが他者によって妨害されないことが原因となって生じる不適応行動

と言える。これと同様のケースは摂食障害の一分類である神経性大食症（過食症）にも見ることができる。神経性大食症は，むちゃ喰いと不適切な代償行動の反復といった症状を示す不適応行動であり，心理的ストレス，自己イメージの矮小化，過度なダイエットなどが原因と考えられている。さらにその行動は，食物に容易にアクセスできたり，食物が豊富に準備されていることを確認できる状況で生活を続けることによって助長される。したがって，そうした食行動を改善させるには，むちゃ喰いを持続させるような報酬刺激を除去する（冷蔵庫に食べものを置かない），接近を禁止する（入院，余分なお金を所持させない），衝動的な食行動を妨害する，過食に対して罰を与えるなどのオペラント条件づけ理論に基づく指導や治療が適用されることになる。

　不適応行動の消去や改善には嫌悪刺激を用いた罰訓練も有効である。日常生活における教育やしつけの場面では，叱責，批判，無視などを用いて，社会的に望ましくない行動の出現頻度を低減させる手続きがとられる。しかし，嫌悪刺激を使用する場合には報酬刺激を使用する訓練と比較してより一層の注意を払う必要がある。

　嫌悪刺激の誤った使用は不適応行動の発現を増強させ，新たな逃避反応やネガティブな条件性情動反応を形成する可能性がある（Skinner, 1938, 1953）。また特定場面での問題行動を罰訓練によって消去すると，それ以外の場面で逆に発現頻度が増加することがある。この現象は行動対比（behavior contrast）と呼ばれ，学校で抑制されているいたずら行為が家に帰ったとたん堰を切って現れるのがその例である。さらに，強度の弱い嫌悪刺激を繰り返して使用すると学習者に馴化が生じ，もはや嫌悪刺激として機能しなくなり，反対に報酬刺激として問題行動を助長することにつながることもある。教育実習生の弱い叱責の繰り返しが生徒の私語を増加させてしまうことがその例である。

　アズリンとホルツ（Azrin & Holz, 1966）によれば，罰訓練を効果的に行うには，ある程度強い嫌悪刺激を訓練の最初から使用する，反応の直後に罰を与える，罰の到来を予告する刺激を与えない，罰のみで反応を抑制し続けるのではなく学習が進行したら報酬訓練に切り替えることなどが必要とされる。さらに罰訓練の成否は訓練者や指導者の熟練と洞察にかかっており，訓練技能にもまして愛情と冷静さが欠かせない（竹中，1969）。

4）学習性無力感

　オペラント条件づけの形成においては，自らの自発反応とその結果の間に一貫した随伴性が存在することが重要である。つまり，「私が一生懸命仕事をしたので会社の業績が好転した」「テスト勉強を何もしなかったので点数が悪くなった」「あいさつをすれば必ず笑顔で褒めてもらえる」という経験が，その後の学習意欲の維持に大きく影響を及ぼすのである。しかし，一貫した随伴性が維持されなかったり，努力に対するフィードバックがまったく得られなかった場合には，どのようなことが生じるだろうか。

　セリグマンとマイヤー（Seligman & Maier, 1967）はイヌを被験体に用いた電撃の逃避・回避学習の実験を行い，この問題について検討している。被験体はテスト試行開始前の前処置段階で，逃避可能群，逃避不可能群，ナイーブ群

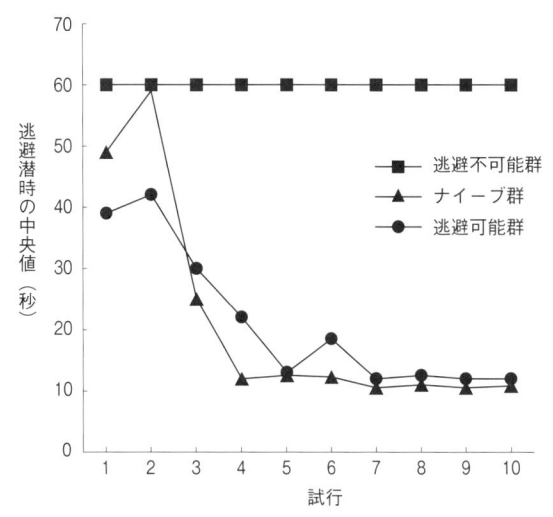

図 3-10 異なった前処置を受けた 3 群のイヌのテスト試行における反応潜時
(Seligman & Maier , 1967)

に分割されて異なった電撃経験を受けた。逃避可能群と逃避不可能群のイヌは頭部以外を動かせないようにハンモックに固定され，後肢に電撃が与えられた。逃避可能群のイヌは自分の頭部を動かしてその脇にあるパネルに触れることで電撃を止めることができた。しかし，逃避不可能群のイヌは自身の反応によって電撃を停止させることはできず，逃避可能群のイヌの反応によって電撃が止められる状態に置かれた。つまり，逃避可能群と逃避不可能群のイヌは同じ強度の電撃を同じ回数だけ同じ間隔で経験したことになるが，2群の違いは自らの反応によって電撃を停止することができるか否かであった。ナイーブ群は前処置段階で電撃を受けることはなく，ただハンモックに固定されるのみであった。

前処置の後に3群のイヌは同じ実験デザインの逃避・回避学習のテスト試行を受けた。この訓練では電撃呈示に先立ち10秒間警告信号が呈示され，この間に装置内の隣室に移動することで電撃を回避することができた。移動しなかった場合には装置の床から電撃が与えられ，それでも逃避しなかった場合には50秒間電撃が与えられた。テスト試行においては，逃避可能群とナイーブ群のイヌは数回の試行で回避・逃避反応を学習した（隣室への移動反応潜時の短縮）が，逃避不可能群のイヌでは学習の進行が確認できなかった（図3-10）。

この結果で注目すべきことは，前処置段階で同じ電撃経験を受けた逃避可能群と逃避不可能群で，テスト試行における顕著な成績差が見られたことである。この成績差は，前処置段階における電撃停止の制御可能性の違いによってもたらされたと考えられる。つまり，逃避不可能群では自らの反応とその結果（電撃停止）の間に随伴性が確認できなかったため，回避・逃避が可能となったテスト試行においても何の行動も示さなかったと解釈できる。

この現象は学習性無力感や学習性絶望（learned helplessness）と呼ばれ，セリグマンらはヒトのある種のうつ病を理解するためのモデルであると考えた。荒木（2003）は学習性無力感を説明するための重要な概念として統制不可能性

表 3-5　児童福祉施設若手職員の対応の難しい子どもに対する気持ち
(坪井・三後，2011b を改変)

カテゴリ	小カテゴリ	回答例
怒り	腹立ち	・お互いヒートアップして，収拾つかなくなってしまって ・純粋に馬鹿にされていると思ったら腹が立って……
葛藤	迷い	・こちらが話をしたいのに話が出来ないっていうふうになってしまうと，困りはしますね ・どうしたらよくなるかなぁっていうを考えても，やっぱりパッと答えは出てこない
	戸惑い	・(子どもたちの行動に) 最初はちょっとびっくりしました
無力感	悲しさ	・自分が駄目なんじゃないかという風に，どうしても，なってしまいますね ・自分がやってることって何なんだろうかって無力感
	傷つき	・ちょっとグサッとくるものがあって
	疲弊	・精神的に疲れちゃう ・一人で対応してると，すごく追い込まれるだろうなって気持ちもあります
	あきらめ	・もういいよ，そのままでって，手を引きたくなる子もいるし

（uncontrollability）と非随伴性（non-contingency）を挙げており，嫌悪刺激の経験そのものではなくて，行動と結果の非随伴性の認知によって無気力状態がもたらされると述べている。

　学習性無力感はヒトの日常生活においてもしばしば見ることができる。とくに，母親，教師，対人援助職，医療従事者のように幼い子どもや問題を抱えた患者を相手にする場面ではその傾向が強い。看護師や介護福祉士の場合，自分が一生懸命仕事に取り組んでも患者の容体がよくならないことを数多く経験することで休退職したり，自殺を企図してしまうことがある。これは「燃え尽き症候群」として知られている。坪井と三後（2011a, 2011b）の児童福祉施設の職員を対象とした調査結果からは，比較的経験年数の少ない若手職員は，子どもに対して怒りや葛藤などのネガティブな感情を憶えるとともに，自分の仕事に対する無力感に苛まれる傾向が強いことが示されている（表3-5）。このような無力感の形成によって起こる諸問題の解決には，楽観主義的な原因帰属の認知スタイルの獲得，自己効力感（self efficacy）の確立が有効であると考えられているが，現段階でその効果が十分に検証されているとは言えない。

　教育場面における生徒の学習意欲の維持・向上を試みる場合には，失敗体験によってもたらされる無力感のみでなく，成功経験によってもたらされる無力感（鎌原ら，1983）についても考慮する必要がある。「勉強をしなくてもテストではよい点がとれる」「テストで悪い点をとっても先生に怒られることはない」という状態が持続すれば，生徒の学習意欲が減退してしまうだろう。重要なことは，自分の行動や努力が結果と結びついていることの自覚であり，自分自身が結果をコントロールできているという統制の所在（locus of control）を実感できることである（市川，2011）。

5）社会的学習による不適応行動の形成

社会的学習とは，「モデル」としての他者の影響を受けて学習者自身の行動，道徳的態度，価値観などが変容する学習過程のことである。モデルを観察することのみで生じる学習を観察学習（observational learning），モデルの観察後に学習者が模倣を繰り返すことによって完成に至る学習を模倣学習（imitative learning）として区別する場合もある。生得的行動パターンが限定されているヒトの場合には，その発達初期段階において重要な役割を果たす学習過程である。

社会的学習の概念を最初に提唱したミラーとダラード（Miller & Dollard, 1941）は，社会的学習はオペラント条件づけと同様に，学習者がモデルの行動を観察した後にそれを模倣し，その結果として強化を受けることが学習成立の必要条件であると述べた。その後バンデューラ（Bandura, 1971）は，学習成立に必ずしも外的強化は必要なく，無試行，無報酬であっても学習が成立することを実験的研究で示している。

バンデューラら（Bandura et al., 1963a）は，モデルの大人が人形に攻撃を加える場面を異なった条件下で幼児に呈示し，その後の模倣による暴力行為の反応数を比較した。攻撃行為の呈示方法は，実際に大人が人形に攻撃を加えている場面を見せる，同じ大人の攻撃行為を映像で見せる，マンガのキャラクター（ネコ）の攻撃行為を見せる，何も見せない（統制条件）の4種類である。実験の結果，呈示方法の違いにかかわらず，模倣による暴力行為の出現頻度は統制条件と比較して高くなることが示された（図3-11）。さらにバンデューラら（Bandura et al., 1963b）は，攻撃を加えた大人が別の大人から褒められるストーリー，攻撃を加えた大人が別の大人から叱責を受けるストーリー，大人が人形に攻撃を加える場面のみのストーリー，の3種類の映像を子どもに視聴させ，その後の模倣による暴力行為を比較した。その結果，叱責を受けるストー

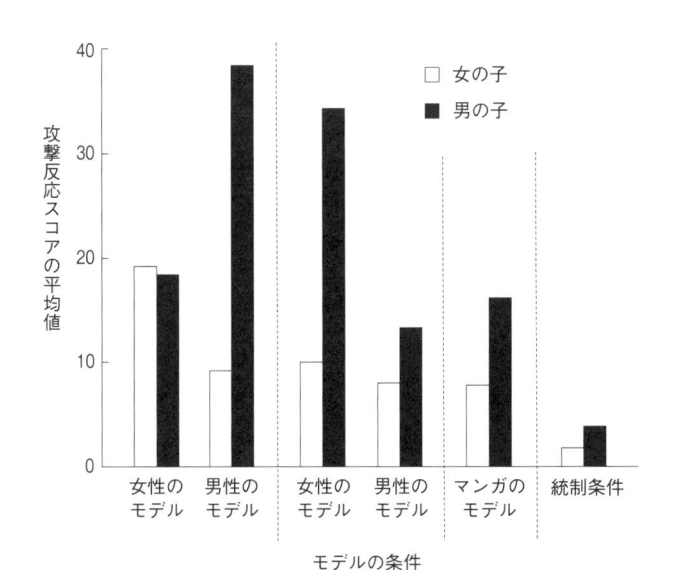

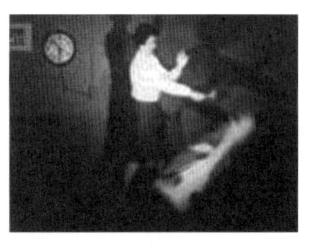

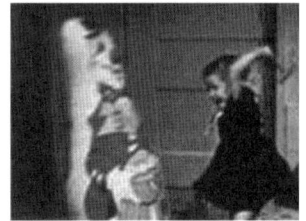

図 3-11　攻撃行為の模倣（Bandura, Ross, & Ross, 1963 から作図）

リーを視聴した子どもに比べて，賞賛を受けるストーリーを視聴した子どもと攻撃行為のみを視聴した子どもの暴力行為が明らかに増加することが示された。

これらの結果は，攻撃行動の観察によって学習者（幼児）の暴力行為が助長されることだけでなく，モデルに対する代理強化（vicarious reinforcement）や代理罰（vicarious punishment）が学習者の模倣行動に影響を及ぼしたことを示している。この事実は，学習者に対する直接的な強化や罰が行動形成に必須であると考えるオペラント条件づけ理論とは明らかに異なる点である。またバンデューラらの実験においてとくに注目すべきことは，モデルに対する代理強化がなかった場合でも，代理強化があった場合と同程度に模倣が生じたことである。この結果は，代理罰を明確に呈示しない限り，暴力行為は模倣されやすいことを示唆しているのかもしれない。

代理強化や代理罰によって学習される行動は，暴力行為のような随意反応に限定されない。情動反応のような不随意反応においても古典的条件づけによる観察学習が生じることが確認されている。バーガー（Berger, 1962）やバンデューラとローゼンタール（Bandura & Rosenthal, 1966）が行った代理的古典的条件づけ（vicarious classical conditioning）の研究では，モデルにCS（ブザー音）とUS（電気ショック）を対呈示して嫌悪条件づけを行っている場面を観察者に観察させると，観察者においてもCSに対する嫌悪性情動反応が生じることが報告されている。また観察者において形成された情動反応は，モデルがCSに対してもはや嫌悪反応を示さないことを観察させることで消去できることも示されている。

嫌悪性情動反応の観察学習は，乳幼児期の子どもによく見られる現象で，その場合のモデルは養育者であることが多い。母親がゴキブリを見て悲鳴をあげている場面を観察することで子どももゴキブリが嫌いになったり，父親がトマトを嫌々食べている表情を観察することで子どももトマトが嫌いになったりするのはその例と言える。また，同じ刺激や状況に対して養育者と情動を共有するという体験は，共感や同情の発達を促すことにつながるとも考えられる。

6）古典的条件づけの応用

第（3）項（p.35）で述べたように，USとCSの対呈示によって刺激間に連合が生じ，CSの単独呈示によってCRが生じるようになる過程が古典的条件づけによる学習である。日常生活に支障を来すような情動反応や身体反応が特定の環境刺激に遭遇すること（または遭遇を予期すること）によって生じていると考えられる場合，古典的条件づけを応用した行動療法を適用することは効果的である。具体的には，環境刺激と問題行動の間の連合を弱める（消去），問題行動の代わりに望ましい反応を連合させる（拮抗条件づけ），問題行動と不快刺激との新たな連合を形成する（嫌悪条件づけ）の3タイプの技法に分類することができる。

環境刺激と連合した不安や恐怖を消去するための最も単純な技法はエクスポージャー法である。この方法は特定恐怖症，強迫性障害（強迫神経症），広場恐怖を伴うパニック障害，社交不安障害などの治療に用いられる。恐怖や不安を喚起する刺激を繰り返し経験させることで情動反応を徐々に減弱させて馴化

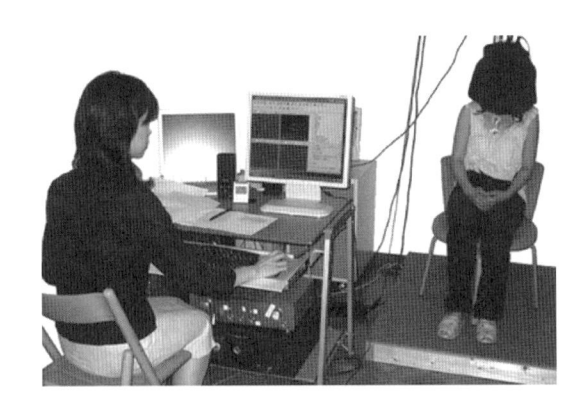

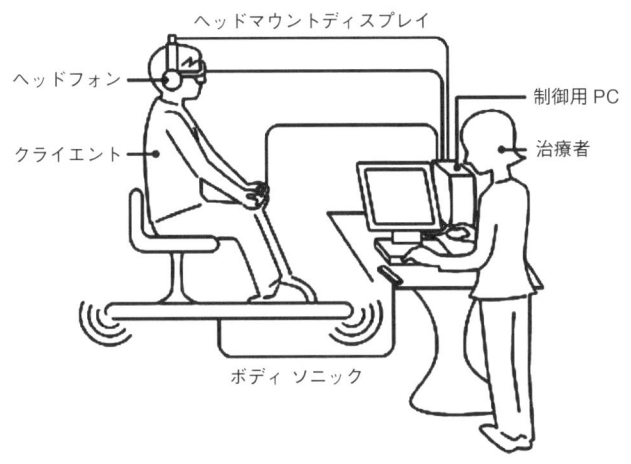

図 3-12　ヴァーチャル・リアリティを用いたエクスポージャー治療システム（河合・李, 2007）

を起こし，「刺激に遭遇しても恐怖反応が起こらないこと」を改めて学習させることがこの治療法の目的となる。

　恐怖や不安の原因となる刺激そのものに治療の最初から直面させるフラッディング法という方法もあるが，短期間で治療効果が得られるという利点がある反面，クライエントを逃避不可能な強い不安状態にいきなり置くことのリスクが伴う。したがって，後述する不安階層表に基づき，程度の弱い刺激から段階的に治療を行っていく方法が一般的である（福井, 2008）。

　現実の環境刺激にさらす方法をイン・ビボ・エクスポージャー（in vivo exposure），現実刺激を想像させる方法をイメージ・エクスポージャー（image exposure）として区別する場合もある。1990年代からは，ヴァーチャル・リアリティ技術を利用して，クライエントを仮想現実空間にさらす治療も行われている（図3-12）。この方法は，身体的危険がほとんどないにもかかわらず現実刺激に近い状況を作り出すことができるため，高所恐怖（Emmelkamp et al., 2001）や乗り物恐怖（North et al., 1997）などの治療に適していると言える。

　不安，恐怖，緊張などの反応をエクスポージャーによって消去するのみでなく，それと拮抗するリラックス反応（筋弛緩）を身につけさせる手続きは系統的脱感作法と呼ばれる。ウォルピ（Wolpe, 1958）は，不安とは両立し

表 3-6 不安階層表の例（高所恐怖の場合）

恐怖の強さの程度 （主観的障害単位）	恐怖を感じる場面や行為
100	谷間の吊り橋をひとりで渡りきる
90	遊園地の観覧車にひとりでのる
80	ビルの最上階の展望台から下を眺める
70	外の見えるエレベータにのってビルの最上階まで行く
60	ショッピングセンターの吹き抜けから下をのぞく
50	大通りの歩道橋の中央に歩いて行く
40	自宅の2階のベランダから下を眺める
30	ジャングルジムのてっぺんに立つ
20	すべり台の上に登る
10	自分の背の高さぐらいの脚立の上に登る
0	机の上にすわる

ないリラックス反応を不安生起場面で引き出す手続きを逆制止（reciprocal inhibition）と呼んだ。これは拮抗条件づけと共通した手続きによる治療法である（環境刺激は CS, 不安反応は CR, リラックス反応は CS と新たに連合させる反応）。

　系統的脱感作法の適用にあたっては，漸進的弛緩法（Jacobson, 1938）や自律訓練法（Schultz, 1932）によってリラックス反応を習得させておくこと，不安や恐怖を喚起する刺激の一覧表（不安階層表）を作成しておくことの2つの準備が必要となる。漸進的弛緩法と自律訓練法は，セルフ・コントロールによって全身の筋肉を段階的に弛緩した状態に近づける訓練方法である。弛緩の程度や訓練の成果は心拍，末梢体温，皮膚電気反応，脳波などの生理指標の測定によって客観的に把握することもできる。一方，不安階層表の作成においては，クライエント自身に環境刺激に対する恐怖や不安の程度を主観的障害単位（subjective units of disturbance）を用いて得点化させ，得点順に並べておく（表3-6）。

　準備が整ったならば，不安階層表に基づき不安の最も小さい刺激から順番に脱感作を開始する。最初にクライエントに十分なリラックス状態をとらせたうえで不安刺激をイメージさせる。不安や恐怖が生じた場合には再度リラックスを促して訓練を継続し，おおむね不安が解消されたら次の階層の刺激に移行していく。この手続きを繰り返して最も不安の程度が高い刺激まで訓練を進めていくが，なかなか不安が低減しない場合には刺激をイメージする時間を延長したり，刺激間の階層幅を細かく再設定するなどの手続きがとられる。

　嫌悪療法は嫌悪条件づけの方法を応用したもので，薬物中毒やアルコール依存，性的逸脱行動のような問題行動を嫌悪感や不快感と連合させることで消去する手続きである。慢性アルコール中毒や過飲酒者に対する抗酒療法では，アルコール分解を抑制し，少量の飲酒でも不快な悪酔いを起こすような内服薬が利用される。また薬物摂取や喫煙を継続した場合に生じうる疾患や健康リスクの情報を呈示する方法も嫌悪療法の一種と言える。嫌悪療法は問題行動を消去するには効果的であるが，治療に苦痛や不快が伴うこと，望ましい行動を獲得するには別の訓練が必要とされることなどの問題点がある。

主観的障害単位
自分の健康状態，身体症状，精神状態などを自己観察し，その程度を数量的に表現する手続き。

7）オペラント条件づけの応用

オペラント条件づけ理論を応用した行動形成や行動変容の方法は，望ましい行動の出現を増加させる手続き，望ましくない行動の出現を抑制させる手続き，新しい適応行動を形成する手続きの3種類に大別できる（坂野・上里，1990）。

望ましい行動の出現を増加させるには，当該の行動が出現した直後に報酬刺激を与える正の強化が基本となる。食べもの，飲料水，抱擁による温もりのように生得的に報酬としての価値をもつ報酬刺激は無条件性強化子と呼ばれる。また，お金やクーポン券のように経験によって無条件性強化子と結びつき強化子としての効力をもつようになる報酬刺激は条件性強化子と呼ばれる。条件性強化子には，教師からの褒め言葉や母親の笑顔のように，社会的接触によって獲得されるものもある。ツァイトマンら（Zeitman et al., 1996）やカロンら（Caron et al., 1997）の乳幼児を対象とした研究では，「自分に向けられた他者の視線」が無条件性強化子と対呈示されることによって条件性強化子として機能するようになることが報告されている。

クーポン券のように，一定量に達すると報酬と交換できる強化子を用いた訓練はトークン・エコノミー法と呼ばれる。この方法は，飽きが生じにくいこと，即時強化が簡単にできることなどの利点がある。年少児童の場合には，トークンを貯める行為自体が報酬として機能し，個人間やグループ間での「クーポン獲得競争」に進展することもあるので，非常に経済的な訓練方法であるとも言える。

クーポンと交換される報酬は必ずしも「物品」に限定されない。注意欠如・多動性障害（AD/HD）の児童や不登校の児童の行動変容においては，一定時間落ち着いて着席できたり，登校できたことに対してクーポンを与え，それを自由に遊ぶことのできる「時間」や「エリア」に交換する手続きも有効である。ただし，訓練開始前にクーポンを得るための条件や交換される報酬について子どもと確認をとり，その規準を緩めずに訓練を継続することが大切である。

望ましくない行動の出現を抑制させるには，嫌悪刺激を用いた罰訓練や報酬刺激を除去する（または与えない）方法がとられる。具体的な方法としては，第（4）項（p.40）で述べたオミッション・トレーニング（強化を省略する）やタイム・アウト法（一定時間強化を得られないように反応を制限する）の他に，前述のトークン・エコノミーとペアにして実施するレスポンス・コスト法（response cost method）がある。

レスポンス・コスト法は発達障害児や自閉症児の暴力行為や衝動的行為の改善および指導介入場面で用いられる（難波ら，2006；奥田ら，2007）。この方法では，トレーナーや指導者の指示に従って適応的な行動をとった場合にクーポンを与え，トレーナーの指示に背いたり他者に暴力をはたらいた場合には学習者が所有しているクーポンを取り上げる。これは正の強化（クーポンを与える）と負の罰（クーポンを取り上げる）を組み合わせた分化強化（differential reinforcement）の手続きであり，トークンを有効に活用できる方法である。

新しい適応行動を形成する場合に用いられる代表的な方法はシェイピングである。最終的な到達目標行動を複数の下位目標行動に分割して簡単な行動から

段階的に習得させたり（スモール・ステップ法），強化を与える行動を逐次的に変化させて最終目標行動に近づけていく（逐次接近法）ことで複雑な行動の習得を目指す技法である。この方法はスキナーが開発したプログラム学習の根幹をなすものであり，幼児のトイレ・トレーニング，自閉症児の発話訓練，社交不安障害の治療場面などに応用されている。学習者の動機づけレベルを低下させないためには，目標行動をいくつの下位ユニットに分割するのか，分割して習得したユニットをどのように統合していくのか，といった問題に注意を払う必要がある。

学習者が自分の身体の生理的状態をモニターし，その情報に基づいて心身の状態を制御できるように訓練する方法がバイオ・フィードバック法である。容積脈波，脳波，皮膚温，皮膚電気抵抗などの自律神経系の情報を知覚可能な視聴覚情報に変換して学習者に呈示し，その情報をもとにして学習者は自分の心身状態をコントロールすることになる。この訓練では，学習者自身の行為（呼吸を整えたり筋弛緩を行うこと）の結果が視聴覚情報（脈拍低下や α 波の増加）でフィードバックされるので，その情報が心身制御行為を強化することになる。バイオ・フィードバック法はスポーツ選手のメンタル・トレーニングや心身症の治療などに利用されている。

(6) 運動技能の学習

1) 知覚と運動の協応

階段を昇る，転ばずに走る，平均台をわたるといった全身を使った技能，ドアを開ける，靴ひもを結ぶ，箸を使うといった身体の一部を使った技能，コンピュータ・ゲームをする，自転車に乗る，ピアノを弾くといった複雑な技能など，私たちは発達に伴って様々な技能を習得し，利用している。運動技能とは，複数の運動反応が組織化・系列化された能力である。

運動機能を習得するには時間をかけて反復練習を行うことが基本となる。しかしその練習が「素早く身体を動かすこと」や「力強く身体を動かすこと」のみに費やされるのでは技能はなかなか上達しない。技能習得において大切なことは，知覚系の情報処理と身体運動系の反応とを協応させて，当該場面に適した行動ができるようになることである。例えば，キャッチ・ボールが上手にできるようになるためには，「ボールをできるだけ遠くに投げること」だけではなくて，「相手の位置や動きに合わせて投げること」が必要となる。

生後 4 ヶ月を経過した頃から，乳児は眼で見て手を伸ばして玩具をとることを試みるようになる。この行動はリーチングと呼ばれるが，対象物の空間定位，対象物の大きさや形の認知，手を開閉するタイミングの計算などが要求される技能学習である。

ホフステンとレンクイスト（Hofsten & Rönnqvist, 1988）は乳児のリーチング行動を分析し，視覚情報によって把握行動がコントロールされるようになる発達過程を明らかにした。5～6ヶ月齢で手の開閉はできるようになるが，その運動は対象物の大きさに影響されなかった。また，手を閉じ始めるのは指が対象物に接触した直後であった。しかし9ヶ月齢になると，小さい対象物を掴

むときのほうがより大きく指を閉じるようになり，対象物に触れる直前に手を閉じ始めるようになった。この結果は，発達の初期段階からリーチング行動が視覚情報によってガイドされており，もともと独立した腕のばし行動と把握行動が，発達に伴って統合された運動技能に変化していくことを示している。

　運動技能の習得においては，運動前の環境情報の知覚のみではなく，運動後の環境変化についての情報も必要となる。自分が運動をした後に環境がどのように変化したのか，自分の行った運動の結果は成功だったのか失敗だったのか，といった結果の知識（knowledge of results）のフィードバックが技能の上達には不可欠である。また，フィードバックを効果的に行うためには，運動の成否に加えて量的な情報（何秒タイムが短縮したのか，目標と何メートルずれていたのかなど）や改善方法も呈示すること，運動の直後に結果の知識を呈示することなどが重要になる。

2）技能の転移

　ある場面で獲得された技能は，それ以外の場面での技能学習に応用することができる。例えば，スケート・ボードの練習経験がスノー・ボードの技能習得に有利にはたらくことは容易に想像できる。反対に，過去に習得した技能が後続の技能学習に不利にはたらく場合もある。軟式テニスの経験が硬式テニスでのスイング習得を困難にするのが，その例である。このように，先行する技能学習が後続の技能学習に影響を与える現象が転移であり，後続学習に促進的な影響が現れる場合は正の転移，妨害的な影響が現れる場合は負の転移として区別される。

　技能学習においては，身体の片方の器官を使って習得した技能が練習をしていない他方の器官の技能に転移する現象も見られる。これは両側性転移（bilateral transfer）と呼ばれ，鏡映描写の実験で確認することができる。鏡映描写とは，鏡映像を見ながら図形を鉛筆でトレースする課題である。鏡映像で

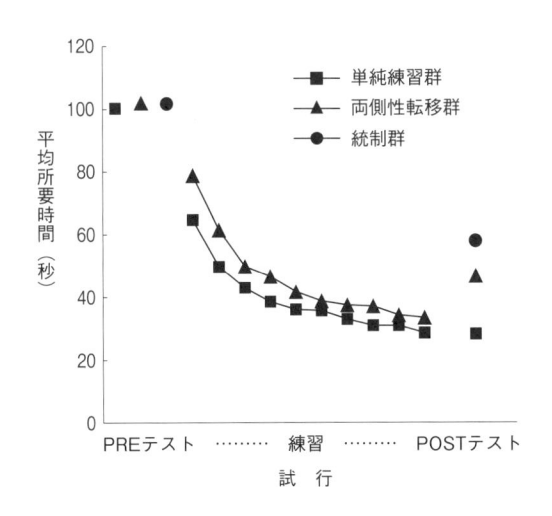

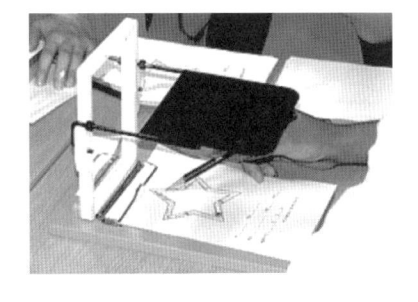

図 3-13　鏡映描写実験における両側性転移

は見えと実際の手の動きが遠近関係（奥行き）において逆転する。したがって，鏡映描写をスムーズに行うには，鏡映像の知覚と手の運動との間に新たな協応関係を形成しなくてはならない。

　非利き手でプリ・テストを行った後，非利き手での練習を継続する条件（単純練習群），利き手に変えて練習を行う条件（両側性転移群），練習を行わない条件（統制群）の3群に実験参加者を分割して経験差を生じさせ，最後に再び非利き手でポスト・テストを行って課題成績を比較するのが一般的な実験手続きである。図3-13に示した実験結果から明らかなように，統制群と比較すると利き手で練習を行った両側性転移群のポスト・テストでの平均所要時間が短くなっている。この結果は，鏡映描写課題において両側性転移が生じたことを示している。

(7) 学習研究技法の応用

1) 馴化法を利用した乳幼児の認知発達の研究

　ここまで述べてきたように，学習心理学の研究はヒトや動物の様々な学習様式の特徴をあきらかにしてきた。また，それらの研究で得られた知見や開発された技法は，近接領域で積極的に活用されている。

　新生児や乳幼児の認知発達を扱ういわゆる"赤ちゃん研究"では，馴化法または馴化・脱馴化法を用いた実験研究が1980年代末から盛んに行われてきた。それらの研究では，馴化や脱馴化という学習現象そのものではなく，その現象を引き起こす知覚過程（注意や刺激弁別）や認知過程（表象や推論）の発達に関心が向けられている。

　馴化法は，乳幼児の新奇刺激に対する注視傾向を利用し，刺激の反復呈示によって生じる定位反応の減弱（馴化）と，新奇刺激呈示や刺激変化によって生じる定位反応の回復（脱馴化）といった2種類の現象を測定する実験方法である。実験参加者には言語や身体運動による反応を要求せず，呈示刺激に向けられた視線の滞留時間（注視時間）の時間的推移を記録・分析することになる。同一刺激を反復して呈示し，その刺激への注視時間が減少した（馴化）後に，新奇刺激を呈示し，注視時間の回復が認められた（脱馴化）場合には，実験参加者は2つの刺激を弁別していたと解釈することができる。

　馴化法を応用した期待背反法（violation-of-expectation method）では，ある物理的事象を繰り返し乳幼児に観察させて馴化を生じさせた後に，それとは異なる2つの事象を観察させる。その1つは物理的に「ありうる当然の」事象（可能事象）であり，もう1つは「ありえない不自然な」事象（不可能事象）である。もし乳児が正しい物理的知識を有しているのならば，不可能事象はその知識には合致しない不思議な出来事として受け止められるので，可能事象よりも注視時間が長くなることが予想される。

　期待背反法を用いた認知発達研究の第一人者であるベラージョンらの実験（Baillargeon, 1986, 1987; Baillargeon & Graber, 1987）では，対象の永続性（外から力が加わらない限り物体は同じ場所にあり続ける）や固体性の原理（固体を通り抜けることは不可能である）といった物理法則を乳児が理解してい

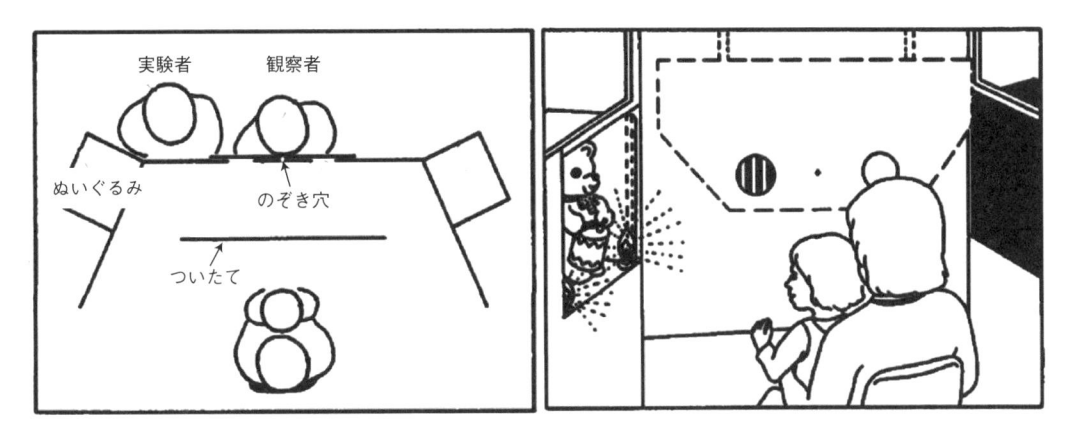

図 3-14　オペラント選好注視法の実験 (Mayer & Dobson, 1980)

ることを示唆する結果が報告されている。同様に期待背反法を用いたウィン（Wynn, 1992）の研究では，5ヶ月齢の乳児が数概念（単純な足し算や引き算の能力）を有していることを示唆する結果が得られている。さらには，15ヶ月齢の乳児が心の理論（theory of mind）の表象を有していることを示す実験結果まで報告されている（Onishi & Baillargeon, 2005）。

　馴化法や期待背反法によって得られた実験結果は，ピアジェ（J. Piaget）に代表される古典的な発達研究において示された学説を覆し，新生児や乳児の認知発達がかなり早期に進行していることを示唆している。それは，いわゆる"有能な赤ちゃん"観の形成にもつながっている。しかし，注視時間の変化のみから高次な認知過程について推測・解釈するベラージョンらの研究に対しては数多くの批判もなされている（開, 2011；加藤, 2011）。近年では近赤外線分光法（NIRS）を用いて脳の視覚情報処理過程を分析する方法も確立しており，注視時間測定と併用することで，乳児の認知発達研究に新たな展開をもたらすことが期待される。

　馴化法以外にも，オペラント条件づけの手続きを利用して幼児の視覚能力を測定した研究もある。メイヤーとドブソン（Mayer & Dobson, 1980）は6ヶ月齢から24ヶ月齢の乳幼児の縞視力（grating acuity）を測定している。この研究ではオペラント選好注視法（operant preferential looking technique）が使用されており，子どもの前方に呈示された2種類の視覚刺激のうち縦縞パターンを注視した場合に，その刺激の脇に置かれたぬいぐるみ（報酬刺激）が動き出すような仕組みになっている（図3-14）。

2）弁別学習課題を利用した比較認知科学研究

　動物の環境認知や概念形成の特徴を調べるために使われる実験方法に般化テスト（generalization test）がある。この方法は，事前の弁別訓練において特定の物理特性をもった原刺激についての学習を行い，その後に原刺激と物理的類似度の異なったテスト刺激を呈示して原刺激に対する般化の程度を測定する方法である。テスト刺激に対して原刺激と同じ反応がなされた場合には，両者が「同一の刺激」または「（同じカテゴリーに属する）類似した刺激」として認識

心の理論
他者の心の状態を推測・理解することができる能力。他者を思い遣ったり，相手の身になって考えることで，円滑なコミュニケーションを可能にする高次な認知能力と言える。

近赤外線分光法
(NIRS: near-infrared spectroscopy)
近赤外線を頭皮上から照射し，大脳新皮質の血流量変化（ヘモグロビンの濃度変化）を測定する脳機能測定法。他の方法と比較して安全であり，計測環境や計測姿勢についての制約が少ないなどの利点がある。

されていると解釈できる。この方法を用いてハト（Wright & Cumming, 1971）やチンパンジー（Matsuzawa, 1985）の色覚を調べる研究が行われてきたが，波長の異なる光刺激をカテゴリー化して認識しているのがヒトだけではないことが示されている。

　色は，色相，明度，彩度の3属性によって特定される視覚情報であるが，その色を含めた多次元的特性から成立している絵画の弁別がハトで可能であることを示したのが渡辺ら（Watanabe et al., 1995）の実験である。この実験では，スクリーン上にモネとピカソの絵を1枚ずつ呈示し，どちらか一方の作家の絵が呈示されたときにスクリーンをつつくと餌が与えられ，別の作家の絵が呈示されているときにつついても餌が与えられないような弁別訓練を行った。その後に，般化テストとして初見のモネとピカソの絵画を呈示したところ，ハトは弁別訓練で餌が得られたほうの作家の絵に対して有意に高い確率で反応した。また，弁別訓練では呈示しなかった作家（セザンヌ，ルノアール，ドラクロア，ブラック，マチス）の絵を呈示したところ，弁別訓練でモネの絵に対する反応が強化されたハトはセザンヌの絵にも反応を示し，ピカソの絵に対する反応が強化されたハトはブラックの絵にも反応した。

　これらの結果は，弁別訓練で強化を受けた絵と同じ作家の絵や類似した「画風」の絵に対して般化が生じたことを示している。画風とは，色づかい，筆づかい，構図などの様々な要素が組み合わさった作画手法の特徴であり，非常に抽象的な概念やイメージである。この実験の結果は，ハトもヒトと同じような高次な視覚認知能力をもっていることを示唆しているのかもしれない。

　動物が数の概念をもちうるかどうかを検討した代表的な研究に，オウムの一種であるヨウム（*Psittacus erithacus*）を調べたペッパーバーグ（Pepperberg, 1999）の実験がある。彼女はアレックスという名前のヨウムにモデル／ライバル法（model/rival method）を使って，物体の名前，色，形，個数（数）などの音声ラベルを学習させる訓練を行った（図3-15）。この方法は観察学習の一種であるモデリングを応用した方法で，訓練者とモデル人物との相互作用のなかにアレックスを参加させて行われる言語訓練である。訓練者はモデルとアレックスに対してかわるがわる質問をして回答を求める（これは何？，棒は何本ある？）。この場面においてモデル人物はアレックスの「お手本」，または「ライ

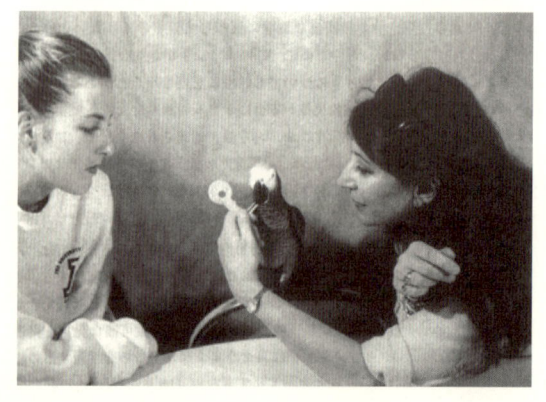

図3-15　アレックスのモデル／ライバル訓練（Pepperberg, 1999）

バル」として機能することになる。

　アレックスはものの個数（1から6）だけでなく，色（7色），形（三角形や四角形など），素材（木や紙など）などの音声ラベルを習得することができた。さらには複数の素材，色，形からなる物体が多数テーブルの上に置かれたなかから，特定の属性をもった物体の数（例えば「赤いキューブはいくつ？」）を回答したり，2つの物体で共通する属性（赤い鍵と赤いキューブなら「赤」）や異なる属性（赤い鍵と緑の鍵なら「色」）を答えることもできた。これらの結果は，アレックスが数や色の認識が可能であることだけでなく，複数の概念を組み合わせて情報処理を行うことができたことを示している。

2. 発　　達

(1) 発達とは何か

1) 生涯発達的視点

　医療現場では，患者本人やその家族を含めて，生まれたばかりの新生児から高齢者まで，様々な年齢の人とかかわることになる。発達心理学は受胎から死に至るまでの人間の心や行動の変化について扱う分野であり，ある年齢の人の標準的な発達の様相や，そのプロセスについての研究を行うものである（例えば，人はいつごろ意味のあることばを話すようになるのか，それはどのようなプロセスをたどるのか，など）。発達心理学の知識を学ぶことは，様々な年齢の患者やその家族を理解するための重要なヒントを与えてくれる。また，これらの発達に関する知識は，患者を理解するためだけでなく自分自身を理解するうえでも大いに役に立つ。

　「発達」ということばを聞いたとき，どのようなイメージを抱くだろうか。生まれた直後は歩くことも話すこともできなかった赤ちゃんが，1歳を過ぎたころから歩き始めて，ことばをどんどん発達させていくように，できなかったことができるようになっていく様子をイメージする人が多いだろうか。

　先に発達心理学は「受胎から死に至るまで」を扱う分野であると述べたが，発達心理学がこのような生涯発達心理学になったのは1980年代以降のことである。それまでの発達心理学では，発達の獲得・進歩・増大のプロセスのみが重視され，「発達」は未完成の子どもが完成体である成人へと向かうことであった。対象も乳幼児，児童を扱うことが多く，発達心理学は児童心理学とほぼ同義だった。

　しかし，現代の長寿高齢化が進むなかで，低年齢者のみを対象とする研究では成人以降の60年以上の期間を捉えられなくなってしまうことになり，発達心理学は，「発達」を捉える概念の修正を迫られることになった。そのような流れのなかで発達心理学は生涯発達心理学へと変わっていったのである。

　生涯発達心理学を体系づけたバルテス（Baltes, 1987; Baltes et al., 1980）は，生涯発達心理学の重要な理論的観点として表3-7に挙げる7点（生涯発達，多

58　3章　「こころ」の変化

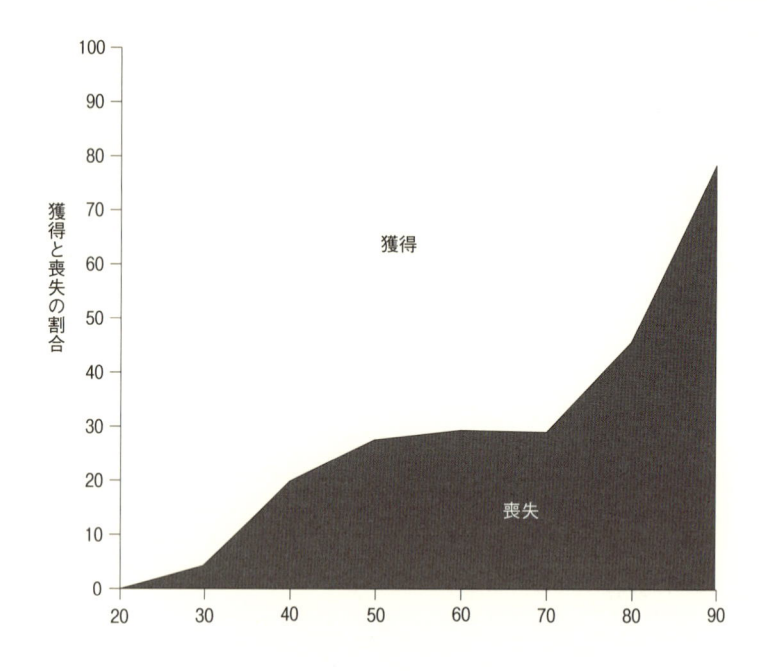

図 3-16　獲得と喪失の生涯発達 (Heckhausen et al., 1989)

方向性，獲得と喪失としての発達，可塑性，発達が歴史に埋め込まれていること，パラダイムとしての文脈主義，学際的研究としての発達研究）を指摘している（Baltes, 1987; やまだ，1995）。これはどの点も重要であるが，とくにここでは獲得と喪失としての発達と可塑性についてふれる。

　獲得と喪失としての発達とは，人の発達は，生涯のうちどの時期でも獲得（望ましい方向への変化）と喪失（望ましくない方向への変化）とが結びついている過程であるという指摘である。喪失は老年期特有のものではなく，能力が次々と獲得されていくばかりのように見える乳幼児期にも起きており，例えばモロー反射などの原始反射は生後半年で喪失してしまう。また発達段階を経て新しい認識能力を得ることは，それ以前とまったく同じ目で世界を見ることを困難にし，喪失をもたらす。一方，喪失が増大する超高齢期においても獲得は存在する（Heckhausen et al., 1989）。

　可塑性とは，個人内の可変性を指す。人間は低年齢の時期だけでなく，高齢であっても自分を作り変えていくことができる。高齢者に対して認知能力を伸ばすトレーニングを行うと能力が向上するという結果が多数の研究から一貫して見出されており（例えば Baltes & Willis, 1982，詳しくは鈴木，2008 を参照），人は死に至るまで生涯にわたって発達し続けることができる。つまり，生涯発達心理学では，人生は若い年齢にのみ価値があるのではなく，どの時期も重要であり，どの時期でも変化可能性があるという発達観をもっている。

　看護師として患者と接するうえで，人間の発達に対して生涯発達的な発達観をもつということは非常に重要である。例えば，高齢の患者と接する場合，人間は成人した後，ただ衰退していくばかりだという発達観をもっている場合

表 3-7　生涯発達を特徴づける理論的観点（Baltes, 1987; やまだ, 1995, 2011）

懸念	各視点の内容
生涯発達	個体の発達は生涯にわたる過程である。どの年齢も発達の性質を規定する上で特別の地位をもたない。発達の全過程を通じて，また生涯のあらゆる段階において，連続的（蓄積的）な過程と不連続（革新的）な過程の両方が機能している。
多方向性	個体の発達を構成する変化の多方向性は，同一の領域内においてすら見いだされる。変化の方向は行動のカテゴリーによって様々である。さらに同じ発達的変化の期間において，ある行動システムでは機能のレベルが向上する一方で，別の行動システムでは低下する。
獲得と喪失としての発達	発達の過程は，量的増大としての成長といった，高い有効性の実現へと単純に向かう過程ではない。むしろ発達は，全生涯を通じて常に獲得（成長）と喪失（衰退）とが結びついておこる過程である。
可塑性	個人内での大きな可塑性（可変性）が心理学的発達において見いだされている。したがって個人の生活条件と経験とによって，その個人の発達の道筋は様々な形態をとり得る。発達研究の重要ポイントは，可塑性の範囲とそれを制約するものを追究することである。
発達が歴史に埋め込まれていること	個体の発達は，歴史的文化的な条件によってきわめて多様であり得る。いかにして個体の（年齢に関係した）発達が進むかということは，その歴史上の期間に存在している社会文化的条件と，その条件がその後いかに推移するかによって著しく影響される。
パラダイムとしての文脈主義	個々の発達のどの特定の道筋も，発達的要因の3つのシステムの間の相互作用（弁証法）の結果として理解することができる。3つの要因とは，年齢に伴うもの，歴史に伴うもの，そしてそのような基準のないものである。これらのシステムの働きは，文脈主義に結びついたメタ理論的な原理によって特徴づけられる。
学際的研究としての発達研究	心理学的発達は，人間の発達に関係する他の学問領域（例えば人類学，生物学，社会学）によってもたらされる学際的文脈の中で理解される必要がある。生涯発達的な見方を学際的態度に対して開いておく理由は，「純粋主義的」な心理学的観点だけでは，受胎から死に至る行動発達のごく一部分しか描き出すことができないからである。

と，人間は生涯にわたって発達していくという発達観をもっている場合とでは接し方がまったく異なるだろう。

2）生涯発達に影響するものは何か

　では，人の生涯発達はどのようなものに影響を受けながら進んでいくのだろうか。バルテスは，生涯発達を規定するものとして，生物学的要因と環境的要因，およびそれらの相互作用を想定し，これらの影響の仕方には以下の3つがあるとしている（Baltes et al., 1980; 図 3-17）。第一は，標準年齢的影響（normative age-graded）であり，これはどのくらいの年齢になったら歩けるのか，何歳になったら学校に入るのか，といった生物学的にも社会的にも生活年齢と強い関係があり，人一般に標準的に当てはまるものである。第二は，標準歴史的影響（normative history-graded）であり，戦争や不況などある時代に特有で，かつコホート（世代）によって受ける影響が異なるものである。そして第三は，非標準的影響（non-normative）であり，転職や離婚，病気やけがなど個人特有の重要なライフイベントによるものである。

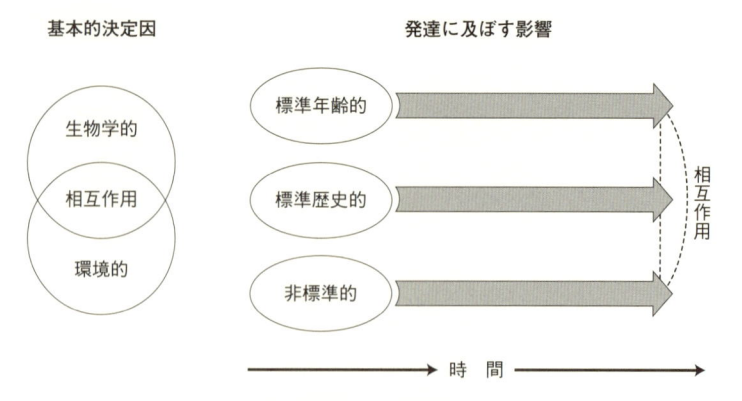

図3-17 生涯発達に影響を及ぼす主要因 (Baltes et al., 1980)

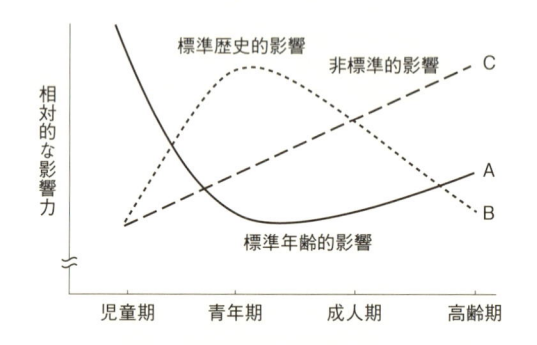

図3-18 相対的な影響力の発達的変化 (Baltes et al., 1980)

　これら3つの影響力には年齢差があり，標準年齢的影響は，低年齢において大きく，その後成長とともに小さくなり，青年期，成人前期以降にまた大きくなっていくと言う（図3-18）。また標準歴史的影響は，青年期に最もその影響力が大きい。つまり，時代の影響を最も受けるのは青年期であると言う。そして非標準的影響は，年齢を重ねるごとに大きくなっていく。人の生涯発達はこれらの3つの要因が重なりながら進んでいく。これらは様々な年齢の人を理解する際に重要な視点となる。

(2) 発達の代表的な理論

　理論とは，一見無関係でバラバラに見えるような様々な事実に意味を見出し，統合した見方を与えるものである。前項で紹介したバルテスもそうであるが，人間の非常に複雑な発達過程について，それを理解するための優れた発達理論が存在する。ここでは代表的な発達理論について簡単に述べていく。発達理論はいくつかあるが，そのなかでも現代の発達心理学に大きな影響を与えたピアジェ，ヴィゴツキー，フロイト，エリクソンを取り上げる。ピアジェとヴィゴツキーはともに認知発達に関する発達理論である。ピアジェは人間が外界を認識する認知的枠組みの構造の解明に主眼を置き，ヴィゴツキーは認識発

表3-8 代表的な発達理論の発達段階と発達課題

発達段階	年齢	各時期の主な特徴	発達理論		
			認知発達 ピアジェ	心理・性的発達 フロイト	心理・社会的発達 エリクソン
乳児期	0歳～1歳半	基本的信頼の形成 姿勢-運動機能の発達 二項関係から三項関係へ	感覚運動期	口唇期	基本的信頼 対 基本的不信
幼児期（前半）	約1歳半～3歳	表象の成立 自我の誕生	前操作期	肛門期	自律性 対 恥・疑惑
幼児期（後半）	約3歳～6歳	心の理論の成立 自制心の形成	前操作期	男根期	自主性 対 罪悪感
児童期	約6歳～13歳	保存課題の達成 二次的信念の理解 ギャング集団	具体的操作期	潜在期	勤勉性 対 劣等感
青年期	約13歳～25歳	第二次性徴 心理的離乳 第二次反抗期 アイデンティティの確立 友情と恋愛	形式的操作期	性器期	アイデンティティ 対 アイデンティティ拡散
成人前期	約25歳～35歳	就職 結婚 親になること	形式的操作期	性器期	親密性 対 孤立
成人中期（中年期）	約35歳～65歳	中年期危機 アイデンティティの再体制化	形式的操作期	性器期	世代性（生殖性） 対 自己陶酔（停滞）
老年期（成人後期）	約65歳以上	退職 心身機能の低下 知恵 サクセスフルエイジング	形式的操作期	性器期	統合 対 絶望
超高齢期	約85歳以上	認知機能の著しい低下 老年的超越の獲得			老年的超越

達に果たす文化的・社会的環境の役割を重視した。フロイトは生物学的な成熟を重視した心理-性的発達を，そしてエリクソンは生涯発達における社会・対人関係を重視した心理社会的発達を中心に論じている。それぞれの理論家によって発達を捉える視点は異なるが，どの理論も人の発達を理解するうえで重要な枠組みを与えてくれる。それぞれの理論で捉えられている発達段階を表3-8に示す。

1) ピアジェの認知発達理論

スイス生まれの発達心理学者ピアジェ（J. Piaget; 1896-1980）は，私たちが何かを憶えたり，考えたりするときに必要不可欠な表象が発生し，表象を使った思考が高次化していく過程を操作という概念を使って体系的に理論化した。ピアジェの発達段階論は，様々な批判はあるものの（浜田，1994; 亀谷，1996），発達のグランド・セオリー（子どもの認知発達を全体として説明する理論）として大きな影響力をもつものである。ピアジェの理論では，外界を認識する認

発達段階
発達が量的変化に伴って連続的に進んでいくと考えるのではなく，ある時期に特有な質的変化に着目して段階設定をする考え方。発達を非連続的なものとして捉える点に特徴がある。

表 3-9 ピアジェの発達理論

感覚運動期 (0〜2歳)	感覚運動的な行為を通して，世界を認識していく。
前操作期 (2〜7歳)	表象機能が発達し，目の前にないものについて考えることができる。しかし，保存課題に見られるような論理的思考はまだ難しい。自己中心性をもつ。
具体的操作期 (7〜11歳)	外見的な見えにとらわれず論理的に考えることができる（保存課題の達成，脱中心化）。ただし扱える対象は具体物に限られる。
形式的操作期 (11, 12歳〜)	具体物にとらわれず，抽象的概念・法則性を扱えるようになる。仮説や命題について発見・整理できる。

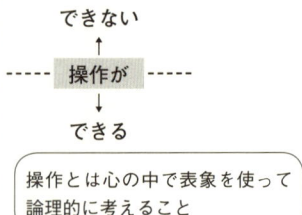

できない
↑
----- 操作が -----
↓
できる

操作とは心の中で表象を使って論理的に考えること

知的枠組み（シェマ：schema）の構造が，同化（assimilation：外界から情報を取り入れること）と調節（accommodation：外界に合わせて自らを変えていくこと）を繰り返しながら，変化していく過程が4つの段階に区分されている（表 3-9）。ピアジェは，最終段階である形式的操作を人間の思考の完成形態として位置づけている。各時期の詳細に関しては，乳児期からの発達段階の概説で適宜触れることとする（ピアジェ理論の詳細に関しては，Piaget, 1970 を参照）。

2）ヴィゴツキーの発達理論

ロシアが生んだ「心理学におけるモーツアルト」と称されるヴィゴツキー（Л. С. Выготский; L. S. Vigotsky（英語表記）; 1896-1934）は，その短い生涯の中で心理学のみならず，歴史学，教育学，障害学，芸術学，医学など多方面の領域に並外れた才能を発揮したことで著名である。ヴィゴツキーは，子どもの精神発達を常に文化的・社会的環境と教育との深い関わりのなかで捉えようとした点に大きな特徴がある（柴田, 2006）。ヴィゴツキー理論に関する詳細は別書に譲るとして（中村, 1998, 2004; 柴田, 2006; 田島, 1992; Выготский, 1934/邦訳, 2001），ここでは，ヴィゴツキーの文化 - 歴史的理論で重視される枠組みとしてよく知られている「発達の最近接領域」（最近接発達の領域）について解説する。

発達の最近接領域とは，子どもがある課題を自力で解決できる発達水準と，大人の指導や援助，仲間との共同でならば解決できる発達水準とのへだたりを指す。このへだたりは，現時点では他者の援助を借りなければ解決できないが，やがて自分の力で解決することが可能となる，明日に続く発達の可能性の領域と言い換えることができるだろう。ヴィゴツキーは，人間の精神機能は，まずは他者との間にある精神間機能として出現し，その後，個人の精神内機能へ転化していくと考えた。このように，社会，文化的環境との関わりのなかで，ことばを始めとした人間に固有な精神機能が形成されていくという視点は，発達を評価し，教育の在り方を考えるうえで重要な理論的枠組みと言える。

3）フロイトの心理 - 性的段階

フロイト（S. Freud; 1856-1939）は，人の行動や心的活動のもとになるもの

は本能から生み出される性的エネルギー（リビドー）であると指摘した。彼は，唇，肛門，性器へと身体の色々な部分にリビドーが移行し，それを順次充足させていくことによってパーソナリティが発達すると捉え（心理 – 性的発達段階），口唇期，肛門期，男根期というように各発達段階の名称にリビドーが移行する部位の名前が付けられている。彼の捉えた心理 – 性的発達段階については各発達段階のところで触れる。

彼は，思春期前の子どもにも性的エネルギーを仮定しており，この考えに違和感をもつ人は多いだろう。しかし，彼の言う性的エネルギーは一般的に言う性器の結合という意味だけではなく，自己保存の欲求や他者との関係性を求めようとする気持ちを含めた広い意味のものであった（小此木，2002）。フロイトの理論は複雑であるが，現代の人間を理解するうえでも非常に興味深い指摘が多い。より詳しく知りたい人は高橋・下坂訳（1977）や，小此木（1989/2002），小此木・馬場（1977）などを参照するとよい。

フロイトは多くの批判を受けたが，彼の提唱した精神分析理論はその後今日に続く多くのパーソナリティ発達の研究に重要な影響を及ぼした。次項で述べるエリクソンも彼の影響を多く受けている。

4）エリクソンの発達理論

エリクソン（E. H. Erikson; 1902-1994）は，フロイトの娘のアンナ・フロイト（A. Freud; 1895-1982）に精神分析を習い，フロイトの孫弟子にあたる。フロイト理論の影響を強く受けているが，フロイトが性的エネルギーという本能的，生物学的な側面を重視していたのに対し，エリクソンは社会的，対人的な側面を重視した。また，フロイトが生後から思春期までの発達を捉えていたのに対し，エリクソンは，生まれてから死ぬまでの生涯全体を発達として捉えている。つまり，エリクソンは，人は社会の中で人とかかわりながら生涯にわたって人格を発達させていくと考えたのである。

エリクソンは，初期の理論において生涯を8段階に分けて捉え（のちに第9番目の段階を追加している），それぞれの時期に固有の取り組む必要のある重要な主題（theme）があるとした。人は，これらの主題をその時期に重要となる人間関係を通して克服しながら発達していく。解決に失敗すると，その時点で挫折したり，無理な解決による歪みを抱え続けたり，主題を意識的，無意識的にやりすごし，その結果未熟なままにとどまったりすると言う。

以下，各発達段階の特徴は，エリクソンの提示した発達理論を中心に述べていく。なお，エリクソンは発達課題とは言わず，主題という記述をしているが，ここでは「発達のある特定の時期に取り組むべきもの」としてエリクソンの主題についても「発達課題」として表記する。

（3）各発達段階の特徴

1）乳児期の特徴と発達課題

小児医療の現場で乳幼児とかかわる際には，年齢に添った発達的特徴を理解することが必要不可欠である。エリクソンによれば，誕生から約1歳半までの

64   3章 「こころ」の変化

老年期 Ⅷ								統合 対 絶望, 嫌悪 知恵 (wisdom)
成人期 Ⅶ							世代性(生殖性) 対 停 滞 世話 (care)	
前成人期 Ⅵ						親 密 対 孤 立 愛 (love)		
青年期 Ⅴ					同一性 対 同一性混乱 忠誠 (fidelity)			
学童期 Ⅳ				勤勉性 対 劣等感 有能 (complex)				
遊戯期 Ⅲ			自主性 対 罪悪感 目的 (purpose)					
幼児期初期 Ⅱ		自律性 対 恥, 疑惑 意志 (will)						
乳児期 Ⅰ	基本的信頼 対 基本的不信 希望 (hope)							
	1	2	3	4	5	6	7	8

注) 各課題の下に記述してある希望（hope）や意思（will）は，課題に取り組んだ際に生み出される心理社会的な強さ（徳）を指す．また，この図の同一性，同一性混乱と表3-8のアイデンティティ，アイデンティティ拡散とは同じものを指す．

図 3-19 エリクソンの発達理論（Erikson, 1950）

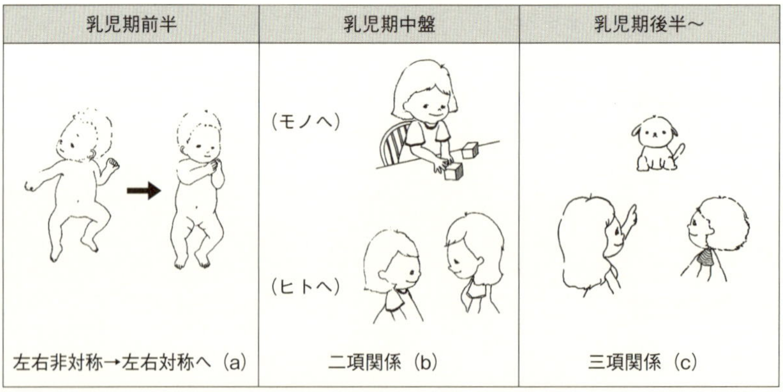

乳児期前半	乳児期中盤	乳児期後半〜
	（モノへ） （ヒトへ）	
左右非対称→左右対称へ（a）	二項関係（b）	三項関係（c）

図 3-20 乳児期前半から後半にかけての変化

乳児期の発達課題は、人に対する基本的信頼を育み、不信を克服すること（基本的信頼対不信）である（Erikson, 1950）。他者を信頼し、自分を信頼するという肯定的感情は、その後の発達の基盤となる。では、こうした感情は、誕生から約1年半の間にどのようにして築かれていくのだろうか。生後1年目は、姿勢-運動、認知、社会性が相互に関連しながら、目覚ましく成長を遂げる時期である。以下、図3-20の流れに沿って、人と人との絆が形成されていく過程について述べる。

①乳児期前半の姿勢-運動機能の特徴

誕生から28日未満の新生児の動きを観察すると、自分の手足を自らの意思でコントロールすることが容易ではないことに気づかされる。人さし指で新生児の手のひらや足裏に触れると否応なく握ってしまう把握反射が現れ、口元に触れると触れられた側に顔を向けて唇を突き出す口唇探索反射が生じる。原始反射は、新生児の仰向け姿勢にも現れる。顔を一方に向けると顔を向けた側の手足を伸ばして反対側の手足を曲げる非対称性緊張性頸反射は、生後2ヶ月頃から消失し始め、世界を正面で捉える左右対称の姿勢に変化する（図3-20(a)）。このように見ていくと、乳児は外からの刺激によってのみ反応するようだが、決してそれだけではない。胎児期から生後5～6ヶ月頃までの乳児は、外から刺激がなくても身体全体を自発的に動かす自発運動を行っている（小西, 2003）。こうした不随意運動は、神経系の成熟に伴って生後2ヶ月以降に徐々に消失し、自分の意思で協調した動きを作り出すことが可能になる（多賀, 2002）。

ピアジェが感覚運動期と呼んだ乳児期は、認識の発達と連動して、姿勢-運動機能の発達が著しく進む時期である（詳細は、Piaget, 1948参照）。とりわけ乳児期初期の段階では、原始反射が消え、姿勢や運動を徐々に調整できるようになることがきわめて重要である。反射がなかなか消失しない場合は、脳性まひなど脳に障害がある可能性も疑われるため、乳児健診における発達指標にもなっている。

②乳児の備えた力

姿勢-運動機能の未熟さ、生きていくうえでの介助の必要性という点から見ると、誕生直後の乳児は明らかに無力である。しかしながら、知覚や感覚、コミュニケーションの諸側面に関して、乳児の優れた能力を示す研究結果は多数存在する。1960年代に行われたファンツ（Fantz, 1963）の実験では、新生児が複雑な図形、なかでも人の顔に近い形態を長く注視することが明らかにされている。まどろんだ状態で乳児がふと見せる新生児微笑は、意図的な微笑ではないものの、養育者に「愛らしさ」を感じさせ、育児に向かう活力を与える。生後42分の新生児が大人の舌出しを真似るという事実（pp.31-32参照；Meltzoff & Moore, 1983）も、人間が他者に身体レベルで共鳴する力を備えていることを示唆するものである。乳児は他者に依存しなければ生きていけない存在であると同時に、養育者とのやりとりを円滑に進める術と環境に柔軟に適応するための力を備えたしなやかな存在なのである。

原始反射
ある刺激によって引き起こされる運動であり、新生児期には必ず見られ、生後6～7ヶ月頃には完全に消失する。

脳性まひ
「受胎から生後4週以内の新生児期までの間に生じた脳の非進行性病変に基づく永続的な、しかし変化しうる運動および姿勢の異常」（厚生省脳性麻痺研究班, 1968）と定義される運動障害。1,000人に1～2人の頻度で生じる。

③基本的信頼の形成

自力での栄養摂取，移動，排泄の処理が困難な乳児は，まず，泣きによって養育者に自分の要求を強く訴える。養育者は，わが子がなぜ泣いているのかを推し量りながら，「暑かったねー」「おなかすいたかな」「きれいきれいね」などとことばをかけ，室温の調整や授乳，オムツの交換などを行う。ここでまず重要なのは，「不快 - 啼泣 - 保護（不快の除去⇒快）という体験の積み重ねによって，無条件に自分は護られているという外界への安心と信頼が，深い身体レベルで根づいてゆく」（滝川, 2006）ことである。フロイトはこの時期を口唇期と呼んでいるが，乳房を吸うことで得られる満足感を含め，身体的なケアが十分に行われることが，最もベーシックな基本的信頼の始まりとなる。

続いて，頸がすわる生後3〜4ヶ月頃には，養育者とのやりとりにも変化が現れる。養育者があやしかけると，嬉しそうな笑い声とともに微笑みを返す社会的微笑がピークになるのである。生理的な現象としての新生児微笑とは異なり，社会的微笑には乳児の側の自発性が伴うため，「私に向かって微笑んでいる」と実感しやすい。こうした養育者の喜びがさらなる乳児への働きかけを生み，第一次間主観性（Trevarthen, 1979）と呼ばれる相互作用が成立する。もし，乳児の微笑みに対して養育者から応答が返ってこなかった場合，発達にどのような影響が生じるであろうか。"働きかけても何も返ってこない"という経験が繰り返された場合，何をしても無駄という行動と結果の随伴関係が認知され，学習性無力感の状態に陥ることはすでに述べたとおりである。非応答的環境は乳児の発達全般にネガティブな影響を与える。基本的信頼の形成にとって応答的環境は必要不可欠なのである。また，この応答的環境は乳児期に限らずどの発達段階においても重要となる。

さらに，生後半年を過ぎて座位での姿勢保持が可能になる頃には，目の前に置かれた2つの対象を見比べ，一方に手を伸ばすようになる。比較し選ぶ力の発達は，人見知りにもつながっている（白石, 2011）。人見知りは，重要な他者（主に養育者）とそうでない人を区別してはじめて可能になる。知らない人への不安が強くなることは，養育者への愛着が増している証でもある。認識の発達は，不安／安心という感情の分化ともつながっているのである。以下では，二者間で形成された信頼関係がより豊かに発展していく過程を見ていく。

④生後9〜10ヶ月頃の変化：二項関係から三項関係へ

乳児と他者との向き合い方は，生後9〜10ヶ月頃を境にして大きく変化する。生後6ヶ月頃は，オモチャに夢中になればオモチャに一心不乱となり，人とのやりとりに注意が向けばオモチャを手から離して人に向かうという点で，一つのチャンネルしかない（図3-20 (b)）。こうした二者関係（二項関係）に変化が訪れるのが，9ヶ月革命（Tomasello, 1999）と呼ばれる生後9ヶ月頃である。9〜10ヶ月頃，これまでとは質の異なる新たな三項関係（やまだ, 1987）が成立する（図3-20 (c)）。指さし，他者にモノを見せたり，手渡しすること，社会的参照，模倣など，1歳台には様々な三項関係が現れる。なぜ，「9ヶ月革命」と呼ばれるほどまでに三項関係が重視されるのだろうか。

第一に，三項関係は，ことばの理解と産出の基礎となる。例えば，母親が犬

第一次間主観性
養育者のアイコンタクトに対する乳児の微笑み返し，養育者の声かけに応じる会話様のやりとりなど，乳児と養育者が対面した際に生じる身体と身体が同期し，情動的な一体感を伴うやりとりを指す。

人見知り
養育者にしっかりとした信頼感をもつようになった乳児が養育者にぴったりとくっつき，養育者を後追いし，養育者が見えなくなると不安になるという現象を指す。8ヶ月不安（Spitz, 1950）とも呼ばれる。

愛着
ある特定の他者との間に形成された情緒的絆。元々の愛着（アタッチメント）は，ある危機的状況において特定の養育者との近接を求め，維持し，「安全であるという感覚」を確保しようとするすべての動物に共通する傾向を指す。

を指さして「ワンワンいたねー」と子どもに話しかけたとしよう。10ヶ月前後の子どもは、三項関係を土台にして、母親の指さしの方向を追い、母親が名指ししたもの（犬）と「ワンワン」という音声を結びつける。このように、まずは大人の指さしを追うことでことばとそれが表す具体物を結びつけ、今度はそれを能動的に引き移しながら、自らことばを発する主体となるのである。

　第二に、三項関係は、人と人が通じ合うコミュニケーションや学習に必要不可欠なものである。子どもたちは、三項関係を通して驚きや感動など、様々な感情を他者と共有する。絵本やスプーンなどの使用も、三項関係のなかで大人の振る舞いを見て、その行為の意図を理解するなかで進んでいく。人間が生み出した社会文化的慣習は、三項関係を土台にした意図的学習を通して次世代に継承されていくのである（Tomasello, 1999）。

　第三に、三項関係の成立は、養育者を基盤にした行動を可能にする。1歳前後はちょうど、一人歩きが可能になる時期である。移動の自由を獲得した子どもは、どこへでも自由に行けるようになる。しかし、この時期の子どもたちは、新規な場面や不安な状況に直面すると、振り返って養育者の表情を確認したうえで、"あえてそこに行かない"という選択をするようになる。こうした社会的参照に基づく行動は、養育者にとっても重要な意味をもつ。自分が子どものなかに安全基地として位置づいていることを実感できるからである。逆に言えば、多動傾向を示しやすい子どもは、三項関係の形成そのものが困難であったり、三項関係を築く力を有していても力を発揮しにくいのである（詳細は浜田, 1992を参照）。実は、三項関係の形成、そして、それ以前の二項関係の形成がスムーズに進まないのが発達障害圏の子どもたちである。この点については、最終項で詳述する。

2）幼児期の特徴と発達課題

　幼児期は前半（1歳半頃〜3歳頃まで）と後半（3歳頃〜6歳頃まで）に大別されるため、以下ではこの区分に基づいて各時期の課題と特徴について述べる。

①幼児期前半の特徴と発達課題

　1歳半：表象の成立と自我の誕生　エリクソンによれば、幼児期前半の発達課題は、自律性を獲得し、恥・疑惑を克服すること（自律性対恥・疑惑）である（Erikson, 1950）。自律性は、われわれが共有する社会文化的規範（約束事・ルール）に則って、自分自身を能動的にコントロールすることである。一方、外側からの要請に応えられないときには、自分自身への疑惑や恥ずかしいという感情が生じる。フロイトは幼児期前半を肛門期と呼び、トイレットトレーニングを重視している。自分の身体感覚に基づいてトイレに行き、排泄をコントロールできるようになることは自律の第一歩と言えよう。ではなぜ、この時期に自律性が問題になるのであろうか。逆説的ではあるが、三項関係の形成によって幼児が社会文化的規範を自分のなかに取り込む素地ができたからこそ、周囲もしつけを意識し、規範に沿うことを求めるようになるのではないだろうか。また、発達的に見ても、この時期に表象が成立し、何でも自分でやろ

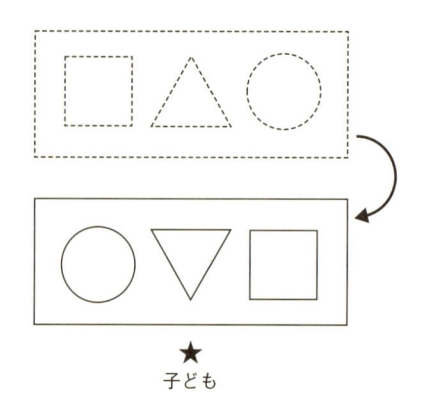

図 3-21　はめ板課題（田中・田中, 1982 を一部改編）

自我
研究者によって定義は異なるが、自我には自らの力で何かを成し遂げようとする主体として外の世界にかかわろうとする側面と、客体としての（見られる対象としての）自分を意識する2つの側面がある。

1歳半健診
乳幼児健診は、母子保健法の規定に基づき、市町村が乳幼児に対して行うものである。法的には、1歳半健診と3歳児健診を実施することが義務づけられており、これ以外にも乳児健診や就学時健診等が実施されている。

ダダこね
1歳を過ぎた頃の子どもに見られる、自らの要求が受け入れられないときに見られる現象。養育者には「困った行動」と受け取られがちだが、自我の育ちを表わす発達的に意味のある行動である。

うとする自我が育つからこそ、養育者の振る舞いを自ら取り入れようとするのだと思われる。以下では、1歳半頃に成立する表象について解説する。

先にピアジェの解説部分で触れたように、表象とは、「いまここにない対象を心的に蘇らせること」（加藤, 2007）と定義される。ことばやふり、記憶はその代表である。1歳半頃の子どもは、散歩の途中で見つけたものを名指して大人に伝えたり、「お散歩に行くよ」という大人のことばを聞いて靴を履こうとする。バナナのおもちゃを耳に当てて電話で話すなど、ふり遊びを楽しむ姿も観察されるだろう。これらは、知覚している世界を離れて、心の中に、眼前には存在しないもう1つの別の世界を保持できることを意味している。さらに、表象は心のなかに目標をもち、目標に基づいた行為の遂行も可能にする。1歳半健診で使用されるはめ板課題（田中・田中, 1982）を例にして考えてみよう。この課題では、まず、図3-21に示した基板に円板をはめるように子どもに伝える（1歳前半児でも、基板に円板をはめること自体は可能である）。その後、子どもの目の前で円孔が左右入れ替わるように180度回転し、再度、円板をはめるように促す。この時、一度はもとの位置（現在の四角孔の位置）にタッチするのだが、「……ではない、……だ（こちら側ではない、あちら側だ）」と反対側（正しい円孔の位置）に入れることができるようになるのが、1歳半ば頃である（白石, 2011; 田中, 1985）。このように、「……ではない、……だ」と自分で主体的に判断し、行動を調整しようとする姿は1歳半頃の「自我の誕生」（田中・田中, 1982）を端的に表している。一方、自我が芽生え、自分でしたいという意欲が明確になった子どもは、「こうしなさい」という大人のことばに抵抗し、ダダこねをするようになる（田中・田中, 1982）。ダダこねは、この時期の子どもが意思をもって自らの行動を選び取る力を備えた証でもある。

2歳台の発達：概念の広がりと自我の拡大・充実へ　2歳台は、1歳半頃に成立した表象の世界がより豊かになり、「概念」が成立する時期である（神田, 2004a）。比喩的に言えば、2歳台は「心の中の容量」（神田, 2004a）が増え、1つのバスを見つけるだけでなく後ろから来たバスにも気づいて「マタ、バス！」と関心を広げたり、「イッパイアルネー」「オンナジ！」という発見を伝えるようになる。このように、2つ以上の表象を同時に心の中に留めておく

ことができるからこそ，何かと何かを比較し，「チッチャイ」や「オナジ－チガウ」という気づきが生まれる。このような対比的認識の発達は，二語文や三語文の形成にもつながっている。「バス，オッキイ」「バス，キタ！」といった二語文は，対象とその対象の状態を表す動詞や形容詞をつなぎ合わせることで形成される。3歳児健診では，3語以上の文を形成できるかや，大小比較などの課題が実施され，対比的認識の育ちが確認される。しかし，ここで重要なのはことばが多く出ているか否かという量の問題ではなく，ことばをつなぎ合わせて表現したい豊かな経験が存在し，ことばで表現したい相手が子どものなかに根づいていることである。

このように，概念が成立し，自らの要求をより強く意識する2歳台は，「自我の拡大と充実」（田中・田中，1984）が進む時期でもある。2歳児は自我を拡大することによって「反抗」に入り，「反抗」を通じて拡大した自我を充実させていくのである。

②幼児期後半の特徴と発達課題

エリクソンは，幼児期後半の発達課題を，自分から物事を進んで行おうとする自主性を育み，失敗や逸脱から生じる罪の意識を乗り越えること（自主性対罪悪感）としている（Erikson, 1950）。幼児期前半に拡大し，充実した自我は，3歳台にいったんピークを迎え，4歳過ぎに新たな質的転換期を迎える。幼児期後半は，フロイトの理論的枠組みでは男根期に相当し，男女の違いを意識し始める時期であろう。以下，3歳から5〜6歳にかけての発達過程を概観する。

自信の高まりから自他を意識する心へ　ことばで考え，表現する力がついた3歳台は，「自信の高まりのピークの時代」（神田，2004b）と言われる。ことばで自己主張することが増え，「ヤッテアゲル」と言って時には自分の力では難しいことにも果敢に挑戦しようとする。しかし，まだまだ一方的に自分の主張を押しつける側面が強く，相手の視点に立ったうえで行動を調整することは難しい。このような3歳児の一面を自他の心の理解という観点から考えてみよう。

図3-22の誤信念課題は，サリーが不在の間にサリーが最初にビー玉を置いたカゴから箱へアンがビー玉を移動させるというストーリーである。このストーリーを3〜7歳頃の子どもたちに聞かせ，「サリーがビー玉を探すのはどこか」と質問した結果，3歳児の大部分が「箱」を選び，4歳から7歳にかけて「カゴ」を選択する正答率が上昇することが明らかとなった（Baron-Cohen et al., 1985）。4〜5歳頃から，移動の事実を「知っている」自分の視点を離れて，その事実を「知らない」サリーの視点に立つことが可能になるのである。別の表現をすれば，4歳以降，子どもたちは他者が心のなかに思い描く事柄（表象）を，その人自身の表象として理解するようになるのである（Perner, 1991）。

このように，人の行動の背後に，その人自身の目的や意図，知識，信念などの心的状態が存在することを理解できることを「心の理論」をもつと言う（詳細は，子安・木下，1997）。誤信念課題は他者の誤信念を推測させる課題だが，類似の構造で子ども自身の過去の信念を尋ねるスマーティー課題もある。スマー

誤信念課題
誤信念課題の課題達成の時期を巡っては諸説があるが，3歳台では課題達成が困難であることがおおむね一致した見解となっている（Wellman et al., 2001）。

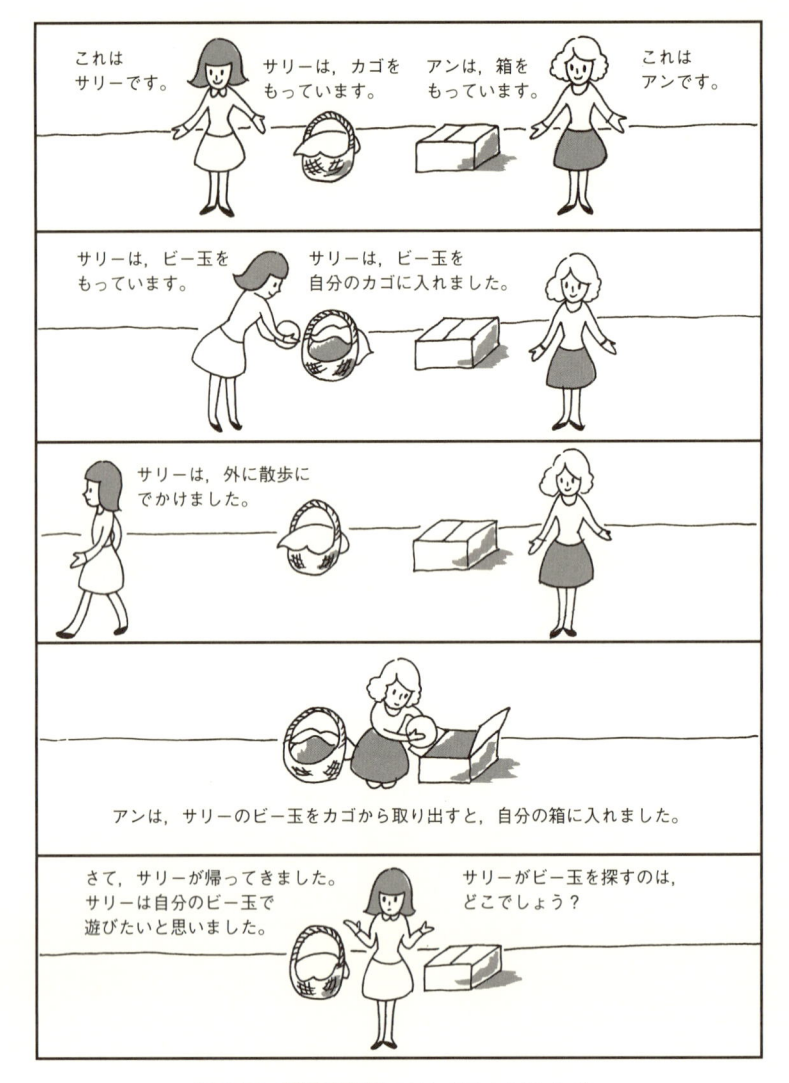

[図 3-22: サリーとアンの誤信念課題のイラスト]

1段目：「これはサリーです。」「サリーは、カゴをもっています。」「アンは、箱をもっています。」「これはアンです。」

2段目：「サリーは、ビー玉をもっています。」「サリーは、ビー玉を自分のカゴに入れました。」

3段目：「サリーは、外に散歩にでかけました。」

4段目：「アンは、サリーのビー玉をカゴから取り出すと、自分の箱に入れました。」

5段目：「さて、サリーが帰ってきました。サリーは自分のビー玉で遊びたいと思いました。」「サリーがビー玉を探すのは、どこでしょう？」

図 3-22　誤信念課題（Frith, 1989 を参考に作成）

自伝的記憶
「いつ，どこで，何をしたか」という日常的な出来事に関する記憶をエピソード記憶と言うが，エピソード記憶のなかでもより自己にかかわる記憶で後々まで思い出され，自分の歴史を形成する記憶を指す。

前操作期
前操作期は，自己中心性が見られる時期として特徴づけられている。一方，一定のレベルでの他者視点に立つこと（「心の理論」の研究で示される他者の心の理解）は幼児でも可能であることが後の研究で示されている。

ティー課題を実施した結果，"さっきは○と思っていたけれど，今は△と知っている"と自分の過去の信念を自覚するのは4歳以降であることが示されている（Gopnik & Astington, 1988）。自分の歴史としてわれわれが心に刻んでいる自伝的記憶は，4歳以降に形成されるのである。

なお，ピアジェはこの時期を前操作期とし，操作的思考が困難な時期として特徴づけている（詳細は児童期の解説を参照）。しかしながら，1970年代の研究以後，誤信念課題やスマーティー課題の達成に表れる操作的思考は幼児期にも一部獲得可能であると考えられている。

自他を意識する心を土台にした「自制心」の形成　幼児期前半に拡大し，充実してきた自我は，4～5歳頃に新たに自他の心を意識する力を獲得することによって，より豊かなものとなる。しかしながら，新しい力の獲得は，子ど

もの心に新たな矛盾を生むことも忘れてはならないだろう。相手の心の状態を推し量ることによって，ときには自分の思いや要求を抑えることが必要となり，葛藤する場面も増えるからである。実際，新たな力を獲得したばかりの4歳児の振る舞いには融通がきかない側面があり，相手の状況を考慮した柔軟なやりとりを結べるようになるのは6歳以降と考えられている（神田，2004b）。瀬野（2008）の実験場面でも，相手の知識状態に応じて振る舞い方を使い分ける判断能力は，6歳過ぎに大部分の子どもに備わることが示されている。冒頭で幼児期後半の発達課題は自主性であると述べたが，これは「自らの豊かな要求を，周囲の状況と調整しながら，粘り強く実現する心のはたらき」（浜谷，2004）を土台にしていると言える。浜谷（2004）はこれを「自制心」と定義しているが，幼児期後半は，自制心に支えられた外の世界への積極的な関わりが求められるのである。

3）児童期の特徴と発達課題

エリクソンによれば，児童期の発達課題は，社会から期待される活動を自発的にかつ習慣的に営む勤勉性を育み，できないことに遭遇した際に生じる劣等感を克服すること（勤勉性対劣等感）である（Erikson, 1950）。小学校への入学という新たな社会制度に組み込まれた子どもの主導的活動は，遊びから学習へ変化する。児童期は，こうした社会的要請に応えて様々な知識を身につけると同時に，仲間集団のなかでの自己の位置づけを確認し，自分の役割を模索し始める時期である。フロイトもこの時期を潜在期としており，子どもの関心が仲間関係へ向かう段階としている。以下では，この時期の発達を支える認識の特徴と自他関係の発達について考える。

主導的活動
年齢規範（社会や文化において一定の年齢の子どもに示される社会的な要求）および，それに相応する年齢地位によって規定された生活様式を指す。幼児期は「役割遊び」であり，児童期は「学習活動」が該当する。

①具体的操作から形式的操作への移行

児童期の認識の特徴は，ピアジェが操作という概念で説明した事柄に端的に表れている。図3-23の数の保存課題（Piaget & Szeminska, 1941）を例にして考えてみよう。

この課題では，まず，6個の青色のおはじきと6個の赤色のおはじきが等間隔に並べられる。続いて，子どもに青色と赤色のおはじきが同じ数あることを確認させ，青いおはじきの間隔を広げる。そして，再度「同じだけあるかな？」と尋ねる。大人からすれば，目の前で幅を広げたに過ぎないわけだから，当然「どちらも同じ」と答えると予想できる。しかし，「同じ」と答えられるようになるのは，小学校低学年（7～8歳）であり，幼児期の子どもは，見た目の違いに騙され「青の方が多い」，もしくは「赤の方が多い」と答えてしまう。では，なぜ7～8歳児は「どちらも同じ」と答えることができるのだろうか。正答できる子どもたちは，「取ったり増やしたりしていないから（同じ）」と理由

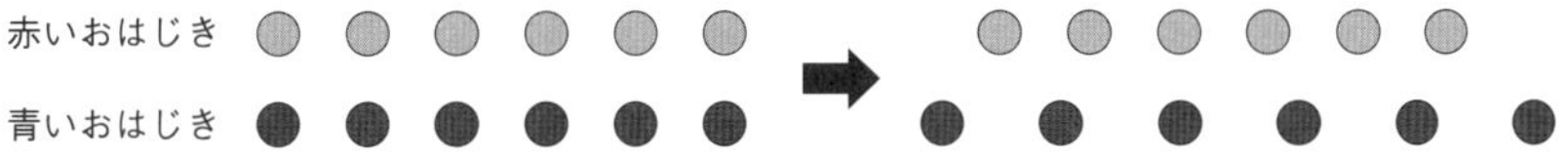

図3-23　数の保存課題

づけを行う。つまり、「見た目では違うように見えるけれども、取ったり増やしたりしていないわけだから、青色のおはじきの間隔を元に戻せば同じになるはず」と心のなかで考えることができるのである。このように、広げる‐狭める、増やす‐減らすなど、関係を逆にする論理的操作を可逆性と呼ぶ。

ピアジェは、保存課題を達成できる発達段階を具体的操作期（7～11歳）としている。これは、目の前にある具体物（上では、おはじき）に関して、心的な操作ができる時期を指す。さらに年齢が上がり、11, 12歳以降になると、仮説に基づく推論、組み合わせや比例に関する推理など、潜在的な可能性を考慮した仮定に基づく論理的操作が可能になる（詳細は、藤村（2009）参照）。形式的操作期（11, 12歳以降）と呼ばれるこの段階では、密度や圧力など、目に見えない抽象度の高い概念を扱えるようになる。

②児童期の自己概念と仲間関係

児童期の自己概念は、日下・加藤（1991）でその詳細が述べられているように、自分と類似する他者との比較を通して形成されるようになる点に特徴がある。例えば、「あなたはどんな子か」という質問に対して、年長児では「サッカーが上手」など個人的側面が挙げられるのに対し、小学校1年生になると、「クラスで一番速く走る」といった、他児との比較による自己評価が出現してくる（高取・福田、1985）。日下（1990）の調査でも、「自分のことをどんな子どもだと思うか」という質問に対して、性格に関して挙げる割合が1年生で全体の30％、6年生には半数以上になることが示されている。先に4歳以降に自他の心に関する理解が可能になると述べたが、児童期には、一次元上の二次的信念の理解（Perner & Wimmer, 1985）が可能となる。誤信念課題の達成が一次的信念の理解（他者（自分）が考えていることの自覚化）であるのに対し、二次的信念の理解が可能になると「自分が考えていることを相手はどう思っているか」といった複雑な思いを巡らせるようになる。児童期半ば以降、子どもたちは身近な仲間からどう思われているのかを一層気にするようになるのである。

なお、同年齢の子どもどうしの関係を重視する傾向は、この時期の仲間関係にも現れる。低学年の時期は流動的だった仲間関係が、9～10歳頃には、徒党集団（ギャング集団）と呼ばれる同性で多くても7, 8人の固定メンバーから成る集団を形成するようになる。徒党集団では、リーダーとそれに従うフォロアーとの役割分化が明確で、独自の規律の形成やそれを集団内で守ることが重視される。仲間内だけで解読できる暗号を作ったり、ニックネームで呼び合うなど、大人から見ると子どもじみた活動に思えるが、この時期の子どもにとっては、自分が属する集団のなかで認められることが重要な関心事となる。大人に依存しがちな時期を経て、子どもたちは仲間集団のなかでの自己の位置づけを確認し、そこへの関与のしかたを模索し始めるのである。

4) 青年期の特徴と発達課題

青年期は一般的には第二次性徴の始まる中学生頃から始まり、就職による経済的自立や結婚による新しい家族の形成などの社会的自立を遂げる25歳まで

二次的信念の理解
ある人が考えていることを別の人がどのように考えているか（ジョンは、「メアリーが…と考えている」と考えている）ということの理解である。誤信念課題は一次的信念の理解が問われる課題である。

徒党集団（ギャング集団）
ギャング集団は、9, 10歳頃に始まり、思春期になると急速に減退すると言われている。近年では、都市化の進行に伴い、"三間（空間・時間・仲間）"がなく、ギャング集団の形成が困難になっているという指摘もある。

くらいを指すものとされてきた。しかし，青年期の終わりについては意見が分かれており，30歳頃まで続く，もしくは青年期には終わりがないという研究者もいる（岡田，2007）。この時期は生理的には第二次性徴を経験し，生殖能力が成熟する。そして認知的には前項で述べた形式的操作期に到達するため，論理的思考が可能になる。つまり，身体と認知的思考能力はほぼ成人へと近づく。しかしまだ心理的・社会的には「子どもでもないが大人にもなりきれていない」という移行期である。そのため，親のもとを離れ，自立していくための準備としての心理的変化が現れる。その代表的なものが心理的離乳と第二次反抗期，そしてアイデンティティである。

青年期には家族から離れ，一人の独立した人間として扱ってほしいという，心理的離乳が生じる。この心理的離乳は親に対する反発的な態度や行動として現れ（第二次反抗期），親子間にそれまでに経験したことのないような葛藤が生じることがある。しかしこの心理的離乳を経験しない青年は逆に病理的で問題のあるものとして見なされる。心理的離乳を妨げるものとして母親の所有的態度や親の過度の支配などが挙げられる（平石，1995）。

このような親から分離し，自立したいという気持ちは，自分とはいったい何者なのかという自己への問い直しへとつながっていく。それまでの自分が親を中心とした様々な人の多様な価値観をいわば無意識的に取り入れていることに気がつく。親に守られていた今までとは違って，将来，社会人となって自分一人で生きていかなければならない。「今までは親から言われるままに生きてきただけではないのか？」「自分がない」「本当の自分がわからない」など，今まで取り入れてきた多様な価値観のうち，どれが本当の自分の価値観なのかがわからなくなる。

エリクソンが提示した青年期の発達課題はアイデンティティ対アイデンティティ拡散である（Erikson, 1950）。アイデンティティとは，それまでの人生を振り返り本当の自分を模索し，自分という存在を明確に理解し，人生をどう生きたいのかをしっかりつかんでいる感覚であり，これを達成することが課題となる。しかし，「自分とは何者か？」というこのような問いの答えはすぐには見つ

表3-10　マーシャによるアイデンティティステイタス（無藤，1979を参考に一部表現を修正）

ステイタス	危機	積極的関与	概略
アイデンティティ（同一性）達成	経験した	している	幼児期からの在り方について確信がなくなり，いくつかの可能性について本気で考えたすえ，自分自身の解決に達してそれに基づいて行動している
モラトリアム	その最中	しようとしている	いくつかの選択肢について迷っているところで，その不確かさを克服しようと一生懸命努力している
早期完了	経験していない	している	自分の目標と親の目標の間に不協和がない。どんな体験も幼児期以来の信念を補強するだけになっている。硬さ（融通のきかなさ）が特徴的。
アイデンティティ（同一性）拡散	経験していない	していない	危機前：今まで本当に何者かであった経験がないので，何者かである自分を想像することが不可能。
	経験した	していない	危機後：すべてのことが可能だし，可能なままにしておかなければならない（選択をしない）。

かるものではないため、非常に苦しく、不安にかられ動揺してしまう（アイデンティティ拡散）。青年期は、生まれてきてからそれまでの課題の未解決が表面化しやすい時期であり、青年期に精神的な問題として出てきてしまう可能性がある。

アイデンティティの問題に直面している青年の姿を具体的に描く助けになるのがマーシャ（Marcia, 1966）の、アイデンティティステイタス論である。これは、アイデンティティの状態を把握するための方法であり、危機と積極的関与という2つの基準からアイデンティティの状態を分類するものである。危機とはその人にとって意味のある多くの可能性について最も自分にとってふさわしいものは何かを迷い、決定しようと苦闘した、もしくは苦闘しているかという点であり、積極的関与とは職業、政治、宗教などに関する自分自身の価値観や信念を明確に表現し、それに基づいて積極的に行動しているかという点である。これらを経験しているか、経験していないかという点に基づいて、アイデンティティの状態を、アイデンティティ達成（同一性達成）、モラトリアム、早期完了、アイデンティティ拡散の4類型に分けている（具体的内容は表3-10参照）。

①友情と恋愛

アイデンティティを達成しようと模索する青年の支えになるのが友情と恋愛である。親からの心理的離乳の時期にある青年は、自分の内面を何でも話せる親友を求めるようになり、両親よりも親友との付き合いを優先するようになる。友人との付き合いの意義について宮下（1995）は、情緒的な安定感、自己を客観的に見られること、人間関係を学べることの3つを挙げている。友人との深い交流のなかでお互いに理解し合い、支え合う経験はアイデンティティ形成において重要な要因である。

また、恋愛経験もアイデンティティの形成にかかわっている。エリクソンは、青年期の恋愛を、自分の姿を他者に投射し、自分のアイデンティティを定義づけようとする努力として捉えた（Erikson, 1950）。大野（1995）は、他者からの評価によって自己のアイデンティティを定義づけしようとする「アイデンティティのための恋愛」と呼んだ。この恋愛は、①相手からの賛美・賞賛を求めたい、②相手からの評価が気になる、③しばらくすると飲み込まれる不安を感じる、④相手の挙動に目が離せなくなる、という特徴をもつ。このような恋愛は、相手との関係性を深めたいというよりは、自分を承認してほしいという欲求に焦点が当たっているため、徐々に両者ともこの関係に疲れ、長続きすることが難しい。深く傷ついて失恋してしまうことが多い。しかし、失恋の経験は得難い成長の機会ともなる。このような青年期の恋愛経験は次の成人期前期の課題（親密性）へとつながっていく。

②アイデンティティと社会

エリクソンの発達理論では、生涯のどの段階においても個人が社会とかかわりながら人格形成をしていくことを前提としている（Erikson, 1950）。エリクソンが想定している社会には、国家から重要な他者までが含まれる幅広いもの

であるが，アイデンティティの形成も当然社会との関係のなかでなされる。社会の価値観が多様な現代においては，確固たるアイデンティティをもつよりも，様々な自分らしさと複数の軸足をもち，状況に応じて柔軟に自分を変えていく方が適応的であるという見方もされている（例えば浅野，2005；Côté, 1996；小此木，1989b など）。しかし，どんな時代に生きていても，青年が何らかの形で自分を社会に位置づけなければならないという点では変わらず，現代でもどの職業を選択するのかということは個人のアイデンティティの確立とかかわる重要な問題だろう。

　一般的に大学生の時期は，社会に出るまでの猶予期間，すなわちモラトリアムの時期であり，この時期に青年はアイデンティティの確立のために自分を社会に位置づけるための試行錯誤を繰り返す。しかし，看護師をはじめとする職業に直結した専門知識を大学もしくは専門学校で学ぶ青年は，高校を出てすぐなど比較的早い段階でアイデンティティの確立にかかわる重要な選択を行った状態にある。いったん社会に出てから看護師という職業を改めて選択した場合，色んな選択肢のなかから悩み抜いて選択した場合，先に述べたアイデンティティステイタスの早期完了型に当たるようなあまり悩まずに周囲の勧めるままに選択した場合など，個人によって看護師を選択した過程には相違があると考えられるため一概には言えないが，周囲よりも年齢的に若い段階で重要な選択をしたことによって悩むこともあるだろう。しかし，アイデンティティは生涯にわたって問題になるものであり，いったん確立したら生涯安定しているものではなく，何度も問い直され，そのつど発展しながら再確立されていくものであると言う（岡本，2002）。自分とは何者なのかというアイデンティティは社会や他者との関わりのなかで，何度も自分の在り方について問い直し，その経験から学ぶことによって生涯にわたって形成されていくものであると考えられる。

5）成人期の特徴と発達課題

　成人期をいつ頃とするかは各心理学者によって様々であるが，一般的には，成人前期は25歳から35歳くらいまで，中年期（成人中期）は，30代後半から60歳もしくは65歳くらいまでを指す（岡本，1995）。

①成人前期の発達：結婚

　成人前期は，多くの人が就職，結婚・出産・子育てといったライフイベントを経験する時期であり，これらのことは社会的に「一般的に経験すべきもの」として期待されている。そのためこれらのことを経験していない人（例えば就職していない，未婚である，子どもをもたない，不妊である）はその「一般的に経験すべきとされていることを経験していないこと」によって心理的，社会的に影響を受ける。このようなライフイベントの経験の有無によって成人期前期は青年期に比べて個人差が広がっていく時期でもある。

　エリクソン（Erikson, 1950）は成人前期の発達課題として，親密性対孤立を挙げている。親密性とは，自分を見失うことなく，他者（同性，異性）と親密な付き合いができ，孤独感を感じないでいられる状態である。この時期は結婚

を意識する時期であり，生涯を共に添い遂げる可能性のある親密な関係性を他者との間に築けるほどに発達することが課題となる。自分に合った相手を見つけることは，その人のそれまでの生き方や，人とのかかわり方の特徴がすべて反映される。

②成人中期の発達：子育てによる発達

他者との間に親密な関係を形成し，結婚に至った後は，多くの人が親になることを考えるだろう。エリクソン（Erikson, 1950）の示した成人中期の課題は生殖性対停滞である。人生の後期にさしかかり，次の世代（自分の子ども以外も含む）を世話し，育成することに対する関心と，そのことへエネルギーを注いでいるという自信が重要になる。これが生殖性の獲得である。そして次世代と関係のない自己満足的な行動は，停滞につながる。

子育てによる成人期の発達に関する研究はいくつか見られる。氏家・高濱（1994）は，3人の母親を2年間にわたって追跡し，母親たちが葛藤と問題解消のプロセスのなかで発達していく様子を報告している。3人の母親たちは，子どもを出産後，夫婦関係や嫁姑との関係，子育てのしづらさなど様々な問題を経験するが，試行錯誤しながらものの見方の変化を生み出し，結果として夫や子どもとの相互性や親密性が高まっていた。また，柏木・若松（1994）は，親になる前と比べて，①小さなことにこだわらない柔軟さ，②自分の欲求や立場を抑制し，他者と協調する態度，③広い多角的な視野，④運命や信仰などの重視や謙虚さ，⑤生き甲斐と存在感，⑥自分の考えや立場の明確さや強さが身につくと言う。

③中年期危機

そして，40代を過ぎたころの成人中期に起こる変化として岡本（1985）は，身体的変化，時間的展望のせばまりと逆転，生産性における限界感の認識，老いと死への不安という4つの否定的変化と自己確立感・安定感の増大という肯

表3-11 成人期中期のアイデンティティ再体制化のプロセス（岡本, 1985）

段階	内容
I	身体感覚の変化の認識に伴う危機期 ・体力の衰え，体調の変化への気づき ・バイタリティの衰えの認識 ↓
II	自己の再吟味と再方向づけへの模索期 ・自分の半生への問い直し ・将来への再方向づけの試み ↓
III	軌道修正・軌道転換期 ・将来へ向けての生活・価値観などの修正 ・自分と対象との関係の変化 ↓
IV	アイデンティティ再確立期 ・自己安定感・肯定感の増大

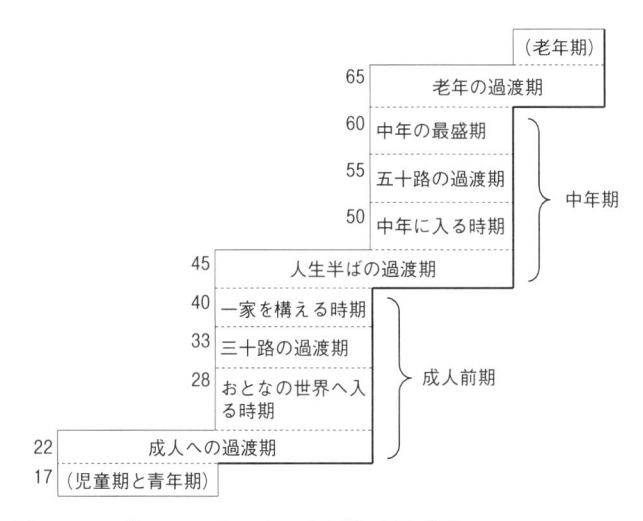

```
                    ┌─────────────┐
                    │   (老年期)   │
               65 ──┤  老年の過渡期 │
               60 ┈ │  中年の最盛期 │ ┐
               55 ┈ │  五十路の過渡期│ │ 中年期
               50 ┈ │  中年に入る時期│ │
           ┌───45 ──┤ 人生半ばの過渡期│ ┘
           │   40 ┈ │  一家を構える時期│
           │   33 ┈ │  三十路の過渡期 │ ┐
           │   28 ┈ │  おとなの世界へ入│ │ 成人前期
           │        │   る時期      │ │
        ┌──┤   22 ──┤  成人への過渡期 │ ┘
        │  │   17 ──┴─────────────┘
        │  │      (児童期と青年期)
```

図 3-24　レヴィンソンらによる成人期の発達段階 (Levinson et al., 1978)

定的変化を挙げている。この時期、身体的には体力の衰えを感じ始め、寿命の残り時間が少ないという気持ちを感じる。そして職業的には、自分の能力や地位の拡大に限界が見えはじめるときであり、さらにまた、若い頃に設定した自分の「人生の夢」とその達成度について改めて問い直されるときでもある。松岡（2006）では、理想自己（こうなりたい自分）の実現可能性を尋ねたところ、中年期（成人中期：45歳から54歳の頃）に低下することを示しており、この時期に自分の限界感を感じていることが表れている。成人期中期に起こるこのような心の苦悩を中年期危機と言う。

　岡本（1985）は、中年期危機をきっかけとして、アイデンティティの再体制化が起こると述べ、この危機をどう受け止めるのかという点が重要であり、いかに深く自己の内的危機を認知するかということが、心の発達を促すとしている（岡本, 2002）。また、レヴィンソンら（Levinson et al., 1978）は、成人期は生活構造が安定する時期（安定期：重要な人生の選択を行い自分の目標を追求する時期）と模索する時期（過渡期：それまでの生活構造を終わりにして新しい生活構造を築く時期）が交互に繰り返されるなかで進んでいくと述べている（図 3-24）。

　このような成人期において、自分に起きた危機的な変化を受け止め、これまでの自分とこれからの自分について模索することは、その後の老年期を迎えるための重要な準備となっていく。

6）老年期の発達

　老年期とは65歳以上を指す。この時期の発達課題は統合対絶望であり、自分の人生を振り返り、自らの責任として受け入れていくことができ、死に対して安定した態度をもてていることである（統合）。これができないと、「自分の人生はこんなはずではなかった」と、絶望に陥ってしまう。

①認知機能のエイジング

　歳をとると記憶力が衰え，頭の働きも悪くなり，知能が低下するという印象をもつ人が多い。しかし，成人期後期，老年期の研究が蓄積されるうちに，実際はそうではないことが報告されている。いち早く情報を処理する能力である流動性知能は加齢の影響を受けやすいが，知能の中でも，蓄えられた経験と結びついた知識や判断力に基づく結晶性知能は加齢の影響を受けにくく，高齢になっても衰退しにくい（図3-25）。

　また，経験を重ねることで伸びていくものとして知恵がある。以下のような問題を出されたとき，あなたはどのように答えるだろうか。

　「鈴木太郎さんは65歳になる男性で，妻と二人で住んでいます。定年になって退職したら，自分の退職金で，夫婦二人で旅行したり，ずっと前からほしいものを買ったりして，楽しく生活を送りたいと思っていました。しかし，最近鈴木さんの長男が脱サラをして事業を始めるため，鈴木さんの退職金を貸してほしいと頼んできました。鈴木さんはできれば貸したくないと思っています」。

　これは，人生設計課題と呼ばれる知恵を測定する問題の一例である（盧, 2001）。知恵とは人生をうまくわたっていくために現実生活で発揮される理解力，判断力，洞察力などの知的能力である。知恵は，日常生活に関連する知的能力であり，いわゆる「頭の良さ」を指すのではない。人生経験をつんだ高齢者の大部分がもつ「年の功」と言える。盧（2001）の研究において高齢者は大学生と比較して，登場人物のおかれた環境や文脈を重視する傾向や，人生における不確実性（物事の全体像を把握することは困難であり，将来それがどうなるのかはわからないこと）に言及する傾向が高かった。このような人生経験の裏づけが必要な複雑な問題への対処は，年齢の高い高齢者の方が長けている。

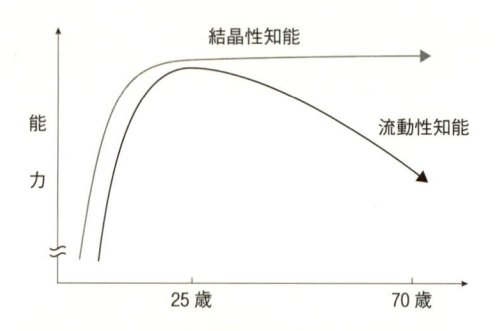

図3-25　知能の加齢変化（Baltes et al., 1990）

②幸せな老後

　加齢に伴う様々な喪失に上手に対処し，精力的で幸福な老後を送っている適応状態のことをサクセスフルエイジングと呼ぶ（Baltes & Baltes, 1990）。また，バルテスとバルテスは（Baltes & Baltes, 1990, p.5），サクセスフルエイジングとかかわるものとして，①寿命，②肉体的な健康，③精神的健康，④認知的効力感，⑤社会的コンピテンスと生産性，⑥自己制御，⑦人生満足度の7つを挙げ，サクセスフルエイジングには，これらの質的，量的なものがバランス

をとっていることが必要であると述べている。

近年では，「歳をとるにつれてどうなるか」という観点ではなく，「歳をとることに対してどうするか」，つまり人が加齢による変化を見越して自分の発達のしかたや発達環境を制御するという視点が重要視されるようになってきた（鈴木，2008）。松岡（2006）は，歳をとると理想の自分として掲げるものを現実の自分に近いものへと調節するようになり，その結果，自尊感情が高く保たれることを示している。

また，バルテスら（Freund & Baltes, 2002）はサクセスフルエイジングを説明するものとして，SOC 理論（selection, optimization, compensation model）を提唱している。これは人が自分の加齢変化を感じたときに，自分の求めるものを明確に見極め（選択），自分のもっているエネルギーをうまく配分し（最適化），手段を失ったときには他の方法を見出そうとする（補償）ことによって，幸福感を保とうとするという理論である。このなかで，選択は，喪失を見越しての選択（elective selection：衰えを予感した場合にそれがあらわになる前に自分が最もやりたいと思うことを選択し，そこにエネルギーを焦点化する）と喪失に基づく選択（loss-based selection：衰えを経験したときに，他のより見込みのあるものに方向転換し，エネルギーを注ぐこと）とに分けられ，加齢に伴って前者が増加し，後者が減少することを示している（Freund & Baltes, 2002）。つまり，高齢者は「衰えを見越し」て，実際の衰えが始まる前に自分の重要な選択を行っていると言える。これは自分の加齢を上手にマネージしている例と言える。

③超高齢期の発達

老年期は65歳以上を指すと先に述べたが，平均寿命が80歳を超えている現在，65歳から80歳代，90歳代の高齢者までをひとくくりにして捉えることには問題がある。65歳から74歳は前期高齢者とされ，この時期は依然として活発に社会貢献している人が多数を占めているが，その後80歳代，90歳代の高齢者の発達はどのようなものなのだろうか。

バルテスは，85歳以上の高齢者を超高齢期（oldest old），児童期，青年期，成人期に次ぐ第4年代（Fourth age）として捉えており，この時期，認知機能が著しく低下し，有病率が増大するなど，困難が生じることは否定できないとしている（Baltes & Smith, 2002）。そして，エリクソン（2001）はこの時期について以下のように述べ，困難さを抱える時期として捉えている。

> 「全人口が高齢化し，80歳を越える人々が増加し，薬は寿命を延ばすために大きな進歩をし続けている。しかしながら我々の社会と我々の生活設計の中に老人たちをどのように組み込むかというプログラムは，未だなお，十分に構想され，計画されているとはいえないのである（村瀬・近藤訳，2001，p.171）」。

超高齢期を捉える新しい概念として近年注目されているものに，トーンスタム（Tornstam, 1997, 2005）の老年的超越（gerotranscendence）がある。これ

表 3-12 トーンスタムの老年的超越 (増井ら, 2010)

次元	超越の特徴	説明
社会との関係の変化	人間関係の意義と重要性の変化	友人の数や交友関係の広さといった表面的な部分は重視せず, 少数の人と深い関係を結ぶことを重視するようになる。
	社会的役割についての認識の変化	社会的役割と自己の違いを再認識し, 社会的な役割や地位を重視しなくなる。
	無垢さの解放	内なる子どもを意識することや無垢であることが成熟にとって重要であることを認識する。
	物質的豊かさについての認識の変化	物質的な富や豊かさは自らの幸福には重要でないことを認識する。
	経験に基づいた知恵の獲得	なにが善でなにが悪であるかを決めるのは困難であることを認識する。
自己意識の変化	自己認識の変化	自己のなかにこれまで知らなかった, 隠された部分を発見する。
	自己中心性の減少	自分が世界の中心にあるという考え方をしなくなる。
	自己の身体へのこだわりの減少	身体機能や容姿の低下をそのまま受容できるようになる。
	自己に対するこだわりの減少	自己中心的な考え方から利他主義的な考え方に変化する。
	自己統合の発達	人生のよかったことも悪かったことも, すべて自分の人生を完成させるために必要であったことを認識する。
宇宙的意識の獲得	時間や空間についての認識の変化	現在と過去, そして未来の区別や, 「ここ」と「あそこ」といった空間の区別がなくなり, 一体化して感じられるようになる。
	前の世代とのつながりの認識の変化	先祖や昔の時代の人々とのつながりをより強く感じるようになる。
	生と死の認識の変化	死は1つの通過点であり, 生と死を区別する本質的なものはないと認識する。
	神秘性に対する感受性の向上	何気ない身近な自然や生活のなかに, 生命の神秘や宇宙の意思を感じるようになる。
	一体感の獲得	人類全体や宇宙 (大いなるもの) との一体感を感じるようになる。

は老年期に現れる価値観や心理・行動の変化であり, 社会との関係の変化, 自己意識の変化, 宇宙的意識の獲得の三次元がある。これは超高齢期において最も高まり, 人生満足度と正の相関がある (Tornstam, 2005)。日本における調査でも, 老年期超越の一部が心理的 well-being と関連し, その低下を緩衝する可能性が指摘されている (増井ら, 2010：表 3-12)。

　心身の機能低下が著しい超高齢期のサクセスフルエイジングを実現することは非常に難しいだろう。しかし超高齢期を生き, 人生の終わりまで人間的な尊厳を保つことを可能にするためには, この老年期超越を高めるメカニズムの解明が1つの鍵となるのではないだろうか。

(4) 自閉症児・者の各発達段階の特徴

　ここでは, 近年, 医学や教育, 臨床場面で実践上の課題として語られることの多い自閉症について取り上げる。保健師や看護師, 養護教諭を目指す人は, 先に述べた定型発達の過程はもちろん, 自閉症をはじめ, 発達障害の子どもたちに関する知識を身につけることが必要不可欠である。その際には, 本節で重視している生涯発達的視点が重要となる。つまり, 乳幼児ならば乳幼児期という限定された支援ではなく, 大人になっていく過程を見越したライフスパン

発達障害
杉山 (2007) によれば, 発達障害は, ①認知の全般的遅れを示す精神遅滞と境界知能, ②社会性の障害である広汎性発達障害, ③脳のある領域の働きと他の領域の働きとの連動に際して障害を生じるタイプ (ADHD, LD, 発達性協調運動障害), ④子ども虐待に基づく発達障害症候群の4つに分類できる。

を通した支援の在り方を考慮する視点が必要である。また，乳幼児健診など，母子の発達支援の中核となる保健センターなどの役割を理解することも重要となる。以下ではまず，自閉症に関する基礎知識を確認し，その後，乳児期から青年期までの各発達段階の特徴を定型発達児の発達過程と対比させて述べていく。乳幼児健診や保健師の役割にも適宜触れながら，自閉症児・者本人と親への支援の在り方についても考えていく。

1) 自閉症とは

自閉症 (autism) は，親の養育態度などの環境要因が一次的な原因ではなく，脳の機能障害が原因となって生じる発達障害の1つである。自閉症の原因はいまだ定かでなく，アメリカ精神医学会のDSMと呼ばれる診断基準にそって診断がなされている。DSM-Ⅳ-TR（『精神疾患の診断・統計マニュアル第4版・解説改訂 (text revision)』）によれば，(1) 対人的相互作用における質的障害，(2) コミュニケーションの質的障害，(3) 行動，興味および活動が限定されており，反復的で常同的な行動様式，という3つの行動特徴を示し，かつ，3歳以前に少なくともこの3つのうちの1つが見られた場合，自閉症と診断される

表 3-13 DSM-Ⅳ-TR による自閉性障害の定義 (APA, 2000/ 邦訳, 2004)

A. (1), (2), (3) から合計6つ（またはそれ以上），うち少なくとも (1) から2つ，(2) と (3) から1つずつの項目を含む。
(1) 対人的相互反応における質的な障害で以下の少なくとも2つによって明らかになる。
  (a) 目と目で見つめ合う，顔の表情，体の姿勢，身振りなど，対人的相互反応を調節する多彩な非言語性行動の使用の著明な障害。
  (b) 発達の水準に相応した仲間関係をつくることの失敗
  (c) 楽しみ，興味，成し遂げたものを他人と共有すること（例：興味のあるものをみせる，もって来る，指さす）を自発的に求めることの欠如。
  (d) 対人的または情緒的相互性の欠如。
(2) 以下のうち少なくとも1つによって示される意志伝達の質的な障害
  (a) 話し言葉の遅れまたは完全な欠如（身振りや物まねのような代わりの意志伝達の仕方により補おうという努力を伴わない）。
  (b) 十分会話のある者では，他人と会話を開始し継続する能力の著明な障害。
  (c) 常同的で反復的な言葉の使用または独特な言語。
  (d) 発達水準に相応した，変化に富んだ自発的なごっこ遊びや社会性を持った物まね遊びの欠如。
(3) 行動，興味および活動の限定され，反復的で常同的な様式で，以下の少なくとも1つによって明らかになる。
  (a) 強度または対象において異常なほど，常同的で限定された型の，1つまたはいくつかの興味だけに熱中すること。
  (b) 特定の，機能的でない習慣や儀式にかたくなにこだわるのが明らかである。
  (c) 常同的で反復的な衒奇的運動（例えば，手や指をぱたぱたさせたりねじ曲げる，または複雑な全身の動き）
  (d) 物体の一部に持続的に熱中する。
B. 3歳以前に始まる，以下の領域の少なくとも1つにおける機能の遅れまたは異常
 (1) 対人的相互作用，
 (2) 対人的意志伝達に用いられる言語，または
 (3) 象徴的または想像的遊び。
C. この障害はレット障害または小児期崩壊性障害ではうまく説明されない。

(表 3-13 参照)。以下，これらの自閉症の特徴を解説する。

まず，対人的相互作用の質的障害は，年齢に応じた仲間関係を作ることの難しさに現れる。他者と関わりをもとうとしない，他者との双方向的な交流ができない，他者と視線が合いにくい，状況や文脈に応じた行動が難しいといった行動が代表的である。こうした社会性の障害のありように基づき，自閉症のタイプを「孤立群」「受動群」「積極・奇異群」と分類することもある（Wing & Attwood, 1987）。「孤立群」は，自分から他者へかかわることも，他者からの関わりを受け入れることもほとんど見られないタイプである。「受動群」は，自ら他者に積極的に働きかけることは少ないが，他者からのかかわりを受け入れることは可能である。「積極・奇異群」は，自ら他者にかかわろうとするものの，そのかかわり方が適切ではないタイプで，知的発達に遅れのない高機能自閉症に多く見られる。これらの分類は，発達に伴って「受動群」から「積極・奇異群」に変化するなどの変動がある。つまり，一口に社会性の障害と言っても，その困難さが対人関係にどのように現れるかは一人ひとり異なるし，個人内で変化しうるのである。

次に，コミュニケーションの質的障害は，発話の遅れや語彙，文法獲得の遅れ，反響言語（エコラリア）など，言語発達の遅れに顕著に現れやすい。言語発達に明らかな遅れがないと判断された場合でも，比喩や冗談がわからない，自分が中心になれる話題しか入れないなど，他者との双方向的な会話が難しいという特徴がある。

最後に，行動や興味の範囲が限られていたり，常同的，反復的な行動様式が見られるという特徴は，想像力（イマジネーション）の障害と呼ばれるものである。先に述べたように，彼らは人との関係のなかに安らぎを見出しにくく，定型発達児が1歳半頃から好んで行うふり遊びなど，あるモノを別の視点から柔軟に見ることが苦手である。それゆえ，強いこだわり（同一性保持）に安心感を見出す傾向がある。例えば，水遊びや車のタイヤを繰り返し回し続ける遊びに没頭したり，身体を前後に揺する，つま先で立つ，跳躍し続けるなどの自己刺激的な行動を繰り返し外からの刺激をシャットアウトしたりすることがあ

表 3-14 自閉症児・者が重複して有しやすい特徴 （奥住，2008 を参照して筆者作成）

①感覚過敏	掃除機やチャイムの音など，特定の音に強い不快感を示すことがある。他にも，光刺激への過敏性，味覚の偏りなどがある。逆に，まったく刺激を感じないという感覚鈍磨が生じる場合もある（痛みに鈍感で怪我をしても気づかないなど）
②強い不安	「同一性（同じであること）」に安心感を覚えるため，新規な事柄に強い不安や抵抗感を示しやすい。不安ゆえにパニックや問題行動が生じることもある
③シングル・フォーカス	1つのことに注意を向けてしまうと別のことに意識を向けることが困難になる認知の偏りを指す（同時に2つのことを言われて混乱したり，人の話を聞きながらメモをとるといった2つの作業を同時に進行することの困難さなど）
④タイムスリップ現象	過去に生じた嫌なことや不快な記憶が何かをきっかけによみがえってしまい，それが原因となってパニックが引き起こされる現象を指す

る。激しい常同行動は，知的発達に遅れを伴う場合に見られることが多く，知的に高い水準である場合は，アニメのキャラクターになりきって台詞を再現したり，数字や文字，特定の場面への固執が見られることがある。発達水準や好みによってこだわる対象やその現れ方は異なるが，同一性保持を安心感の拠り所とする点はすべての自閉症児・者に共通している。

さらに，この3つ以外にも主に表3-14に示す4つの特徴が混在し，私たちが通常，気にならないような刺激に対して強い恐怖を感じやすいことが指摘されている（奥住，2008）。

2）自閉症の捉え方

ここでは，自閉症の捉え方について見ていく。先述した社会性の障害のありように基づく三分類（「孤立群」「受動群」「積極・奇異群」）は，対人関係上の課題を整理し，支援方針を立てる際に有用である。これ以外に，自閉症の捉え方は，広汎性発達障害（pervasive developmental disorders: PDD）として捉える場合と，自閉症スペクトラム（autism spectrum disorders: ASD）として捉える場合に分類できる（奥住，2008）。

まず，広汎性発達障害とは，脳の広い範囲に障害が認められるもので，ことばや社会性など，幅広い領域に障害を示す下位グループから構成されるものである。広汎性発達障害として自閉症を捉える考え方は，医学領域で重視されている。医学領域では，鑑別診断を行うために類似する症状を分類することに重きが置かれるからである。

一方，自閉症スペクトラムは，広汎性発達障害のようにそのなかに含まれる障害を明確に区別しない点に特徴がある。つまり，自閉症の中核となる3つの特性が強く現れる人から弱い人までをスペクトラム（連続体）として捉えるのである。知的障害の程度，自閉的特性の強弱は様々だが，これらはすべて連続線上にあり，境界も曖昧である。したがって，この捉え方のなかには自閉症の特性が薄く，知的発達に遅れのない定型発達児・者も含まれることになる。定型発達の連続線上に自閉症児・者が位置づけられているのである。広汎性発達障害を分類概念とすると，自閉症スペクトラムは連続概念と言える（奥住，2008）。

以下では，自閉症スペクトラムという概念を採用し，概説する。しかし，そのなかでも知的発達に遅れがあるか否かに関する区別は必要である。一般的には，知的発達に顕著な遅れがない，おおむねIQ70以上の場合を高機能自閉症と呼ぶ（IQ85以上を基準に考える専門家もいる）。アスペルガー障害は，幼児期までにことばの遅れが見られなかった場合の名称である。高機能自閉症とアスペルガー障害を区別するか否かは議論があるが（三上，2009），現時点では，児童期や青年期以降での両者の鑑別は難しいこともあり，ここでは一括して高機能自閉症と呼ぶこととする。以下では，自閉症，とりわけ，児童期以降は通常学級に在籍していることが多い高機能自閉症児の発達と課題を中心に述べる。

3）自閉症児の乳児期の発達と課題

知的障害を伴う重度の自閉症の場合は，発達初期から激しい常同行動などの

広汎性発達障害
自閉症（自閉性障害），レット障害，小児期崩壊性障害，アスペルガー障害，特定不能の広汎性発達障害から成る。広汎性発達障害は知的障害とは独立した概念であり，知的障害を伴う場合と伴わない場合がある。

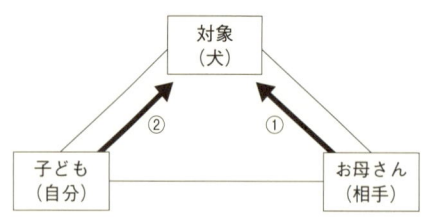

a. 12ヶ月以前：お母さんが対象を指さす（①）とその対象に自分も注意を向ける（②）。

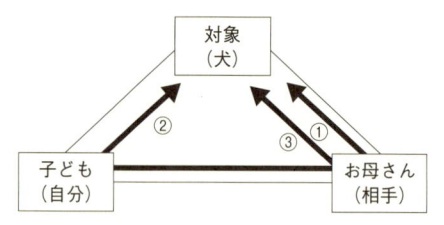

b. 12ヶ月以後：お母さんが対象を指さす（①）とその対象に自分も注意を向けた（②）後，お母さんが対象を見ているかどうかチェックする（③）。

図 3-26　生後 12ヶ月以前と以後の共同注意行動の違い（別府, 2005）

自閉症状が顕在化しやすく，医療機関での診断も比較的早期に可能である。一方，知的発達に顕著な遅れのない自閉症児は，乳児期には周囲の人に気づかれないことも多いようである。しかしながら，後で親に回顧的に尋ねると，視線が合いづらかったなど，何となく通じ合いにくい感覚をもっていたと振り返ることがある。このように，自閉症児が発達初期から自他間で二項関係を築きにくいという事実は実験的にも確かめられている（Leekam & Moore, 2001）。では，自閉傾向をもった子どもたちは乳児期の発達にとってきわめて重要な三項関係を築くことはできるのだろうか。

別府（1996）は，三項関係の成立指標として重要な共同注意行動を「対象に対する注意を他者と共有する行動」と呼び，自閉症児の共同注意行動の特徴を検討した。その結果，自閉症児も定型発達児と同様に，1歳1ヶ月以上の発達年齢に達すれば，他者が指さした後方向を振り返って対象を見ることが可能になることが明らかにされた（図 3-26 の左側）。ただし，定型発達児ではこの直後に他者を振り返って大人を見て注意を共有したことを確認する行動（図 3-26 の右側）が出現しやすいのに対し，自閉症児ではその行動がほとんど見られないことも同時に示された。この事実は，自閉症児も発達に伴い，他者が見ているものを一緒に見ることは可能になるが，一緒に見ている他者の存在に気づき，その状況を共有することは難しいことを示唆している。

発達初期から注意を共有する存在として他者が意識にのぼりにくいという傾向は，養育者にもネガティブな影響を与えやすい。「自分の育て方が悪いせいではないか」と過度に責任を感じたり，最悪の場合，虐待という負の連鎖が生じてしまうことも危惧されている。母子の発達支援に携わる者は，養育者の複雑な心境を察した細やかな配慮が必要である。

4）自閉症児の幼児期の発達と課題

自閉症の子どもたちは，1歳半健診においても，三項関係を形成することの苦手さ，そこから派生することばの遅れが表に出やすい。知的な遅れのない場合は，ことばも出ており，健診で実施される課題にも正答することがある。しかし，課題への向き合い方を見ると，対面したときに大人と視線を合わせようとするか，間をもって全体を見渡し活動を調整しようとするかという点（白石, 2011）で，つまずくことが多く，他者や活動への向き合い方や間の取り方に独特な特徴が見られやすい。保育所や幼稚園への入園後に，多動で集団行動がと

発達年齢
発達年齢（DA: Developmental age）は，子どもの発達の速度やその程度を，年齢という軸で表わそうとしたもの。生活年齢（実際の暦年齢）とは区別され，津守式乳幼児精神発達質問紙や新版K式発達検査などで算出される。

虐待
虐待には，①児童の身体に向けた身体的虐待，②心理的外傷を与える言動を行うことに代表される心理的虐待，③性的虐待，④ネグレクト（食事の衣服の供与の放棄，長時間の保護放棄など養育の放棄）の4つがある。

れない，独特のこだわりがある，一人遊びを好むなどの主訴が保育者から挙げられ，はじめて自閉症スペクトラムの可能性が顕在化することもある。それでは，幼児期の彼らに保障すべきこととは何なのだろうか。

まず，発達に何らかの不安や懸念事項が生じた場合は，なるべく早期にその子に合った手だてを講じることが必要である。杉山（2007）は，自閉症を含む障害をもった子どもの療育での基本的指導内容とその優先順位を次のように記している。第一は，生活リズムを始めとした健康な生活を保障することである。続いて第二は，養育者との信頼と愛着を形成していくこと，第三は，遊びを通しての自己表現活動を支えることである。さらに第四として基本的な身辺自立，これらを踏まえて最後にコミュニケーション能力の確立や集団行動における基本的なルールを身につけることが課題となる。療育を始め，一人ひとりにあった支援につなげていくうえで，保健師の役割はきわめて重要である。健診直後に突然，医師や保健師から障害の可能性を突き付けられても親が即座にその指摘を受け入れることは困難である。そこで，地域の保健センターでは，1歳半健診や3歳児健診後に親子教室と呼ばれる母子のサポート教室を開き，子どもの発達に不安を抱えた親子を支えながら，必要に応じて療育機関などの専門機関へつなぐ取り組みが実践されている（近藤，2008）。遊びを中心に構成された親子教室は，保育士や保健師，心理士らが協同して進めていく発達支援の場である。親にとっても気軽に参加しやすいため，親子教室を通して保健師との信頼関係が深まっていくという利点もある。保健師は，健診後の親子を支え，他機関へつないでいく橋渡しの役目も担っているのである。

5）自閉症児の児童期の発達と課題

先に定型発達児の発達過程で述べたように，児童期は，遊びから学習活動へ主導的活動が変化する時期である。知的障害を伴う自閉症児は，地域の特別支援学校もしくは特別支援学級に入学する場合が多いが，高機能自閉症児は，通常学級で学ぶ場合が大部分である。以下では，通常学級で定型発達児とともに生活する高機能自閉症児の課題と支援のあり方について自尊心を大切にする視点（別府・小島，2010）から考えていく。ここで概観する視点は，医療や母子保健の現場で彼らとかかわる際にも重要となる。

9～10歳頃，高機能自閉症児は，彼ら・彼女らなりのやり方で他者の心を意識するようになる。例えば，定型発達児が4歳頃に通過する誤信念課題を高機能自閉症児は，言語発達水準が9～10歳頃になると正答できることが示されている（Happé, 1995）。しかし，その課題達成の仕方を見ると，定型発達児のように直感的に他者の心を感じとるのではなく，論理的な推論によって課題を達成していることが示されている（別府・野村，2005）。さらに，こうした気づきは突然訪れるため，他者からネガティブな評価を受けたときには，定型発達児と比較にならないほど激しい疎外感や孤独感を感じやすいことも指摘されている（別府，2010a）。加えて，9～10歳頃は，定型発達児がギャング集団に代表される排他的集団を形成しやすい時期であり，高機能自閉症児を異質な存在として排除し，「いじめ」が出現しやすい傾向がある。高機能自閉症児にとって9～10歳から思春期は，不安定になりやすく，不安や抑うつといった二次障害

療育
治療教育の略。障害をもちつつ成長する子どもを様々な面から支える総体的な取り組みであり，発達を促す試みを行ったり，福祉機器の利用や環境の調整などによって一人ひとりが充実した生活を送ることを目指すもの。

二次障害
叱責や非難，いじめなど，周囲の不適切な関わりが引き金となって，不登校や引きこもり，何らかの情緒障害（抑うつ症状など）が生じることを指す。二次障害は，自閉症の特性からくる一次障害からは区別される。

表 3-15 発達障害のある子どもへのアセスメントの視点（小島，2010 の表現を一部修正）

<本人へのアセスメントの視点>
- 学力検査：学習の遅れや偏りの程度
- 行動観察：衝動性，感覚の過敏性，こだわり，集中力などの程度
- 対人関係：挨拶，話すこと，相手の感情や意図理解の程度
- 集団参加状況：ルールの理解と遵守，ゲームへの参加度など
- 標準化された心理検査：WISC-Ⅲ，田中ビネー知能検査V，K-ABC など

<環境へのアセスメントの視点>
- 教室環境：掲示物（黒板横，教室の後ろなどの状況），スケジュールの掲示方法，座席位置，窓の状態，出入り口の状態，教室外からの音の状況など
- 家庭環境：子どもと周りの人との関係，子ども向けの図書や玩具などの物理的状況
- ライフスタイル：1週間の生活の流れ，1日（平日，土，日，祝日など）の生活の流れ
- 地域環境：公園，図書館，療育機関，医療機関，商店などの距離と利用頻度
- 本人・保護者の願い

が生じやすいのである。このようなネガティブな経験は，彼らの自尊心を大きく傷つけることが懸念される。

実際，高機能自閉症児の保護者を対象に子どもの自尊感情の水準について調査した小島・納富（2009）では，子どもの自尊感情が低い，もしくはやや低いと判断した保護者が全体の75%と多数を占めることが示されている。その主な理由としては，①失敗経験の多さ，②友人からばかにされるという経験の蓄積，③友人など他者と比較され，他者よりできないことを実感させられる機会の蓄積が挙げられている。

以上のように，自尊心が低下しやすい児童期に重要なことは周囲の人たちと良好な対人関係を築き，それを維持していく経験を積み重ねていくことである。そのためには，まずは大人が，「同化・排除」の集団作り（高機能自閉症児を定型発達児に「同化」をさせることをもとめ，そうでない場合に「排除」する）ではなく，違いを認めつつ，共同性を大事にする「異質・共同」の集団作り（別府，2010a）を重視して，子どもたちと向き合うことが必要であろう。実際，不登校や抑うつ状態が続き，医療機関を受診した結果，児童期に自閉症スペクトラムの診断がなされるケースも多く存在する。こうしたケースに遭遇した際には，彼らの障害の本質を理解し，共感的に彼らの思いを理解することが重要である。表3-15に示したポイントを参考にしながら，彼らが何に困難を感じやすいかを丁寧に把握し，本人の自尊心を大切にした働きかけが必要と言える。

6）自閉症児の青年期以降の発達と課題

高校に入学し，今後の進路選択を迫られる10代後半は，高機能自閉症者にとっては1つの大きな節目となる。定型発達の青年にとっても自分の進路を見出すことは容易でないが，先を見通す力に弱さがある彼ら・彼女らは進路選択の失敗，それに伴う挫折をよりいっそう経験しやすいからである。例えば，自分の適性を判断できずに親や教師の希望にそって進路を選択した結果，進学先が合わずに挫折するケースも多いと聞く。このように，大人になりゆく当人にとって重要なのは，自分の特性を理解し，自己理解を深めていくことである。

「なぜ，自分はうまくいかないのか」「自分とは何なのか」というアイデンティティにかかわる問題に高機能自閉症者が直面した場合，障害告知を行い，本人の自己理解を促すことがある。ただし，告知が必ずしもプラスに働くとは限らず，逆に不適応状態を増幅する例もある。田中（2010）は，障害告知の前提条件として，次の4点が重要であると述べている。第一は，説明内容に対する理解力があるか否かを適切に判断すること，第二は，「障害」ということばに本人がどのようなイメージを抱いているかを考慮することである。例えば，「障害」ということばに強い恐怖心や嫌悪感を抱いていたり，「障害者＝犯罪を犯す」といった偏った思い込みをもっている場合は，告知によって自己否定感が強まり，絶望感を引き起こす危険性がある。こうした場合は告知を行うことには慎重になる必要がある。さらに第三は，当人の自己理解と他者理解の水準がどの程度かを見極めることである。すでに述べたように，言語発達の水準が9～10歳頃になってはじめて，自閉症児は他者の評価を意識するようになる。こうした自他の差異をある程度認識できることが，告知を受けとめる前提条件となる。最後に第四として，高機能自閉症者を取り巻く支援環境が整っていることである。両親間で告知に対する方針が異なっていないかなどを見極め，家族のあり方に合わせて告知の方法や，告知に適切な時期を決定することが重要である。

　最後に，就労に際して大切になってくる力として「人に相談する力」（別府，2010b）にふれておきたい。高機能自閉症者は，「自分でやろう」「一人でできることは一人で」と告げられると，人に頼ることは悪いことで，すべて自分でやらなければ自分はダメな人間であると極端な判断をしやすい傾向がある。こうした生真面目さは良い面ではあるが，○か×かのみで判断しやすい傾向は彼ら・彼女らを精神的に追い詰め，仕事復帰を困難にする危険性がある。実際，大人になった高機能自閉症（アスペルガー障害）に様々な精神医学的症状（気分障害や強迫症状や強迫性障害，トゥレット症候群など）が合併されやすいことが指摘されている（太田，1999）。こうした症状を未然に防ぐためにも，大人になった高機能自閉症者が安定した人間関係を形成・維持していけるように，就労現場と専門機関が連携してサポート体制を充実させていくことが課題である。

障害告知
診断名の告知と，本人に自身の障害について告げることで，本人の自己理解の仕方に基づき，良い面，困っている面の両方を含めて自分の特性についての理解を促すという2つの側面がある。

4章 「こころ」の健康

　人が生活を営むうえで，心身ともに健康であることは，個人にとっても社会にとっても望ましいことである。しかし，現代の日本は世界でも類を見ない少子高齢社会を迎え，労働人口減少の問題に直面している。それに加えて，経済状況の悪化や，終身雇用が崩壊し成果主義が導入されるなど，働く人々を取り巻く環境は非常に厳しい状況である。こうした厳しい環境のなか，自らの心身の健康を維持し，良好な状態（ウェル・ビーイング；well-being）を保つことは，現代社会の解決すべき重要な課題となっている。

　心身の健康が保たれているとき，個人は自らの能力を仕事や学習場面で発揮することができ，能率・生産性も高くなる。一方で，健康が損なわれた状態では，期待される自分の能力が十分に発揮できないなど，様々な弊害を生み出すこととなる。心身の健康を損なうと，比較的軽度の場合は，疲労感，無気力，生産性や能率の低下を招き，最悪の結果としては，自殺，過労死に至る場合もある。

　本章では，「こころ」の健康を維持するために必要な要件を学ぶため，心理学分野で研究されてきた代表的なストレスに関する理論を紹介する。そして，現代の社会問題の一つである働く人々の健康の維持・増進に着目する。また，生涯を通じて健やかに生活するためには，働くことと，他の役割（例えば，家庭での育児・家事・介護，趣味，余暇など）をバランスよく保つことが重要である。現代社会ではライフ・スタイルが多様化し，いくつかの役割を同時にバランスよくこなすことが求められているが，様々な役割を同時に担うことは，負担に感じることもあれば，やりがいや生きがいとなることもある。そこで，多様な役割を個人のなかで統合しバランスよく担うためにはどうしたらよいかという課題にアプローチするために，近年着目されているワーク・ライフ・バランス理論を概観する。最新の心理学の動向も踏まえ，「こころ」の健康を保つための理論を包括的に捉えることが本章の目的である。

1. ストレスとメンタルヘルス

　人が生活をしていると様々な出来事に遭遇する。平成22年国民生活基礎調査（厚生労働省，2011）によると，12歳以上の男女に「悩みやストレスの有無」を尋ねたところ，「ある」は46.5％，「ない」は42.6％となっており，老若

男女を問わず，「こころ」の健康は重要な課題となっている。さらに，年齢階級別に「悩みやストレスの有無」を見ると，男女ともに「40〜49歳」が最も高い。この世代は，会社では管理職など責任ある仕事に従事するようになり，一方，家庭では子育て・家事・介護など様々な役割・負担を強いられる世代であることから，とくに強いストレスを感じていることが推測される。

「ストレス」ということばはもともとは物理学用語であり，あるものに力が加わったときに生じる「圧力」「ひずみ」を意味する。それが，現代のストレスの意として使用されるようになったのは，ストレス学説を発表した生理学者セリエ（Selye, 1976）がはじめであり，その後，現代では「ストレス」ということばは心理的ストレスを意味するものとして広く一般に受け入れられるようになった。以下では心理的ストレスを「ストレス」として記述することとする。

(1) ストレスの理論

ストレスとは，生体が心身に対して刺激を受けたときにその変化に対して防御したり適応しようとする緊張状態にあること指す。つまり，ストレスとは生命を維持するために生体が備えている生理的システムが作用している状態と言える。

ストレスをもたらす原因をストレッサー（stressor），その影響をストレイン（strain）もしくはストレス反応（stress response）と言う。このストレスを捉える枠組みは，これから紹介するいずれの理論においても当てはまるストレスの基本的な考え方である。以下ではストレス理論の発展の流れに沿って，ストレスに関する主要な理論を紹介する。

1) セリエのストレス理論

> **特異的反応・非特異的反応**
> 特異的反応とは「暑いと汗が出る」というようなある刺激に対する決まった反応である。それに対して，非特異的反応とは，刺激の種類とは無関係に起こる一般的反応（右本文中に示した①②③の反応など）である。

セリエはストレスを「外界のあらゆる要求に対して生じる生体の非特異的反応」であると定義した。生理学者であったセリエは，当初，新たなホルモンの抽出を目指して取り組んでいたが，その研究の最中に，生体が損傷を受けると，①副腎皮質の肥大，②胸腺や脾臓の萎縮，③胃，十二指腸の潰瘍，出血，という一定の反応があることに気づき，その反応メカニズムの解明を目指すようになった。つまり，この発見がストレス学説の契機になったと言える。そして，セリエはこの外圧に対して生体が対応するための一定の生理学的反応を一般（汎）適応症候群（General Adaptation Syndrome: GAS）と概念化した。つまり，ストレスの状態とは一般（汎）適応症候群と名付けられた生体が適応するためのメカニズムである生理学的変化が引き起こされた状況を示すのである。

一般（汎）適応症候群は，外界からの有害な刺激を受けたことによる反応である。生体にとって害となる圧力を受け続けると，それに対する注意喚起の反応状況は，以下の3つの期間（以下の①②③）に分かれる。

①**警告反応**（alarm reaction）　生体に有害な刺激を受けたことに対する警報を発し，その要求に耐えるため，生体の内部環境において急速に対応するための準備をする時期である。この時，先に示した生体の身体的な内部環境（副腎，リンパ系，消化器系）などに変化の兆候が示される。

②抵抗期（stage of resistance）　生体において示されていた兆候が消失し，適応もしくは抵抗し，正常な状態に至ったように見え，維持される時期である。

　③疲憊期（stage of exhaustion）　長期にわたって生体が外圧に対する防御態勢に置かれたため，生体が抵抗し，適応するエネルギーを失い，疲弊した状態となる。

　これら3つの期間は，時間の経過とともに生体が受ける外圧に対する防御反応が薄れ，耐性が失われていくことを示す。初期である①の警告反応の時期に適切な対応がなされればストレス状況から回復し，通常はこの期間に外圧からの要求が解決される。しかし，その要求が解決しがたい場合，長期にわたる場合，多大なエネルギーを必要とする場合は，生体がストレス状況下に曝され続けることとなり，②の抵抗期，③の疲憊期と進行し，最終的には生体が死に至ることもある。

　セリエの学説は，それまで原因の特定が難しかった疾病の原因の一つとして，生体のストレスに対する適応・防御システムの影響があることを明らかにした。つまり，この適応・防衛のための生体反応が，時として，疾病として加療が必要とされる心臓系疾患，胃潰瘍，神経症といった適応病に至る可能性を示唆したのである。ストレスと疾病が関連することを示したセリエの理論は，その後のストレス研究の端緒を開いたと言える。なお，ストレスに起因するこれらの病は，現代社会の生活が過去の生活様式から大きく変化したことで生じた現代病（modern diseases）として数えられるものも多く，複雑化した現代の社会的状況が人々のストレス状況に対する適応・回復を難しくしていることが推測される。

2）ホームズとレイのライフイベント研究

　生理学的なストレス反応に注目したセリエのストレス理論の後，心理社会的要因が注目されるようになった。精神科医であるホームズとレイ（Holmes & Rahe, 1967）は，事柄の望ましさにかかわらず，日常生活における出来事（ストレスフル・ライフ・イベント；stressful life event）によって生活様式に変化が生じることに着目し，社会再適応評価尺度（Social Readjustment Rating Scale: SRRS）を作成し，個人のストレスを測定しようとした（表4-1）。彼らは日常生活における出来事は，どのような出来事も生活に何らかの変化を生じさせることから，その変化に適応するためには，労力やエネルギーや時間が必要であるという観点に着目しアプローチしている。

　彼らは，394人のアメリカ人に，様々な日常生活における出来事43項目を示した。そして，過去の一定期間内に経験した出来事について，結婚を50点とする評価基準に対して，適応に要した努力量とそのために要した時間を考慮して再適応を評価し，それぞれの出来事を相対的に比較して得点を算出するよう求めた。算出された各項目は，重大な出来事ほど得点が高くなるように重みづけされて得点化（Life Change Unit: LCU）されている。こうして作成された社会再適応評価尺度は全43の出来事からなる。得点が高いものから見てみると，配偶者の死（100点），離婚（73点），夫婦の別居生活（65点），懲役・禁

表 4-1 社会再適応評価尺度 (Holmes & Rahe, 1967)

順位	出来事	LCU得点	順位	出来事	LCU得点
1	配偶者の死	100	23	子どもが家を出る（子どもの巣立ち）	29
2	離婚	73	24	親戚とのもめごと	29
3	夫婦の別居生活	65	25	個人の成功体験	28
4	懲役・禁固・拘留などの刑を受けること	63	26	妻の就職や退職	26
5	近親者の死	63	27	学校の入学や卒業	26
6	けがや病気	53	28	生活状況の変化	25
7	結婚	50	29	個人的な習慣の修正	24
8	仕事の解雇	47	30	上司とのトラブル	23
9	夫婦の和解	45	31	労働時間や条件の変更	20
10	退職	45	32	住宅の転居	20
11	家族の健康上の変化	44	33	学校の転校	20
12	妊娠	40	34	レクリエーションの変化	19
13	性機能障害	39	35	宗教活動の変化	19
14	新しい家族が増えること	39	36	社会活動の変化	18
15	仕事上の再調整	39	37	10000ドル以下の抵当（借金）	17
16	財務状況の変化	38	38	睡眠習慣の変化	16
17	近しい友人の死	37	39	家族団欒の人数の変化	15
18	転職	36	40	食事の習慣の変化	15
19	口論の頻度の変化	35	41	バケーション・休暇	13
20	10000ドル以上の抵当（借金）	31	42	クリスマス	12
21	住宅やローンの差し押さえ	30	43	軽微な法律違反	11
22	仕事上の責任の変化	29			

過去一定期間における出来事の有無を回答し，該当する項目のLCU得点を合計する。
LCU得点の合計の値が大きいほど，一定期間に体験したストレッサーが大きいことを示す。

固・拘留などの刑を受けること（63点），近親者の死（63点），けがや病気（53点），結婚（50点）がある。一方で，得点が低いものには，食事の習慣の変化（15点），バケーション・休暇（13点），クリスマス（12点），軽微な法律違反（11点）がある。このLCU得点を合計することで，一定期間に受けたストレッサーの総量が得られるのである。

さらに，算出されたストレスのスコア（LCU）が一定基準を超えて高いと心身疾患発症の可能性が高くなることも明らかにされ（Holmes & Masuda, 1974），経験されたライフ・イベントがその後のメンタルヘルス維持と関連しているという知見は，その後のストレス研究に大きな影響を与えた。

ただし，社会再適応評価尺度の問題点も指摘されている。例えば，得点が低い項目である「クリスマス」という出来事に関しては，非常に楽しみで重要なイベントと位置づけている人もいれば，ある人にとっては取るに足らないささいなイベントとして捉える人もいるだろう。また，このリストに取り上げられなかった出来事が，ある人にとっては多大なストレスとなる出来事の可能性も無視できない。このように，出来事の評価は個人の主観的なものであるにもかかわらず，個人差が考慮されていない点などは，この尺度の問題として指摘さ

れている。

3）ラザルスのストレス理論

　ラザルスとフォークマン（Lazarus & Folkman, 1984）は，誰もが同じ条件下で同じレベルのストレスを感じるわけでないことから，ストレスは個人と環境の相互作用によって引き起こされるとし，心理的ストレスモデルを提唱した。このモデルは，ストレスを環境からの要求を捉える認知的評価（cognitive appraisal）とそれへの対処であるコーピング（coping）から捉えるものであり，これによって，ストレスとメンタルヘルスをつなぐ概念が新たに示されたのである。

　個人が環境からの要求を受けた場合，外部からの刺激に対して個人がどのように受け止めるかが問題であるとし，個人にとって重要であり価値があるという主観的評価を一次的評価（primary appraisal）と名付けた。一次的評価によってネガティブな情動が喚起されるが，その要求をコントロールできるかどうかという二次的評価（secondary appraisal）が行われ，その情動の反応の程度は規定される。つまり，外的な刺激を受けた結果は，一次的評価と二次的評価を経て決定されるのである。よって，外界からストレッサーが直接的にストレイン（ストレス反応）を生じさせるのではなく，その要求が無害か有害か，コントロール可能か否か，といった評価の作用が重要なのであり，その結果として，情動的ストレス反応が生じるのである。

　情動的ストレス反応を低減するために，要求を適切に処理しようと認知的にも行動的にも動機づけられる。こうした対処には問題焦点型（problem focused）と情動焦点型（emotion focused）の大きく2つに分けられる。ストレスフルな状況に対して，具体的な対応策を練り，直接的な原因を解決するために努力することが問題焦点型であり，気晴らしをしたり，あきらめたり，考えないようにするなど情動の調整を目的とすることは情動焦点型である。例えば，仕事で大きな失敗をしたという事柄に対して，問題焦点型で対処する場合は，失敗を取り戻すため他の仕事を成功させるよう努力する，などがあり，情動焦点型の場合は，大した失敗ではなかったので大丈夫だと考えるようにする，仕事での失敗は忘れようと努力する，などがある。

　問題焦点型対処は，ストレスの原因である要求に直接アプローチをして，原因や問題を直接解決することから，より効果が高い有効な方法であるとも考えられる。しかし，個人では解決できない状況や避けられない出来事も多く，こうした状況下では，やみくもに問題を解決しようと多大な労力を投入したり，解決困難な状況に留まり続けることは，問題の解決がなされないまま時間だけが過ぎていくという経過をたどることとなり，ますますストレスを抱えるという悪循環に発展する可能性もある。そうしたとき，捉え方を変化させるなどして情動を調整した方が望ましい場合もあるだろう。この理論によると，ストレスに対して適切な対処方法は，ストレッサーの種類や大きさやその文脈を考慮して，適宜，問題焦点型対処と情動焦点型対処を使い分けることが望ましいと言える。

4）職務ストレス：クーパーとマーシャルのストレスモデル

　これまでストレスに関する基本的な理論を示してきた。近年では，メンタルヘルスの不調が原因で休職する人や退職する人が増え，職場でのストレスに関心が高まっている。現代社会では人々が生活するために必要な衣食住は，主として働くことで得られる収入によって支えられている。そのため，働くことにおけるストレッサーは人々の基本的生活を直接脅かす原因ともなりうる。つまり，人間の生活を経済的に支える職業生活において，困難な体験や試練に遭遇することは，非常に大きなストレスになると言える。

　組織に属することで体験する職業や職務に関するストレスは，職務ストレスと言われ，働く人々は少なからず，経験・体験することが多い。しかし，就業に伴うストレスは原因の特定が難しく，様々な要因と絡み合ってストレスが生

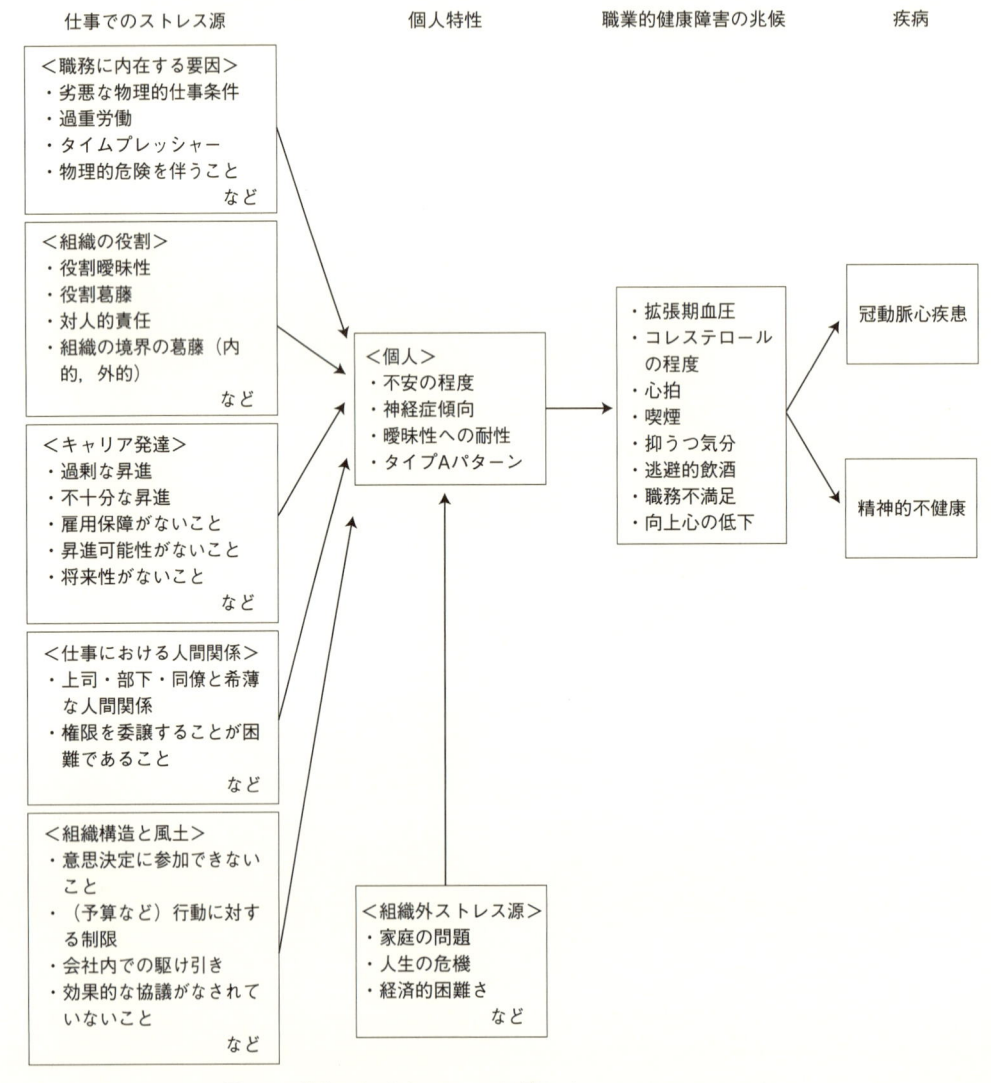

仕事でのストレス源	個人特性	職業的健康障害の兆候	疾病
<職務に内在する要因> ・劣悪な物理的仕事条件 ・過重労働 ・タイムプレッシャー ・物理的危険を伴うこと　　　　　など			
<組織の役割> ・役割曖昧性 ・役割葛藤 ・対人的責任 ・組織の境界の葛藤（内的，外的）　　　　　　　　　など	<個人> ・不安の程度 ・神経症傾向 ・曖昧性への耐性 ・タイプAパターン	・拡張期血圧 ・コレステロールの程度 ・心拍 ・喫煙 ・抑うつ気分 ・逃避的飲酒 ・職務不満足 ・向上心の低下	冠動脈心疾患 精神的不健康
<キャリア発達> ・過剰な昇進 ・不十分な昇進 ・雇用保障がないこと ・昇進可能性がないこと ・将来性がないこと　　　　　など			
<仕事における人間関係> ・上司・部下・同僚と希薄な人間関係 ・権限を委譲することが困難であること　　　　　など			
<組織構造と風土> ・意思決定に参加できないこと ・（予算など）行動に対する制限 ・会社内での駆け引き ・効果的な協議がなされていないこと　　　　　など	<組織外ストレス源> ・家庭の問題 ・人生の危機 ・経済的困難さ　　　　　など		

図 4-1　仕事におけるストレスモデル（Cooper & Marshall, 1976）

じるため，効果的な介入方法を検討するためには，組織レベルの要因，個人レベルの要因といった複数の要因を考慮する必要がある。とくに，心理学のなかでも，産業・組織心理学分野で，こうしたテーマは関心が高く，多くの実証的研究が取り組まれている。ここでは，職務ストレスに関する因果関係モデル（causal relationship model）を取り上げる。因果関係モデルは，ストレッサーとストレイン（ストレス反応）という因果関係によって構成される。以下ではこのモデルの代表的理論を紹介する。

クーパーとマーシャル（Cooper & Marshall, 1976）は仕事におけるストレスモデルを提示した。これは，因果関係モデルをもとに調整要因を組み込んだモデルである（図4-1）。このモデルでは，ストレッサーとして，「仕事でのストレス源」と「組織外ストレス源」を設定している。そして，「個人特性」がこれらのストレッサーの影響を調整するとしている。調整要因とは，例えば，仕事でのストレス，組織外ストレスがともに高い場合，個人がより不安を感じやすい人であればストレスの影響は大きくなり，不安が低い人であればストレスの影響は小さい，という働きをする。このように個人がストレッサーをどのように評価して認知するかにより，ストレッサーの影響力は異なるのである。そして，ストレイン（ストレス反応）としては，はじめに「職業的健康障害の兆候」が表れ，それによって「疾病」に罹患するという影響過程を示した。

このモデルでは，ストレッサーとして設定されている「仕事でのストレス源」の中にも様々な内容があるとして，以下の5つに分類している。職務に内在する要因，組織の役割，キャリア発達，仕事における人間関係，組織構造と風土から構成されている。この5つの分類の具体的な内容は，例えば看護職である場合，仕事量が多い，自分の仕事役割が曖昧である，昇進できる可能性が少ない，人間関係の悩みがある，職場における暗黙のルールに縛られる，などが想定できる。いずれも，仕事を遂行するうえでは，困難な状況になることが予測される要因である。一方で，もう1つのストレッサーとして「組織外ストレス」が想定されている。人が就業生活を続けるうえでは，仕事以外の要因も大きく影響する。例えば，「子どもが生まれ家事・育児の負担が増えた」といったことは，就業生活を継続するうえで困難な状況を伴う可能性がある。このように，ストレッサーを複数の要因から捉え，ストレイン（ストレス反応）に至るまでの過程を包括的に捉えようとしたのがこのモデルの特徴である。仕事に従事していてストレスを感じたとき，このモデルに自らの状況を当てはめ，ストレスの原因がどこにあるのか，ストレス状況を改善するためにどこにターゲットを絞ればよいか，などを検討すると，ストレスの改善をはかることができるかもしれない。

(2) ストレスの影響

ストレスは，疾病を患わせたり，情緒的側面にネガティブな影響を与えたり，ときには，生体にとって生命を脅かすこともありうる。人が健康的に過ごすうえでは，ストレスに対していかに適切に対応し，乗り越えていくか，ということが重要である。しかし，私たちはストレスの兆候を見落としたり，適切

な対処をしないまま過ごして，病が重症化してしまうこともある。とくに，ストレス反応として惹起された疾病には，疾病そのものに治療を施しても効果が示されず，ストレスの原因であるストレッサーへの適切な対処が必要な場合もある。以下では，ストレスの影響を身体的影響，心理的影響，行動的影響の3側面に分類して，具体的なストレイン（ストレス反応）の内容を見ていくこととする。

　①身体面への影響　　動悸，胃痛，頭痛，疲労感，だるさ，筋緊張，下痢，便秘などの身体的な愁訴がある。

　②心理面への影響　　抑うつ，不安，緊張，イライラ感，意欲低下がある。仕事に従事しているときには，職務不満足感や職務遂行におけるやる気の低下もある。

　③行動面への影響　　飲酒，喫煙，といった嗜癖行動の増加，食事，運動，睡眠などの健康に関する習慣の悪化，対人トラブルの増加（口論，喧嘩），勤務態度の悪化（早退，遅刻，欠勤の増加）などがある。

　①〜③は，ストレス反応の短期的な症状であり，急性ストレス反応と言われる。急性ストレス反応に対して適切に対処されないまま時間が経過していくと疾病に罹患する。例えば，こころの病であるうつ病，心身症などがある。ストレスの影響について理解を深め，ストレス反応のサインを見逃さないことが重要である。また，ストレスの影響の極みとして挙げられるのが，死に至ることである。以下では，社会問題ともなっている過労死を取り上げる。

　④過労死　　過労死の労働災害の補償請求・認定件数の増大は著しく，日本では社会的問題となっている。また，職場のメンタルヘルスの安全衛生上の重要課題の一つとしても数えられる。過労死は，身体的な疲労に精神的なストレスが加わったことで，心身の健康が限界に達し死に至る。これには自ら命を絶つ過労自殺も含まれる。過労死の原因は仕事におけるストレスである。例えば，達成困難と思われる目標が据えられる場合，タイムプレッシャーが大きい場合，職務内容が不慣れである場合，適性を欠く仕事に異動になった場合，人間関係が悪い場合などは，心理的ストレスが大きくなる。こうした職場でのストレッサーが蓄積し，限界点を超え死に至った場合，過労死とされる。過労死の定義は，長時間労働や精神的・肉体的負担など，過重な業務によって，高血圧や動脈硬化などの基礎疾患が悪化し，脳や心臓の疾患（脳出血・脳梗塞，心筋梗塞・狭心症など）にかかり，又はこれにより死亡すること，と示されている（厚生労働省，2012）。過労死はKAROUSHIとして，今や日本だけでなく国際的にも通じることばとなった。職場の効率や生産性を第一にするのではなく，長期的に見て社会も人も発展するための働き方を模索する必要があり，そのためには快適な職場環境を作ることに，個人も組織も日々努めていく必要がある。

(3) 現代社会のストレス

　現代社会では急速な社会変化によって新たなストレスが生じている。仕事が細分化し，それぞれの職務は高い専門性が求められるようになった。それに伴

い，特定のストレッサーに長時間曝され続けるため，一定の職務においてよく見られるストレス反応がある。ここでは，現代社会特有のストレスを概観する。

1）テクノストレス

　IT化が進み，多くの仕事がコンピュータを扱うようになり，それが原因で起きる精神的な失調症状の総称がテクノストレス（technostress）である。テクノストレスとは，1984年にアメリカの臨床心理学者であるブロード（Brod, 1984）が示したのがはじめである。テクノストレスは2つに分けられ，コンピュータ社会に適応できないのではないかと不安に陥るテクノ不安症と，コンピュータの生活に過剰適応した結果に生じるテクノ依存症がある。

　テクノ不安症は，それまでコンピュータを使うことなく生活してきたのが，急速なIT化によって仕事でコンピュータを使わざるをえなくなった中高年者に多く見られる。使い慣れないコンピュータを仕事でどうしても使わねばならない状況になった場合，苦手意識や苦痛を感じ，強い不安が喚起される。多くの場合，高い不安を抱えたまま仕事に従事しないといけないため，自律神経系の失調症状（動悸，肩こり，めまい）や精神的な不調（抑うつ）を引き起こすことも多い。

　一方，テクノ依存症は，コンピュータに慣れ親しんでいる比較的若い世代の男性に多いと言われる。コンピュータを常に使用し，生活の一部となっていることから，コンピュータがない状況になると失調状態になり不安が高まる。また，思考にも影響を及ぼし，白か黒かをはっきりさせることを好み，論理的に割り切れることしか容認できないなど，コンピュータのシステムに思考様式まで倣ってしまっている状況を指す。現代社会のIT化に過剰適応した結果の行動様式と言える。さらに，コンピュータに依存し過ぎることで，人間関係も希薄になり，人との付き合いも面倒に感じるなど，ひと時もコンピュータから離れられない状況に陥ることもある。

　コンピュータは，短期間のうちに私たちの生活の中でなくてはならないものとなったため，コンピュータの利用が中長期的に心身にどのような影響を与えるかについては判明していない。しかし，昨今では，ネット中毒（ネット依存症）ということばも生まれ，インターネットにおける世界に没入し，実生活において不適応状態に陥るなど，確実に弊害が生じていることから，社会的に取り組むべき課題として関心が高まっている。

2）バーンアウト（燃え尽き症候群）

　現代社会のストレスは，対人援助職においてとくに問題視されることが多いバーンアウト（burnout）がある。対人援助職とは，医療・福祉・教育などのヒューマンサービス従業者のことを指し，看護師など医療職，福祉職，介護職，教員，カウンセラー，などを含む。これらの職業は，社会的なニーズが高いにもかかわらず慢性的に人的な資源が不足している状況にあり，バーンアウトが離職，転職，休職にも影響を及ぼすことから，その対応は急務とされている。対人援助職は他者を助けるという実践的行為をする仕事であるが，その職務内容は曖昧であったり，成果や達成度を可視化することは難しい。また，サポー

トする側が最善と判断し実行したことが、サポートを受ける側の価値観にそぐわない場合や希望と異なることもあり、投じた労力（時間、エネルギー）に見合った評価を受けにくいという問題も指摘できる。こうした常に曖昧な状況に立たされる（役割曖昧性が高い）職務では、精神的にも身体的にも疲弊していく労働者は多い。さらに、対人援助職はサポート体制を作るためにチームワークが求められることも多く、同僚・上司などとの人間関係のストレスも加わってくる。一般的に対人援助職は人間を支えるためのサービスを提供することから、昼夜を問わず業務があるなど、その労働環境は厳しいことが多い。長時間勤務であったり、不規則な勤務パターンで就労するなど、過重労働になりがちな職務であり、ストレスが高く離転職も多いことから深刻な問題となっている。

マスラックとジャクソン（Maslach & Jackson, 1981）は、バーンアウトを測定する尺度を作成し（Maslach Burnout Inventry: MBI）、バーンアウトが3つの要因からなることを示した。

①情緒的消耗感（emotional exhaustion） 人を対象に働くため心理的なエネルギーを使い果たし、心身ともに疲れ果て、気力を失った状態になる。

②脱人間化（depersonalization） 被援助者（サービスの受け手）の人格を尊重せず、冷淡で人間性を欠くような態度・感情を示すようになる。被援助者を一人ひとりの人間として真摯に向き合うことなく、軽んじた態度であったり、機械的に仕事をこなす、といった態度を示す。

③個人的達成感（personal accomplishment）の低下 仕事に従事していても、達成感が得られず、自分が無能で、役に立たないという気持ちになる。

もともと仕事に熱意をもち、理想の仕事に従事していることで高い志をもった人ほど、バーンアウトしやすいと言われる。尽きない仕事と常に持続する過度なストレス状況が長期にわたって続くと、精神的にも身体的にも力つき、意欲が低下し、職務の遂行に弊害が出てくるのである。

バーンアウトは、とくに医療従事者のなかでも看護職を対象とした研究が多い。看護職は、医師のサポートをしながら、昼夜を問わず、患者の生活にかかわり、人命を救うための大きな責任と高い専門性が求められる。その一方で、対人援助職の理想とされる姿として、温かい人柄であり、献身的であるなど、理想とされる人物像の実現も求められる。しかし、これらの実現はたやすいことではない。また、看護職はその職務内容から、治癒の見込みがない人や、死に至るまでの時間をともに過ごすことから、悲しみや絶望に苛まれ、心身が疲弊し、バーンアウトになることもある。以上のような理由から、看護職ではバーンアウトが多いとされている。バーンアウトは、離職、労働意欲の低下、疲労・ストレスの増大に影響することから、勤務形態の見直し、スタッフの増員、職場での教育システムの充実など、組織的な対応策や介入が急務である。

(4) ストレスへの対処方法（コーピング）

生体は内外からの刺激に常に曝されているが、内外からの刺激に適応できるように生体が作用する重要な機能を備えていることがわかった。ストレス反応は、生体が存続するための生命線とも言える生体の機能なのである。とくに、

ある一定のストレス状況下で緊張状態になることは，決して悪いことばかりでない。なぜなら，生体はそれに対して適応するよう動機づけられていることから，通常よりも高いパフォーマンスが期待できることもあるからである。例えば，テストまであと1週間しかない，という差し迫った状況は，高いストレッサーとなりうるが，普段より集中力が高まり学習の効率が高まる場合もあるだろう。

これまで，ストレスの原因（ストレッサー）とストレス反応（ストレイン）の因果関係を説明し，その具体的な例も示してきた。そこで，私たちは実際にストレスの状況に陥ったら，適切で望ましい対処行動（コーピング）をどのようにして取るべきか，という関心をもつだろう。そして，どのようなパーソナリティであるとストレスを感じやすいのか，また，ストレスに対応するためにどのような人間関係を築いていると，よき援助者に恵まれ，有意義な意見を得られるだろうか。このような観点から，以下では心理学的な知見を紹介する。

1）ストレス・マネジメント

ストレス・マネジメントとは，ストレスを個人がコントロールして，積極的にストレスを低減する方法を学習することである。これまで，ストレスに関する様々な側面を見てきて，完全にストレスを避けることはできないことがわかっただろう。ストレスを個人で解決していくための方法を学び，ストレスの影響を小さくすることに努めることが重要なのである。

ストレス反応は，精神・身体的緊張状態を生み出す。このため，身体的な緊張状態を取り除く自律訓練法（autogenic training）がある。自律訓練法は，1932年にドイツの精神科医シュルツ（J. H. Schultz）によって創始された。自己催眠法を用いた治療法であり，ストレス緩和に効果があるとされている。自律訓練法は，7段階の公式からなっている。背景公式と第1公式～第6公式からなっており，背景公式の「気持ちが（とても）落ち着いている」からはじまり，「両腕両足が重たい」など，公式を順に心のなかで繰り返し唱え，自己催眠状態になり，緊張を解きほぐしていく方法である（佐々木，1976）。自覚的なストレスを感じるときに，自分でストレスに対して積極的に対処するためのリラクセーション法の一つとして活用できる利点がある。

次に，ストレスを認知する段階で積極的な対応をしようとするのが，認知療法である。これは，アメリカの精神科医ベック（A. T. Beck）が創始者である。認知のスタイルを変容することを治療の目的としている。人々には，もともともっている価値観や，考え方の傾向があり，それによって何かを体験したり，経験した際に，自動的に考えが浮かんでくる。これを自動思考と言い，その自動思考に注意を向け，考え方の癖を見つけ出し，自らの思考パターンを変えていこうという治療方法である。自らの考え方の癖を理解し，ストレスを感じることが多い場面，事柄などを把握することで，積極的にストレスに対する捉え方を良い方向へ変えていこうというアプローチである。

さらに，適切な行動がとれていないことで，ストレスを生み出している場合，その行動を修正するために，スキルを学習する方法がある。ソーシャル・スキル・トレーニング（social skill training: SST）と呼ばれ，とくに人間関係に焦点

を当て，人との関わりを変えていくことを学ぶ治療方法である。生活のなかで必要とされる効果的な行動がとれない場合，体験的に行動を学習し，構造的・体系的に学ぼうとする認知行動療法の一環でもある。ソーシャル・スキル・トレーニングの進め方は，目標となる社会的スキルの獲得のため，段階的に習得するようにプログラムが組まれている。モデルを通してそれを学習し，実際のロールプレイングを行い，その行動が自然に行えるように強化していく。そして，日常生活において実行することでその行動を般化していく。そうすると，ストレスに対処する適切な行動が獲得できる。SSTの一つとして，アサーション（assertion）がある。アサーションとは「自分の意見・考え・気持ち・相手への希望などを，相手に伝えたい時に，なるべく率直に正直に，しかも適切な方法で伝えようとする自己表現」（平木，1993）である。アサーション教育は様々な場面で行われており，対人援助職の「燃え尽き症候群」予防や一般企業の社員教育にも導入されており，現在，ストレスに対応するための教育として広く浸透している。

2）ストレスに関連する個人特性：タイプA行動パターン

ストレスにはストレスの原因であるストレッサーとその影響であるストレイン（ストレス反応）があることは先に示したが，この因果関係を調整するものに個人特性がある。同じ外的な刺激を受けてもそのストレス反応は個人によって異なり，この個人差を説明するのが個人特性である。

以下では，ストレスを緩衝する要因である個人要因としてタイプA行動パターン（Type A behavior pattern）を取り上げることとする。タイプA行動パターンは，ストレスに関連する個人特性として最も注目されるものである。アメリカの心臓病医であるフリードマンとローゼンマン（Friedman & Rosenman, 1959）は，虚血性心疾患（狭心症，心筋梗塞）の患者に，行動面，態度に共通点が多いことに着目し，共通の行動危険因子としてその特徴を示した。タイプAの人は仕事熱心で，達成意欲が高く，職場のなかでも目立ち，活動性が高い人が多い。その要因をまとめると，敵意性，競争性，時間切迫性，精神的活動，完璧主義などがいずれも高い人であることが行動特徴として挙げられる。具体的には，仕事に対する意欲が高く他者を排除しようとし，競争意識も高く，常に時間に追われている状況にあり，精力的であり，ものごとに完璧さを求める傾向が高い人であると言える。職場では仕事人間と目されるタイプであり，ワーカーホリック（仕事中毒）でもある。総じて，仕事に対する成果も高いことから，組織からの評価は高いことが多い。タイプAの人は，ストレスを見過ごしがちであり，ストレス反応が出ていても，無理をして仕事を遂行したりすることが多いため，結果，深刻なストレインとして虚血性心疾患になってしまう。

これらの特徴は，抑うつや睡眠障害などの精神的症状や生活習慣病の危険因子としても着目されるものである。一方で，タイプA行動パターンと反対のタイプをタイプB行動パターン（Type B behavior pattern）と呼び，虚血性心疾患の可能性が低いタイプを指す。また，タイプC行動パターン（Type C behavior pattern）もある。タイプC行動パターンの行動特徴は，がんに罹患

しやすい行動特徴の総称のことである。不安や怒りなどの情緒的反応を抑制し，物静かなタイプである。自己の感情を抑えているため，ストレスを発散できず，無気力，絶望しやすい傾向があるとされる。こうした場合，免疫機能が低下し，がんに罹患しやすいとされている。タイプAとタイプC行動パターンは，現代社会の過剰な仕事の要求に適応した結果，確認されるようになった行動パターンとも言え，現代の働き方に対する警鐘とも言えるだろう。

　これらの特性を備えた人物とは，家庭や趣味や余暇に注ぐエネルギーをすべて削って仕事へ投じるという仕事人間像が浮かぶ。もしタイプAやタイプC行動パターンに当てはまる場合，こうした行動特性がストレスに対して脆弱性があることを把握して，積極的な対応策を立てることは有効である。自分がその状況を制御できるという信念がある人ほどストレス耐性は強い。ストレス耐性を高めるには，身体的な鍛錬をして体力をつけることはもちろんのこと，自ら情報収集し問題を解決する能力を高めることが有効である。ストレス状況を正確に把握し，適応よく過ごすための決定を行っていく必要がある。

3）ソーシャルサポート（social support）

　私たちが生活をするうえで，人との関わりはなくすことはできないものである。ソーシャルサポートは，個人を取り巻く人間関係のなかで他者から得られる援助のことを指す。これらの支援は，メンタルヘルスの維持，ストレッサーの影響を緩衝する働きがある。ソーシャルサポートからは心理的援助を得ることができるが，個人によって人間関係のもち方は様々であり，その大きさは社会的なネットワークの大きさ・広さ，他者に期待できる援助に対する主観的な評価の程度，実際に援助を受けた程度，などによって評価できる。

　ソーシャルサポートの内容は以下の4つに集約される。
　①情緒的サポート　　共感や愛情，励ましなどのサポートの提供のこと指す。
　②道具的サポート　　アドバイスや具体的・実際的な手助けなど，また，物質的，具体的なサービスの提供のことを指す。
　③情報的サポート　　問題の解決において必要なアドバイスや情報の提供のことを指す。
　④評価的サポート　　肯定的な評価の影響によるサポートのことを指す。
　また，他者からの援助への期待感が高いものは，低いものよりも，精神的健康状態が高いという報告もある。

　社会的ネットワークを測る方法の一つとして，カーンとアントヌッチ（Kahn & Antonucci, 1980）のコンボイモデルがある。この方法は，個人によって異なる周囲との関係のもち方，暮らし方の様子を，比較的簡便に，かつ，可視的に捉えることができる方法である。コンボイモデルは，個人が複数の人々に囲まれ支援されているという様相を母艦が多数のコンボイ（convoy，護衛艦の意）に守られる様子に例えたものであり，個人を取り巻く社会的ネットワークを捉える方法として提案されている。

　このコンボイモデルは，個人を取り巻く3つの同心円が囲んでいる。第一円（最も個人に近い円）は，長期にわたり安定した関係で役割の変化の影響を受けない親密な関係の人々が入っている。例えば，母親や子どもが位置する。次に

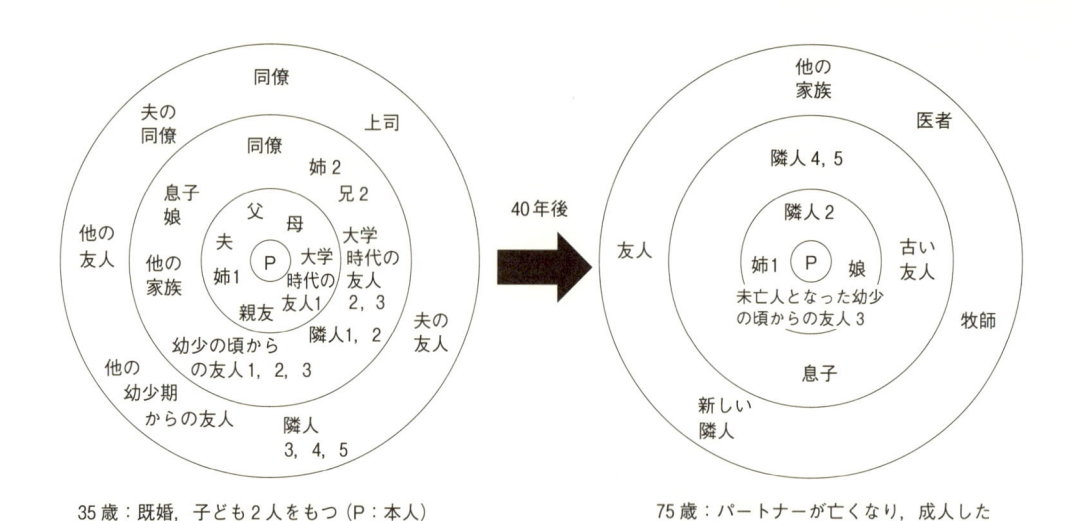

図4-2 ある女性の35歳と75歳の2時点におけるコンボイ (Kahn & Antonucci, 1980)

35歳：既婚，子ども2人をもつ (P：本人)

[第一円] 父，母，夫，姉1，大学時代の親友1

[第二円] 息子，娘，姉2，兄2，大学時代の友人2, 3，隣人1, 2，幼少の頃からの友人1, 2, 3

[第三円] 同僚，上司，夫の同僚，他の友人，他の家族，夫の友人，隣人3, 4, 5，他の幼少期からの友人

40年後

75歳：パートナーが亡くなり，成人した子ども2人をもつ (P：本人)

[第一円] 姉1，娘，未亡人となった幼少の頃からの友人3

[第二円] 隣人2，隣人4, 5

[第三円] 他の家族，医者，古い友人，牧師，息子，新しい隣人，友人

　第二円は，第一円より少し関係が薄い人々が入り，役割に基づいた，時間の経過に伴って変化する可能性がある親密な関係の人々が入る。例えば，親族，親友が位置する。そして一番外側に位置する第三円には，ある一定の役割に基づいた関係であり，役割の変化に最も影響を受けやすい関係の人々が入る。例えば，学校の先生，同級生などが位置する。

　コンボイモデルを提唱したカーンとアントヌッチの縦断研究は，人は年齢を重ねると人との関係のもち方が変化することを示している。社会的ネットワークを構成する人々は，そのとき，個人が関係を結ぶ人々によって変化していく。第一円よりも第二円および第三円というように，外側に行くほど関係は薄くなることから，ある一定の役割によって維持されているという関係は，該当する役割がなくなると，そのメンバーは円から出ることとなる。また，関係が薄くなり第二円から第三円へ，というように各円の構成員も移動したり，円の外から入ったり，出たりというような移動があることも測定できる。また，第一円は個人にとって比較的関係や結びつきが強い人が位置するが，長期の時間を経ると，例えば第一円に位置していた両親も亡くなって第一円から出たり，子どもが誕生して第一円に加わったりと，近しい人々でも変化が生じるのである。また，社会的ネットワークの円に該当するメンバーがほとんど入らない人もいれば，たくさんのメンバーに取り囲まれている人など，コンボイモデルに表現される社会的ネットワークの様相は個人によって様々である。図4-2はある女性の35歳と75歳のコンボイの変化を示したものである。40年を経て，この女性のコンボイにおけるメンバーは減っているが，姉1，友人3などは変わらずこの女性を支えていることがわかる。こうした社会的ネットワークをコンボイモデルで捉えることで，個人の人とのつながりを長期的に把握することが可能である。

4）社会的資源

専門性をもった援助者にサポートを依頼したいとき，心理臨床の実践場面には，病院・医療機関，生活問題を扱う社会福祉関連の相談機関，働く人々を対象とした相談機関（例えば，EAP），地域住民を対象とした精神保健に関する相談をする地域臨床，などが考えられる。

こうした社会資源の有効活用により早期に問題解決・治療が望まれるが，高い専門的なサポートの提供を受ける行動を積極的に行う人と，そうでない人がいる。こうした行動の差異は，援助要請行動（help-seeking behavior）の観点から検討されている。デパウロ（Depaulo, 1983）は，援助要請行動とは個人が他者からの時間，努力，資源の提供を受けると解決するような悩み・問題を抱えている場合，直接，他者に援助を求める行動のこととしている。

> **EAP（Employment Assistance Program）**
> 従業員支援プログラムと訳され，企業が従業員と家族にメンタルヘルスなど諸問題解決のため，事業場外資源でサービス提供することである。近年，日本企業でも導入が進んでいる。

(5) ワーク・ライフ・バランス

ライフスタイルおよび労働者の価値観の多様化が進むなか，世代にかかわらず個人が理想とするライフスタイルを実現するための要件として，ワーク・ライフ・バランス（work-life balance）が注目されている。2007年には，「仕事と生活の調和（ワーク・ライフ・バランス）憲章」が策定され（仕事と生活の調和推進官民トップ会議，2007），仕事と生活の調和が実現した社会は，"国民一人ひとりがやりがいや充実感を感じながら働き，仕事上の責任を果たすとともに，家庭や地域生活などにおいても，子育て期，中高年期といった人生の各段階に応じて多様な生き方が選択・実現できる社会"と謳われている。この社会の実現のためには，ワーク・ライフ・アンバランスな状況がストレスを生起する過程を解明することが必要不可欠である。

1）仕事と家庭生活の葛藤（ワーク・ファミリー・コンフリクト）

人々は仕事と家庭領域において，職場では職業人としての役割と，家庭では夫・妻や親といった役割をもっている。しかし，複数の役割を両立することは，時間やエネルギーを多く要するため，ときには互いの役割をうまく両立させることに困難さを感じさせる。そのうち，とくに仕事と家庭の両立について悩むことを心理学的観点から捉えるワーク・ファミリー・コンフリクト（work-family conflict）という概念がある。グリーンハウスとビューテル（Greenhaus & Beutell, 1985）は，ワーク・ファミリー・コンフリクトとは，役割間葛藤（inter-role conflict）の一つであり，仕事役割が家庭役割を阻害する仕事→家庭葛藤（work-to-family conflict）と家庭役割が仕事役割を阻害する家庭→仕事葛藤（family-to-work conflict）という双方向性の葛藤があるとしている。例えば，仕事→家庭葛藤は"仕事があるので，子どもと十分に遊ぶ時間をとることができない"ということがある。また，家庭→仕事葛藤は，"子どもが急に熱を出したので仕事を早退しなければならない"ということである。つまり，一方の役割が他方の役割の行動を阻害することから生じる葛藤なのである。

さらに，ワーク・ファミリー・コンフリクトは，時間に基づく葛藤（time-based conflict），ストレインに基づく葛藤（strain-based conflict），行動に基

> **葛藤（時間）**
> 仕事（家庭）に多くの時間を費やすため，家庭（仕事）に投じる時間が短くなり生じる葛藤である。例えば，仕事で忙しく子どもと遊ぶ時間が足りないなど。

> **葛藤（ストレイン）**
> 仕事（家庭）でのストレインが家庭（仕事）での役割を阻害することで生じる葛藤である。例えば，仕事で失敗して怒られたため，気分が晴れずに家族と過ごしていても楽しめないなど。

> **葛藤（行動）**
> 仕事（家庭）の役割で期待される行動が家庭（仕事）で期待される行動と対立することで生じる葛藤である。例えば，職務遂行で求められる合理性，効率性と家庭での温かな養育態度などの行動が相容れないなど。

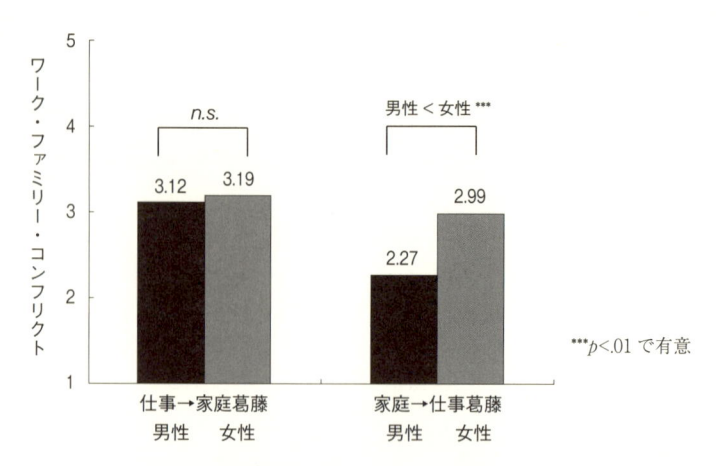

```
                                                    男性＜女性 ***
              n.s.
    3.12    3.19
                              2.27    2.99
                                                  ***p<.01 で有意

    仕事→家庭葛藤        家庭→仕事葛藤
    男性  女性           男性  女性
```

図 4-3　子どもをもつ共働き夫婦のワーク・ファミリー・コンフリクト
(富田ら，2012 より作成)

づく葛藤（behavior-based conflict）の3つの形態への分類（Greenhaus & Beutell, 1985）や，先に示した2つの葛藤に加えて時間がないことから生じる時間葛藤，選択を迫られる状況によって生じる選択葛藤を設定したもの（金井，2002）がある。このように，下位概念の詳細な検討が進められているが，いずれも共通するのは双方向性が仮定された仕事→家庭葛藤および家庭→仕事葛藤がワーク・ファミリー・コンフリクト概念の中核である。

　2つの役割がアンバランスな状態となったとき，ワーク・ファミリー・コンフリクトが生じると精神的健康へ影響する。例えば，仕事→家庭葛藤は仕事満足を減少し（Kossek & Ozeki, 1998），長期欠勤（Goff et al., 1990）と関連するとされ，家庭→仕事葛藤は抑うつとメンタルヘルスの低下と関連すること（Frone et al., 1992）などが明らかとなっている。また，とくに女性の就業継続とワーク・ファミリー・コンフリクトの問題は根深いことから，女性が多く従事する看護職のワーク・ファミリー・コンフリクトも着目されている。

　図4-3は，最も両立の負担が高いとされている，フルタイム就業の就学年齢未満の子どもをもつ共働き夫婦を対象としたワーク・ファミリー・コンフリクトを示したものである（富田ら，2012）。男女ともにフルタイム就業者を対象としていることから，仕事に対して一定のエネルギーを注いでいる対象者と言える。ワーク・ファミリー・コンフリクト（仕事→家庭葛藤と家庭→仕事葛藤）の性別による差異を見てみると，仕事→家庭葛藤は男女に差は認められず，家庭→仕事葛藤は女性の方が男性よりも有意に高かった。仕事→家庭葛藤は男女で差異は示されなかったが，男女ともに中程度以上の高い葛藤があることが示された。他方，家庭→仕事葛藤は女性の方が男性よりも高かったのは，いまだ「男は仕事，女は家庭」という伝統的性役割が根強いことが考えられる。女性の家庭での負担が大きいため仕事を阻害したのだろう。近年，共働き夫婦の数は漸進状況にあり，また若い世代になるほど両立志向が高まっていることから，ワーク・ファミリー・コンフリクト解消のために両立支援策の充実が望まれる。

　一方で，近年，多重な役割をもつことの有効性に目が向けられ，ポジティブ

な側面も注目されるようになってきた。例えば，家庭での経験が仕事上の遂行において役立ったというように，家庭での役割が仕事での役割に対してメリットをもたらすことも考えられる。このようにポジティブな側面に関しては，ワーク・ファミリー・ファシリテーション（work-family facilitation）という概念がある。ワイネら（Wayne et al., 2004）はワーク・ファミリー・ファシリテーションを，ある役割（例えば，仕事）に携わることによって他の役割（例えば，家庭）のパフォーマンスや機能が高まること，と定義している。

仕事と家庭の両立に関しては，これまで両立の負担が多かった女性がクローズアップされがちであったが，先に示したワーク・ライフ・バランス憲章にあるように，性別および世代を問わずに確立されるべき課題として広く周知されるようになってきている。男女ともに積極的に様々な役割に参加することが期待されていると言える。

2）ワーク・ライフ・バランスに向けて：ライフ・キャリア・レインボー

ワーク・ライフ・バランス実現のためには，自らの生涯を見通す必要がある。役割の連なりを捉えるためには，スーパー（Super, 1980）のライフ・キャリア・レインボー（life-career rainbow）が，人生における役割の変遷の様相を端的に示していることから，役割のバランスを理解するのに適している。

ライフ・キャリア・レインボーは，時間と役割の視点から個人の生涯を捉えようとしたものである。生涯をレインボーにたとえることで，いくつかの役割（子ども，学生，余暇人，市民，労働者，家庭人など）が同時に存在し，かつ，それぞれの役割に費やされる時間とエネルギーの総量が変化していくことを捉えることができる。

図4-4に示されているある人の労働者としての役割を追ってみると，27歳ごろに労働者としての役割がスタートし，しばらくは労働者の役割への重みが大きいが，45歳ごろになると，一度労働者の役割がストップして学生生活に戻っ

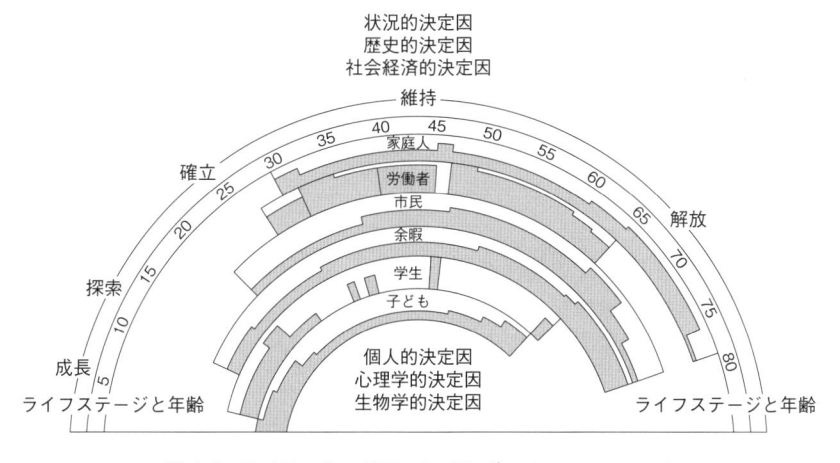

図4-4 ライフ・キャリア・レインボー (Super et al., 1996)

ていることがわかる。そして，47歳ごろに再び労働者としての役割へ戻るという変遷をたどっている。他の役割も同様に生涯を通じて，そのときに重視する役割が占める割合が高くなっていることから，個人が生涯を通じて，様々な役割のバランスを変化させていることがわかるだろう。ライフ・キャリア・レインボーに自らの生涯も当てはめてみると，現在の位置づけと今後の方向性を明らかにすることができる。ワーク・ライフ・バランス実現のためにも役立てることができるモデルと言えよう。

2.「こころ」の健康を測る

　「こころ」の健康とはどういうものなのだろうか。その問いへの答えには様々なものがある。ある人からは「いろいろな心配がないこと」という返事が返ってくるかもしれない。またある人は「自分が役に立っていると感じられる状態」という返事があるかもしれない。このように一見捉えどころのない「こころ」の健康だが，その「こころ」の健康の程度を測定するために，様々な尺度や検査が開発されている。

(1) 特定領域の「こころ」の健康を測る

　「こころ」の健康を測る尺度には様々な尺度や検査があるが，ここでは「こころ」の健康に関係する特定領域を測定するために開発された尺度や検査について説明する。

1) 不安の程度を測る

　「こころ」の健康について論じる際に最初に取り上げるのは不安である。不安の程度を測る尺度として代表的なものはMAS（顕在性不安尺度）とSTAI（状態・特性不安尺度）である。不安は状態不安と特性不安の2つに分けて考えることができる。状態不安とは個人がおかれた状況によって変化する一時的な不安である。一方，特性不安とは比較的安定した個人の性格傾向としての不安を示している。MASは特性不安をSTAIは状態不安と特性不安をそれぞれ測っている。MASは後述するMMPI（ミネソタ多面人格目録）の550項目の中，明らかな不安を示す発汗や震え，身体的訴えなどの50項目から構成されており，各質問項目を自分に「当てはまる」か「当てはまらない」かで回答する。STAIは時間の経過とともに変化する不安状態としての状態不安と，不安になりやすい性格傾向としての特性不安を区別して測定できる点が特徴である。それぞれ20項目の質問に対して「今の自分の気持ち」そして「ふだんの気持ち」として4件法で評定することを求めている。

2) 抑うつの程度を測る

　抑うつの程度を測る尺度としてBDI-Ⅱ（ベック抑うつ質問票）とSDS（自己評価式抑うつ性尺度）が代表的である。BDI-Ⅱは抑うつ症状の重症度を判

定する目的で作成されており，21の質問項目から構成されている。この21項目は疲労感や活力喪失など抑うつ症状の身体的感情的側面を反映する項目と過去の失敗や無価値観など抑うつ症状の認知的側面を反映する項目の2つに分けて考えることができる。各項目には重症度に差をつけた文章があり，この2週間の被検者の気持ちに最も近いものを選ぶように求めている。SDSは抑うつ状態の重症度を自己評価する目的で作成され，20項目の質問で構成されている。項目は主感情，生理的随伴症状，心理的随伴症状の3つに分けて考えられる。被検者は各項目の出現頻度として現在の自分の状態に最もよく当てはまるものを4件法で評定するように求められる。

3）自己効力感の程度を測る

自己効力感の程度を測る尺度としてはGSES（一般性自己効力感尺度）が代表的である。自己効力感とは「ある行動をおこす前に個人が感じる『自己遂行可能感』」とされており，特定場面における個人の行動に影響を与える自己効力感と長期的に個人に影響を及ぼす自己効力感の2つの水準が考えられる。そのうちの後者を測っているのがGSESである。16項目から構成され，行動の積極性，失敗に対する不安，能力の社会的位置づけの3つの側面に分けて考えることができる。各項目に対してYESかNOかのどちらかをつけるように求められる（坂野・東條，1986）。また特定領域の自己効力感を測定するものとして，慢性疾患患者の健康行動に関する自己効力感を測る尺度が疾患に対する対処行動の積極性と健康に対する統制感との2因子24項目で構成されている。各項目を「全く当てはまらない」から「とてもよく当てはまる」の4件法で評定するように求めている（金ら，1996）。

4）バーンアウトの程度を測る

「こころ」の健康を考える際に欠かせないのがバーンアウト（燃え尽き）である。今まで会社のためにと休日を返上して一生懸命に頑張ってきた人があるときを境にロウソクの炎がフッと燃え尽きてしまうように，そのエネルギーが枯渇し，やる気をなくしてしまうのがバーンアウトである。そのバーンアウトの程度を測る尺度として代表的なものがMBI-GS日本版とバーンアウト尺度である。MBI-GS日本版はマスラック（C. Maslach）のMBI-GSを翻訳したものである。元来，対人職者を対象として開発されたMBIを働く人すべてにも適用できるようにという時代の要請から作り上げたものである。16の質問項目から構成され，疲弊感，シニシズム，職務効力感の3つに分けて考えることができる。各項目に対してその出現頻度を7件法で評定するように求めるものである（北岡ら，2011）。バーンアウト尺度はマスラックのMBIを改訂して作成されている。17項目から構成されており，情緒的消耗感，個人的達成感，脱人格化の3つに分けて考えることができる。各項目に対してその出現頻度を5件法で評定するように求めている（久保・田尾，1992）。

5）生活の質の程度を測る

健康に関連した生活の質を測る尺度は，包括的尺度と疾患特異的尺度とに分

類される。

　包括的尺度は様々な疾患に関連した生活の質を測ることができ，疾患の異なる患者間の生活の質を比較することができる。その代表的なものがSF-36（MOS Short-Form 36-Item Health Survey）である。SF-36は身体機能，日常役割機能（身体），体の痛み，全体的健康感，活力，社会生活機能，日常生活機能（精神），心の健康の8つの領域と健康の推移を測っている（鈴鴨・福原，2002）。

　疾患特異的尺度として肺がん，糖尿病，透析を取り上げて紹介する。

　肺がんの領域ではEORTC（European Organization for Research and Treatment of Cancer）QLQ-LC13とFACT-L（Functional Assessment of Cancer Therapy Scale-Lung）が開発されている。ともに基本調査表とともに実施される（小林，2001）。

　糖尿病の領域ではPAID（Problem Area in Diabetes Survey：糖尿病問題領域質問表）やITQ-QOL（Insulin Therapy Related QOL Measure：インスリン治療に関するQOL質問表）が挙げられる。PAIDは糖尿病であることに伴う感情，糖尿病治療に伴う問題，周囲との関係などを尋ねる20項目から構成されている。ITQ-QOLはインスリン治療者の総合的なQOLを測る目的で作られており，23項目から構成されている。23項目は身体症状，社会的活動，日常生活，感情の下位尺度からなる（石井，2001）。

　透析治療の領域においては透析に特異的なQOL尺度としてKDQOL-SF（the Kidney Disease Quality of Life Short Form）が挙げられる。KDQOL-SFには包括的QOLを測るものとしてSF-36が含まれている。特異的な下位尺度としては症状，日常生活への透析の影響，透析の負担などとともにソーシャルサポート，透析ケアに対する満足度を尋ねている（日台ら，2001）。

6）神経症の症状を測る

　被検者が神経症の症状をもっていることを評価し把握する目的で作成されたのがGHQ（精神健康調査票）である。元来，60項目から構成されているが短縮版としてGHQ28やGHQ30が作られている。この数週間の健康状態について精神的問題と身体的な問題がどの程度あるのかを4件法で評定することを求めている。

(2) パーソナリティ全体の「こころ」の健康を測る

　「こころ」の健康は不安や抑うつといった特定の領域に関してのみ測ることができるわけではない。その被検者のパーソナリティ全体から「こころ」の健康を見ていこうとする尺度や検査がある。

1）MMPI新日本版

　MMPI（ミネソタ多面人格目録）は代表的な質問紙法であり，被検者の現在の精神的状態や性格特徴を把握したり診断補助を目的として使われることが多い。550項目の質問に対して，自分に「当てはまる」か「当てはまらない」

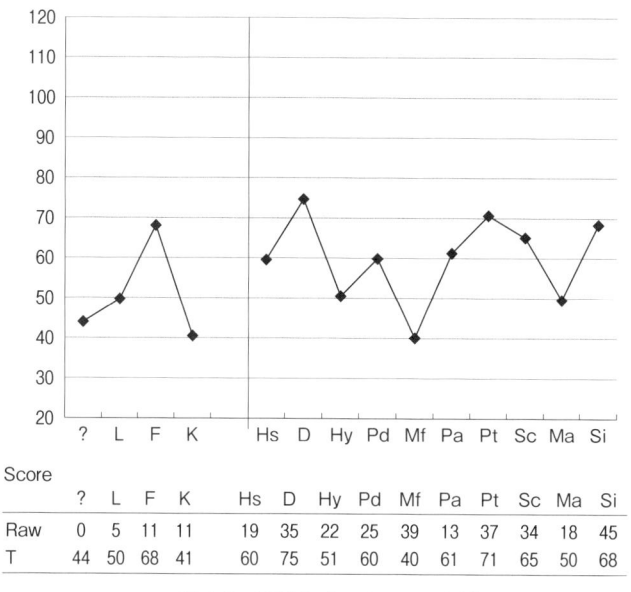

図 4-5 MMPI プロフィールの例

Score	?	L	F	K	Hs	D	Hy	Pd	Mf	Pa	Pt	Sc	Ma	Si
Raw	0	5	11	11	19	35	22	25	39	13	37	34	18	45
T	44	50	68	41	60	75	51	60	40	61	71	65	50	68

かのどちらかに回答することを求めている。採点の結果，図4-5のようなプロフィールを描き，解釈される。図4-5の左側に示されている4種類の尺度（？，L，F，K）が妥当性尺度であり，受検態度や人格特徴を示している。図4-5の右側にある10種類の尺度が臨床尺度であり，それぞれが違った意味をもっている。解釈の際には臨床尺度のなかで最も上昇している2つの尺度を選んで2高点コードとして解釈される。被検者の年齢や教育歴，その他の臨床情報などを加味して最終的に解釈される。MMPIの特徴としてまず質問項目の多さが挙げられる。これは被検者への負担ともなるが，それは被検者の疲れを考慮して何回かに分けて実施することで解決できる。次に質問項目が多いことを利用して多くの追加尺度が開発されており，それを使った重層的な解釈が可能である。また結果がプロフィールとして表されることで視覚的にわかりやすく，複数回実施した場合にはその変化を容易に把握できることが挙げられる。また妥当性尺度があることで被検者の過度な防衛的態度や誇張といった作為的な受検態度を考慮できるとともに，それを性格特徴の把握や診断補助にも活用している。

2）ロールシャッハテスト

　ロールシャッハテストは代表的な投映法であり，被検者の知覚体験の構造を分析することで，被検者の現実検討力，感情や衝動のコントロール，自己イメージや対人関係の病理などを把握することを目的としている。図4-6のようなインクのしみで作った10枚の多義的図版を用いて，それが何に見えるか回答することを求めている。その反応に被検者の欲求や葛藤が投映されていると仮定している。反応領域，反応の決定因，反応内容など多層的な視点から知覚体験の構造が検討される。ロールシャッハテストの実施からスコアリング，解釈に至るまではかなりの熟練が必要である。

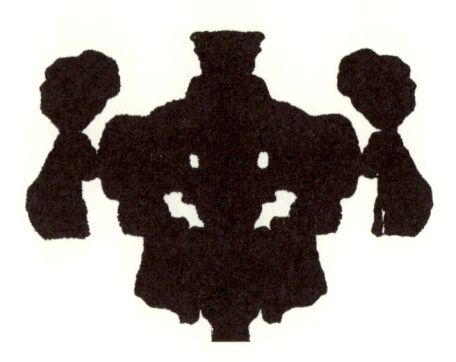

図4-6　ロールシャッハテスト図版のイメージ図

(3)「こころ」の健康に影響する知的および発達的側面を測る

「こころ」の健康に影響するものとして多くのものが挙げられるが，なかでも被検者の知的な側面や発達的な側面を取り上げることができる。それらを測定する尺度や検査について説明する。

1）子どもの知的側面を測る

子どもの知的側面を測る検査の代表的なものとしてはWISC-Ⅲ（ウェクスラー児童・生徒知能検査）とWISC-Ⅳが挙げられる。

WISC-Ⅲはその対象年齢は5歳から16歳11ヶ月である。WISC-Ⅲは言語性検査と動作性検査からなり，言語性検査は知識，類似，算数，単語，理解，数唱の6つの下位検査から，動作性検査は絵画完成，符号，絵画配列，積木模様，組合せ，記号探し，迷路の7つの下位検査から構成されている。言語性IQと動作性IQそして全検査IQそして4つの指標（言語理解，知覚統合，注意記憶，処理速度）が算出される。

知能検査に対する社会的ニーズの変化に伴って2010年にはWISC-Ⅳが完成した。WISC-Ⅳの対象年齢はWISC-Ⅲと同じである。WISC-Ⅳでは言語性IQと動作性IQは使われず，全検査IQと4つの指標（言語理解指標，知覚推理指標，ワーキングメモリー指標，処理速度指標）が算出される。WISC-ⅣではWISC-Ⅲの下位検査である絵画配列，組合せ，迷路が削除され，新たに絵の概念，語音整列，行列推理，語の推理，絵の抹消の5つの下位検査が加わった。WISC-Ⅳの下位検査は基本検査と補助検査に分かれ，基本検査だけで全検査IQと4つの指標が算出され，補助検査を加えることでより詳細な分析ができるようになっている。

2）大人の知的側面を測る

大人の知的側面を測る検査の代表的なものとしてはWAIS-Ⅲ（ウェクスラー成人知能検査）がある。WAIS-Ⅲはその対象年齢が16歳から89歳である。WAIS-Ⅲは言語性検査と動作性検査からなり，言語性検査は知識，類似，算数，単語，理解，数唱，語音配列の7つの下位検査から，動作性検査は絵画完成，符号，絵画配列，積木模様，組合せ，記号探し，行列類推の7つの下位

検査から構成されている。言語性IQ，動作性IQと全検査IQそして4つの指標（言語理解，知覚統合，注意記憶，処理速度）が算出される。大人の知的側面を測る検査としては他に田中ビネー式検査や鈴木ビネー式検査が用いられることがある。ただし検査内容として言語性検査が多く占めるため，言語面でのハンディキャップのある被検者への使用には注意が必要である。

3）高齢者の知的側面を測る

高齢者の知的側面を測る尺度や検査として代表的なものは，HDS-R（改訂長谷川式簡易知能評価スケール）とMMSE（Mini-Mental State Examination）そしてCOGNISTATである。HDS-Rは年齢，日時の見当識，場所の見当識，3つのことばの記銘，計算，数字の逆唱，3つの言葉の遅延再生，5つの物品記銘，野菜の名前：ことばの流暢性から構成されている。MMSEは見当識，記銘，注意と計算，再生，言語の5つの領域から構成されている。COGNISTATは成人を主な対象とした認知機能を多面的に評価することを目的に作成されている。一般因子として覚醒水準，見当識，注意を認知機能として言語，構成能力，記憶，計算，推理の合計8つの領域を評価できる。検査結果をプロフィールで表すことができるため，保持されている能力と低下している能力を視覚的に捉えることができるのが特徴である。

4）発達的側面を測る

発達的側面を測るものとしてAQ（自閉症スペクトラム指数）と日本版ITPA（言語学習能力診断検査）を取り上げる。「自閉症とアスペルガー症候群は社会的・コミュニケーション障害の連続体上にあり，アスペルガー症候群は自閉症と健常者の中間的存在である」という自閉症スペクトラムの考えに基づいて，成人の高機能自閉症やアスペルガー症候群の特徴を見つけ出そうとするのがAQである。AQは50項目から構成され，各項目を4件法で評定するよう求めている（若林ら，2004）。ITPAは子どもの言語学習能力を測定し，その長所と短所を明らかにすることで，その子どもに合った治療計画を立てるのに有効な診断検査として開発された。ITPAでは言語学習能力を特定の回路を通る，特定の水準における，特定の過程の能力と捉えている。回路としては聴覚－音声回路と視覚－運動回路を考えている。水準としてはものの意味を伝える複雑かつ高度な表象水準と習慣によって組織化されとくに意識されることなく自動的に行われる自動水準を考えている。また過程としては受容過程と表出過程，連合過程の3つを考えている。ITPAを日本の子どもに適用できるように独自の改訂を行ったものが日本版ITPAである。その対象年齢は3歳0ヶ月から9歳11ヶ月である。「ことばの理解」「絵の理解」「ことばの類推」「絵の類推」「ことばの表現」「動作の表現」「文の構成」「絵さがし」「数の記憶」「形の記憶」の10の下位検査から構成されている。粗点，言語学習年齢，言語学習指数，評価点が算出されプロフィールとして表され，どの側面に障害があるのかをわかりやすく示すことができる。

(4) 信頼性と妥当性

「こころ」の健康を測る道具が科学的な測定装置であるために備えなければならない特性がある。それが信頼性と妥当性と呼ばれるものである。信頼性とは測定の安定性，正確さで，複数回の測定において同一の結果が出ることを求めている。信頼性の有無を検討する方法としては，再検査法，平行検査法，折半法そしてクロンバックのα係数が用いられる。妥当性とはその検査が測定しようとしているものを実際に測定できているのかどうかを示している。妥当性は内容的妥当性，構成概念妥当性，基準関連妥当性に分けて考えられる。

信頼性の有無を検討する方法として再検査法は同一検査を同一被検者に，ある期間をおいて繰り返し実施し，得られた2組の測定値の相関係数を求める方法である。平行検査法とは同一の能力や特性を測定すると考えられる2種類以上の検査を作成し，それぞれを実施してその相関係数を求める方法である。折半法とは1つの検査をお互いに平行測定の関係になるように折半し（例えば奇数項目と偶数項目や前半項目と後半項目など），信頼性を求める方法である。クロンバックのα係数とはあらゆる折半基準で算出される信頼性係数の平均値を算出する方法である。

妥当性の有無を検討する方法として内容的妥当性とは項目内容が測定したい概念を過不足なく反映しているのかどうかを専門家の判断を求めるなどの方法で検討するものである。構成概念妥当性とは検査結果が心理学的に想定している構成概念をどの程度正確に捉えているかというもので，内部相関や因子分析を用いて検討される。日本版WAIS-Ⅲや日本版WISC-Ⅲでは内部相関の検討がなされており，同じ領域に属する下位検査の間には高い相関が見られ，別の領域の下位検査の間には相関が低いことが確かめられている。基準関連妥当性には測定している概念を反映する外部基準と，測定結果が関連するかどうかという併存的妥当性や，入学試験の成績と入学後の成績のように測定結果が後に評価される成績と相関があるかどうかという予測的妥当性，そしてあるサンプルで得られた妥当性が他のサンプルでも得られるかどうかという交差妥当性がある。COGNISTATにおいては併存的妥当性として神経心理学的検査およびMMSEとの相関を検討している。

3.「こころ」の健康を取り戻す

「こころ」の健康が大きく損なわれた場合，それを取り戻すのはなかなか容易ではない。自分なりのストレスマネジメントでは十分な回復がはかれないため，専門家のサポートをあおぐことになる。専門家のサポートの一つにカウンセリングや心理療法がある。カウンセリングは適応上の比較的軽い悩みをもつ人を対象に主に意識領域を扱うものとして用いられている。一方，心理療法はより大きな心理的問題を抱えて，その人の無意識の領域への長期にわたる集中的な関与を要する場合に用いられることが多い。しかしながら両者の間に厳密な差異がなくなっているのが現状である。

カウンセリングや心理療法には非常に多くの理論や技法が存在する。ここでは主なものとして来談者中心療法，精神分析療法，行動療法そして最近，注目されている認知行動療法について紹介する。それぞれがどのような行動の制御や変化を目指しているのかを見ていく。

(1) 来談者中心療法

1940年代よりカール・ロジャーズ（C. R. Rogers）によって始められ，わが国に導入されたのが来談者中心療法である。わが国の教育分野においては圧倒的な影響を与えているのがこの来談者中心療法である。それまでの専門家のサポートが指示的な指導や助言を重視しているのに対して，ロジャーズは非指示的カウンセリングとしてクライエントの心理的成長と自立を重視し，クライエントの話を傾聴し，クライエントの感情を明確化することを重要だとした。非指示的カウンセリングという名称は，クライエントの態度をより強調するために，来談者中心療法と呼ばれるかたちへと変化していった。来談者中心療法の特徴として，人間を本来，成長する力を備えた存在であると捉えており，望ましい条件下ではその機能を十分に発揮できるものと考えている。そしてクライエントの成長，健康，適応へ向かう欲求に絶大な信頼をおいている。またクライエントの知的な側面よりも感情的な側面を重視している。そしてクライエントにとって過去に起こった出来事を話題にするよりも，クライエントの治療場面で現在体験している，感じていることを重視している。それは「今ここで（here and now）」ということばで表される。そのため，クライエントとカウンセラーがやり取りする今の関係そのものが成長体験であると考えている。

ロジャーズはパーソナリティ変化のための必要十分条件を表4-2のようにまとめている。そしてこのなかの3番目に示されている自己一致（純粋性）と呼ばれるものをカウンセラーの第1条件として挙げている。自己一致とはカウンセリング場面でカウンセラーが「このクライエントは嫌だ」とか，「クライエントの話に集中できない」といった否定的な感情が生じた場合でも，それを否定することなくありのまま受けとめることを言っている。そして4番目の無条件の肯定的関心をカウンセラーの第2条件としている。無条件の肯定的関心は評価的な態度ではなく，クライエントの体験すべてを非難，批判，支持，同意な

表4-2　パーソナリティ変化のための必要十分条件

1　2人の人間が心理的な接触をもっていること
2　クライエントは自己不一致の状態にあり，傷つきやすい，あるいは不安の状態にあること
3　カウンセラーはこの関係の中で自己一致しており，純粋であり，全体的統合をもっていること
4　カウンセラーはクライエントに対して，無条件の肯定的関心を抱いていること
5　カウンセラーはクライエントの内的照合枠について共感的な理解を経験しており，この経験をクライエントに伝えようと努めていること
6　カウンセラーの共感的な理解と無条件の肯定的関心が最低限，クライエントに伝わっていること

どせず，クライエント自身のものとして，そのまま受けとめていく態度のことである。そしてカウンセラーの第3条件として5番目の共感的理解を挙げている。共感的理解とはクライエントの私的な世界をカウンセラーがあたかも自分自身のものであるかのように感じとり，しかもこの「あたかも……のように」という性質を失わないことを言う。ここで言う共感とはクライエントの話に積極的に耳を傾けるということにとどまらず，ことばを越えたところでの響き合いと言えるものである。

(2) 精神分析療法

　精神分析療法は19世紀末にフロイトによって創始された心理療法である。精神分析療法の特徴として無意識の存在を仮定すること，クライエントの乳幼児期の体験を重視すること，治療中に現れてくるクライエントの転移と抵抗の扱いを重視すること，治療者側の逆転移を重視することが特徴として挙げられる。

　精神分析のパーソナリティ理論による意識と無意識の関係を図4-7に示した。日頃は無意識の領域に抑圧されている欲求や葛藤が治療場面での自由連想法により意識化され，それによってカタルシスが生じることで症状が改善すると考える。精神分析療法の治療過程においてはクライエントが自己理解や変化を促すという治療目的と相反するような行動を示すことがしばしば見られる。具体的には約束の時間に遅刻したりずっと黙ったままでいたり治療者に議論をふっかけてきたりする。これは抵抗と呼ばれ，それ自体を分析し解決することが治療の本質と考えられている。またクライエントが治療者側に必要以上に好意を抱いたり理想化したり，また逆に敵意や不信感を必要以上に抱いたりすることがある。これらの行動は陽性転移や陰性転移と呼ばれる。精神分析療法ではこれらの行動をクライエントの幼少期における重要他者，例えば両親との間で体験した感情や態度が再現され，治療者の上に置き換えられたものと考える。また治療者側がクライエントに対して必要以上に嫌悪感を抱いたり過度に親切にしたりするのは逆転移と呼ばれ，治療者側の転移が背景にあるものと考えられている。クライエントの陽性転移や陰性転移が治療過程のなかで取り上

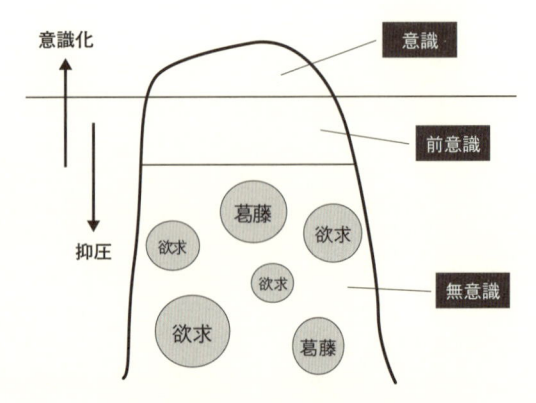

図4-7　精神分析療法における意識と無意識の関係

げられ分析されることでクライエントの自己洞察が進んでいく。治療者側の逆転移は治療のさまたげになるため，教育分析をあらかじめ受けておく必要があるとされる。

(3) 行動療法

行動療法は学習理論にかかわる多くの成果を行動変容に適用しようとするものである。行動療法は不適応行動を適応行動と同様に学習されたものとして捉えている。不適応行動の原因の除去により行動パターンを元の正常のものに戻したり，新しく学習した行動パターンによって解消できると考えている。

1) 系統的脱感作法

系統的脱感作法とはリラックスと不安とは同時に経験できないという原理に基づいて神経症的な不安を軽減させる方法である。系統的脱感作法には表4-3のような不安階層表が用いられる。SUD（自覚的障害単位）を用いて最も不安の強い状況を100とし，まったく不安を感じない状況を0となるように具体的場面を挙げる。SUDの0から100までの間に小刻みに具体的場面を挙げていき不安階層表を作成する。自律訓練法や筋弛緩法でリラクセーションを習得した後，深いリラックス状態に身をおきながら弱い不安状況をイメージさせる。そしてその際のSUDを報告させる。その手続きを繰り返しながら次第にSUDが低下していくことを確認し，次の場面に対して同様に行うことで段階的に不安や恐怖を除去していく。

2) 持続エクスポージャー療法

PTSD（心的外傷後ストレス障害）の治療法として注目されているのが持続エクスポージャー療法である。持続エクスポージャー療法においては最初に心理教育としてPTSDを長引かせている理由は「回避」と「歪んだ考え」であることを説明する。「回避」は短期的にはうまくいくように見えるが，実際は回避の習慣化，危険の確信化，不安の継続性，自信の喪失につながり症状を長引か

表4-3 不安階層表の例

SUD	内 容
0	家で家族と話をしながら食事をしている
10	親しい友達と電話で話をしている
20	友人2, 3人と話をしている
30	友人1人と話をしている
40	大学キャンパス内で学生が大勢いるところを通る
50	同年齢のすてきな異性と話をしている
60	授業中に教室の前の入り口から入る
70	クラス，サークルなどの集まりで自己紹介する
80	先生と研究室などで個人的に話をする
90	授業中指名されて自分の席で意見を発表する
100	大勢の学生の前で自分の意見を発表する

せていく。PTSDのために回避している状況のうち，比較的安全な状況に対して順に向き合っていくことで本当は安全な状況を回避しないようにするのが持続エクスポージャー療法の目的である。向き合っていくやり方には想像エクスポージャーと現実エクスポージャーの2種類がある。想像エクスポージャーではクライエントは自分の頭のなかでトラウマ体験に戻り，そこで経験したことを声に出して話してもらい，それに録音して繰り返し聞くことによってトラウマの記憶を整理し考え直す力をつけていく。現実エクスポージャーにおいては不安な状況や，そこを避けたいと思う状況に直面してもらう。クライエントはその場を立ち去りたいと思うが，恐怖を克服するためには不安が減るまでその場にとどまって，起こるのではないかと怖がっていたことは実際には起こらなかったと納得する必要がある。クライエントがその場にとどまり，本当はそこには危険がないことに気がつけば，不安は治まり結果として怖い思いをしないでその場に立ち向かえるようになる。

（4）認知行動療法

　メンタルヘルスの領域で最近のトピックスにうつ病の増加がある。その治療法として注目されているのが認知行動療法である。認知行動療法では私たちを取り巻く環境や他者と私たち自身の間の相互作用とともに，私たち自身が抱く認知（考えやイメージ），行動，気分・感情，身体的反応がそれぞれ影響し合っているという基本モデルを想定している。そのなかのとくに「認知」と「行動」に焦点を当てながら進めていく心理療法が認知行動療法である。とくに「認知」と「行動」に焦点を当てる理由は，それらが比較的選択や工夫がしやすい面をもっているためである。

　私たちは成長の過程で多くの出来事にあい，知らず知らずに考え方の癖を身につけている。癖であるため日常的にはほとんど意識することはない。そしてそのレベルには信念と呼ばれるような強固なものから何かあると自然に浮かんでくるものまで様々である。この何かあると自然に浮かんでくる認知を自動思考と認知行動療法では呼ぶ。この自動思考が私たちの気分・感情や行動，身体的反応に影響を及ぼしている。否定的な認知は他の部分にも影響を及ぼして，それが悪循環を生じさせることになる。

1）基本モデル

　日々戸惑いを感じる場面をこの基本モデルで捉え直してみる。例えば，ある朝クリニックを受診するために電車に乗っているとスーツ姿のサラリーマン2人が仕事の話をしている。それを見てAさんは焦る気持ちや不安，自責の念がひどくなってしまった。このような場合，Aさんはどのように考えているのか。またどのような行動をするのか。どのような気分・感情でいるのか。どのような身体的反応を示すのか。

　Aさんの場合を基本モデルに沿って記入してみたのが図4-8である。

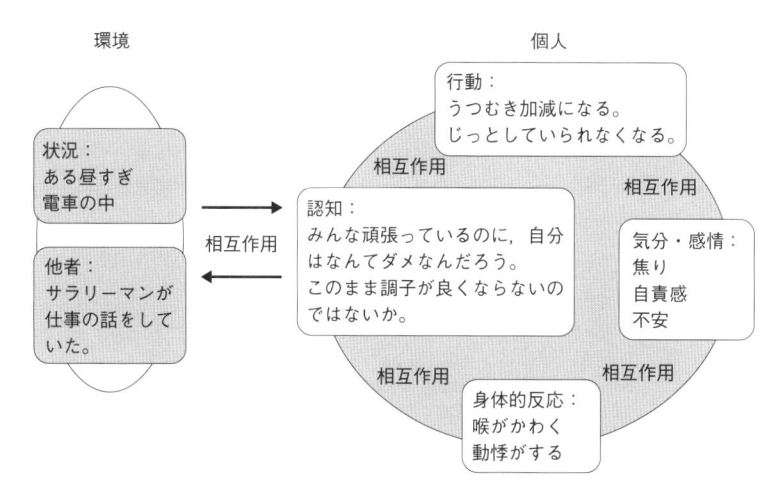

図 4-8 認知行動療法の基本モデル

2）認知再構成法

過度な否定的な気分・感情に結びついた認知（考えやイメージ）を再構成するためには認知再構成法というやり方がある。例として挙げた A さんの場合をもとにして説明する。A さんの自動思考それぞれに対して，その確信度と気分・感情の強さを％で表してみる。％は高い方がより確信度や気分・感情が強いことを示す。そしてその自動思考の根拠を記載する。次に自動思考と矛盾する事実はないか，自動思考以外の考え方ができないか反証を挙げてみる。その際の手がかりとして 3 つの視点を利用する。第一に第三者からの視点を利用するもので，その自動思考に対して親しい人はどのようなアドバイスをしてくれると思うかという視点で考えるものである。第二に以前の経験から学んだことで，今回も役立ちそうなことはないのかと考えるものである。第三に再度冷静になってみるとどうかという視点で考えてみるものである。それらの反証をまとめて適応思考を立てていく。適応思考をすることで以前の気分・感情はその強さを弱める結果となる。表 4-4 に認知再構成法で使用される自動思考記録表

表 4-4　自動思考記録表の例

出来事・状況	自動思考（％）	根拠	反証	適応思考
ある昼すぎ，電車の中でサラリーマンが仕事の話をしていた。	○みんな頑張っているのに，自分はなんてダメなんだろう。○このまま調子が良くならないのではないか。	○あのサラリーマンは元気ハツラツそうに見える。○自分は今，会社に行っていない。○出勤時と比べると，毎日をダラダラと過ごしている。	○「みんな頑張っている」と書いたが，電車の中にはのんびり居眠りしている人もいる。○主治医の先生からも「今は休む時だよ」と言われている。	確かに今は会社に行けないが，サボっているのではなく，休んでいる。自分なりに努力している。
気分（％）				気分（％）
焦り（80％）自責感（65％）不安（90％）				焦り（65％）自責感（50％）不安（70％）

表 4-5　極端な認知の歪み

全か無か思考・完全主義	物事に白黒つけないと気がすまないこと，物事を完璧にこなそうとする傾向
過度の一般化	わずかな出来事から広範囲のことを結論づけてしまいやすいこと
選択的注目	良いこともたくさん起こっているのに，些細な否定的なことに注意が向いてしまいやすいこと
拡大解釈と過小評価	自分がしてしまった失敗は大きく捉え，反対に良くできていることは小さく考えてしまう傾向
恣意的推論	証拠もないのに「きっと○○にちがいない」と否定的な結論を出しやすいこと
個人化	自分に関係のない否定的な出来事まで自分のせいにして考えてしまいやすいこと

を A さんに当てはめたものを示した。

　極端な認知の仕方を表 4-5 にまとめてみた。極端な認知をとることで否定的な気分・感情が生じ身体的にも様々な反応が現れ悪循環に陥ってしまう。考え方の幅を広げ柔軟性のある考え方をすることでより適切な行動が可能になってくる。

3）SST（Social Skill Training：生活技能訓練）

　SST は認知行動療法の一つとして，精神障害者，とくに統合失調症患者の社会復帰を目的とした治療技法である。SST は基本訓練モデル，問題解決技能訓練，自立生活技能プログラムの 3 つに分けて考えられる。基本訓練モデルは対人的コミュニケーションの改善を目指して行う。問題解決技能訓練では，何が問題なのかを明確にしたうえで，その解決方法を列挙し各方法の長所と短所を挙げていく。そのなかで実行可能な方法を選択していく。自立生活技能プログラムは服薬管理や症状管理，金銭管理，社会資源の利用などを扱っている。SST の基本技法として段階的に目標行動を形成していくシェイピングやお手本を見たうえで模倣するロールプレイと，そのロールプレイの良い点を積極的かつ具体的にほめていくフィードバック，そして宿題が用いられる。

5章 「こころ」と社会

　看護師は日頃の業務に取り組むなかで，患者との関わりは言うまでもないが，それだけでなく看護師の同僚や上司，加えて医師をはじめ，薬剤師，理学療法士，事務職など多様な医療従事者と対人関係を構築している。どんなに最先端の医療設備が整えられていたとしても，あるいはどんなに優秀な医師や看護師が集まっていたとしても，医療従事者同士の対人関係が悪い場合，それほど質の高い医療は提供できないだろう。昨今わが国では，このような「医療の質」と「チーム医療」の関連にとくに注目が集まっている。

　そこで本章では，読者が看護師として働くうえで，「対患者」の場面だけではなく，「対医療従事者」の場面に役立つように，集団や組織における人間行動や対人関係に関する法則や重要性についての理解を深める。

1. 社会の中での人間

　看護師にとって重要な人間行動への理解を深めるために，本節では人は社会とどのようにつながっているのか，また人は自己や他者をどのように認知し，その認知が人の判断や行動にどのような影響を及ぼすのかについて論じる。

(1) 社会的役割と自己

　入院すると人は，それまでの環境とは異なる「病院」という特殊な環境のなかで生活することになる。環境とは，気候や自然，住環境などの物理的環境と，個人や集団との関係などの社会的環境がある。人は社会生活を営むために，物理的環境以上に社会的環境から強い影響を受けることもある。人はこの社会的環境をどのように認知し，それによってどのような影響を受けるのだろうか。

　看護師の多くは，病院に来た「患者」とかかわる。患者というのは，病院という場面において，医師や看護師といった医療従事者と相対することによって得る役割である。患者は，医師の診察後，様々な医療行為を協力的に受けることが望ましい。このように，人は集団や組織のなかで，他者との相対的な関係において地位が決定され，その地位にふさわしい行動様式を期待される。その行動形式を社会的役割と言い，その役割に対する期待を役割期待と言う。この社会的役割と役割期待によって，人の行動は規定され，評価を受ける。例えば，

「看護師」という社会的役割について考えてみよう。ある看護師が家庭で過ごしている場合や，旅行に行っている場合などは，「看護師」という社会的役割は付与されない。「患者」という社会的役割と同様に，「看護師」という社会的役割も患者と相対することによって付与される。「看護師」という社会的役割が付与されているために，それにふさわしい行動様式が期待され，『患者の体を清潔にする』『患者に注射をする』といった一般の人には許容されない行為が認められるのである。ただし，それと同時にその役割期待に反するような行動をした場合，例えば，『不衛生な格好をする』『注射ができない』などの場合は，否定的な評価を受けるということも理解しておかなければならない。

看護をするうえで，社会的役割について理解すべき重要なもう1つの点は，社会的役割の喪失の影響である。「患者」は病気になることで，それまでの生活の場から病院という場に社会的環境が変化する。この変化に伴って，その人はそれまでの社会的役割を部分的あるいは全面的に喪失し，「患者」という新たな社会的役割を付与される。岡堂（1987）は，社会的役割を果たすことによって生じるストレスや緊張感が，心身の安静をさまたげ，病気の回復を遅らせてしまうことがあることや，病気によって仕事量が減少し，社会的役割を十分に果たせなくなる可能性があることから，患者が入院する前の社会的役割から離れることについて社会が許容する，と論じている。しかし，患者がそれまでの職場や家庭での社会的役割から離れることについて社会から許容されたとしても，患者自身は落胆したり，葛藤したり，孤独を感じたりといったネガティブな心理状態に陥ることもある。急性期の病院では，患者の疾患や病状ばかりに注意が向き，患者の社会的背景に関する情報は重視されないことも少なくない。しかし，社会的役割の喪失による心理面へのネガティブな影響が回復過程に影響を及ぼすことも推測されるため，入院する以前の情報にも目を向け，心理的なケアをすることも看護師には求められる。

先に例示したように，相対する他者や置かれている状況によって，人は自己に対する認知が異なる。例えば，「あなたはどんな人ですか」と聞かれれば，「私は女性です」「私は大学生です」「私は明るいです」など様々な答えができるだろう。このように多様な自己に関する知識を構造化したものを自己概念と言う。では，看護師として働くうえでどのような自己概念をもっていることが望ましいのだろうか。「私は看護師である」という自己概念のみを強くもっている場合，仕事上の失敗などによって，看護師としての自己概念が否定的な影響を受けてしまうと，自己全体にも否定的な影響が波及することになる。そのため，看護師が適応的であるためには複雑で多様な自己をもっていることが望ましい。このような自己概念と適応の関連について，リンヴィル（Linville, 1985）は自己複雑性モデルを提唱した。このモデルでは，自己概念が複雑であると，ストレスフルな出来事にあったとしても，否定的な影響はその関連領域のみに限定されるため，適応的な状態を維持しやすいと考えられている。つまり，「看護師」という自己概念に加え，「妻」や「母親」といった自己概念ももっている場合，仕事で失敗したとしても，「妻」や「母親」という側面は否定的な影響を受けないため，適応的な状態を維持しやすいということである。

自己概念
自らが自己を対象（客体）として把握した概念。自分の性格や能力，身体的特徴などに関する，比較的永続した自分の考え。自己観察や，周囲の人々のその人に対する言動や態度，評価などを通して形成される（遠藤，1999）。

(2) 対人認知

　看護師は日々多くの患者とかかわり，その患者がどのような疾患を抱えているかだけではなく，どのような人物であるかにも強い関心をもっていることが望まれる。なぜなら，治療や看護をより効果的に行うためには，患者自身の医療への参加も重要な要因の一つであり，患者の性格や考え方を理解し，患者がどのような場合にどのように行動するかを予測する必要があるからである。ただし，他者について得られる情報は単一ではなく複数あることが多い。他者を推測するうえで，どの情報が一番の手がかりとなり，その推測はどのぐらい正確なのだろうか。

　他者に関する様々な情報を手がかりにして，他者の特性や心理過程を推論する働きを対人認知と言う。対人認知は印象形成という分野で主に検討され，代表的な研究にアッシュ（Asch, 1946）の古典的実験がある。その実験では，実験参加者を2つの群に分け，1つの群にはターゲット人物の性格特性としてリストAを，もう一方の群にはリストBを読み聞かせた。そのリストは，「あたたかい（A）」と「冷たい（B）」という部分が違うだけで，その他はすべて同じ内容（「聡明な」「勤勉な」「用心深い」など）が記されていた。ターゲット人物の印象評価をさせた結果，認知者のイメージは与えられたリストによって大きく異なり，AのほうがBよりも印象は良かった。この結果は，人の印象形成に際して，人のもつ特性が平等に評価されるのではなく，中心的な役割を果たす特性が存在することを示している。このような特性を中心特性と言う。林（1978）は，こうした他者を理解する枠組みとして，個人的親しみやすさ（あたたかさ，やさしさなど），社会的望ましさ（誠実性，道徳性など），力本性（外向性，社交性など）の3次元があることを明らかにしている。

　人はすべての情報を公平に吟味し印象形成をするわけではない。人は望ましくない情報を重視し，ネガティブな印象を形成することが明らかにされている（Hamilton & Zonna, 1972）。これはネガティビティ・バイアスと呼ばれる。この他にも，印象を歪める心的過程はいくつか存在する。その一つに，暗黙の人格理論（Cronbach, 1955）がある。人は初対面の場合でも，その人に対して自分独自の信念に沿って，他者のパーソナリティを推測することがある。ここでの信念とは，あるパーソナリティと属性などの関連性や共起性に関する自分なりのものであり，様々な日常経験を通じて形成されるものである。例えば，ある患者が「頑固」な人だと聞くと，その患者のことを「忍耐強い」が「神経質」な人だろうといった推測をすることである。このような推測は，他者を誤って理解してしまう結果になりやすい。もう1つの印象を歪める代表的な心的過程は，ステレオタイプ的認知と呼ばれるものである。ステレオタイプとは，人々を分けるカテゴリー（人種や性別など）に結びつき，そのカテゴリーに含まれる人が共通してもっていると信じられている特徴のことである（上瀬，2002）。例えば，「高齢者は頑固だ」「若者は忍耐が足りない」といったように，他者のパーソナリティを判断するときに，他者を何らかのカテゴリーに分類し，分類されたカテゴリーに含まれる人々に共通するとされている固定観念を，その人に当てはめてしまう判断である。こうした判断は，多くの情報を効率的に処

カテゴリー
ある特徴をもつものやヒトを他から区別して分類するくくりのこと。類似性と差異性に基づいて対象をカテゴリーに割り当てることによって，より正確にそのものを捉えることができるようになる（上瀬，2002）。

理できるために見知らぬ他者に対して行われやすいが，個人差が無視されるため，他者を誤って理解してしまう結果になりやすい。

近年，「モンスター・ペイシェント」ということばを耳にする。「モンスター・ペイシェント」とは，医療従事者に暴言・暴力を繰り返すなど，医療現場でモラルを欠いた行動をとる患者のことである。本当にモラルを欠いた患者もいるかもしれないが，医療従事者が形成した印象の歪みによって，そのようにラベリングされてしまったケースがあることも推測できる。モラルに欠けた行動は病気による不安のサインという可能性はないだろうか。治療や看護ケアを行ううえで，患者がどんな性格で，医療従事者に対してどんな態度をもっているかを適切に理解することは，患者をチーム医療の一員として参加を促す場合，あるいは看護師が教育的な関わりをする場合にとくに重要となる。そのために，看護師は，対人認知のメカニズムや対人認知の歪みが生じるメカニズムを理解し，患者の日々の行動や言動を詳細に観察することが重要である。

(3) 社会的推論

医療事故が起きると，「なぜそのような事故が起きてしまったのか？」という原因を探る。このような他者や自分の行動の原因や理由を推測する過程を帰属過程と言う。原因帰属を行うことによって，人は他者の行動の意味を把握し，その人に対する自分の行動の仕方を決定できるのである。

原因帰属について最初に論じたハイダー (Heider, 1944) は，帰属を内的なものと外的なものに分類した。例えば，ある看護師が投薬ミスをした場面を考えてみよう。その事故を，「あの看護師はあわて者だから」と認知するように，他者の行動の原因をパーソナリティなど，行為者の要因に帰属することを内的帰属と言う。それに対して，「類似した薬が並んでいたから」と認知するように，他者の行動の原因を，状況や環境の要因に帰属することを外的帰属と言う。人は，行動の原因を行為者に求める強い傾向があることも知られている。内的帰属が生起する過程について，ジョーンズとデイヴィス (Jones & Davis, 1965) の対応推論モデルによると，行動と内的属性の対応が高い場合，内的帰属が起きると説明した。そのなかで，内的帰属が起きるには，その行動が自由意志によるのかが判断される。その行動が自由意志ではない場合，内的帰属は生起しにくい。この他にも原因帰属の有力な理論として，ケリー (Kelley, 1967) の共変モデルがある。このモデルでは，弁別性，一貫性，一致性という3つの基準を用いている。先に例示したものを考えてみよう。「その看護師はどの薬でも投薬ミスをするのか」が弁別性（ある人のその反応は当該対象に限って起きるのか）であり，「その看護師はいつでも投薬ミスをするのか」が一貫性（ある人のある対象に対する反応はどのような状況でも変わらないか）であり，「他の看護師は投薬ミスをしないのか」が一致性（ある人のある対処に対する反応は他の人々と一致しているか）である。これらの高低の組み合わせにより原因が特定されるとした（池上，2008）。ある看護師 (A) が投薬ミス (B) をしたという先の事例について考えてみると，弁別性は低く (A はどんな薬でも投薬ミスをする)，一致性も低く（投薬ミスは誰もがするというわけではない），一貫

性のみが高い（Aはいつでも投薬ミスをする）場合，「Aが投薬ミスをしたのは，あわて者だから」というように内的帰属がなされる。

ただし，帰属過程においても，人の欲求などが作用し種々の歪みが生じる。ここではこのメカニズムを説明する代表的な2つを紹介しよう。1つ目は，行為者－観察者バイアスと呼ばれるものである。これは，行為者と観察者では原因帰属の仕方が異なるというものである。先に例示した「看護師の投薬ミス」の場合，当事者である看護師は外的要因に帰属し，観察者である他者はその看護師の内的要因に帰属する。つまり，行為者は課題の特性や状況というような外的要因に帰属し，観察者は才能やパーソナリティというような内的要因に帰属する傾向にある。2つ目は，セルフ・サービング・バイアスと呼ばれるものである。これは，成功は内的要因に帰属し，失敗は外的要因に帰属する傾向のことである。

医療事故が起きた場合，最終的な関与者である看護師に原因が帰属されることも少なくない。しかし，それは原因帰属の歪みによる可能性も推測される。近年，医療事故は個人の事故ではなく，組織事故として捉えるべきだという主張もある。医療事故は決して起こしてはならないものであり，医療従事者個々の技術や能力向上への努力は言うまでもない。ただし，医療従事者が個人で医療事故を防止することには限界があるため，組織あるいはチームで医療事故を防止する試みが重要となる。

2. 医療現場での対人関係

看護をするうえで，人との良好な関係は欠くことができない。そこで本節では，人との関係はどのように成り立つのか，人との関係にどのような葛藤を感じるのか，人との関係を維持あるいは修復するための方法について論じる。

(1) 対人関係の成り立ち

人はどのような他者と対人関係を築くのであろうか。看護師と患者のように，自分で意図していない仕事上の短期的な関係もあれば，看護師と医師のように仕事上でも長期的な関係もある。プライベートな場面を考えれば，友人・恋人などの関係がイメージできるだろう。他者との関係は，短期的なものもあれば長期的なものもあるが，長期的な関係が続く場合，その相手に何らかの魅力を感じている場合が多い。魅力を感じる相手には，共感したり協力したりしやすいだろう。

人が他者に対して抱く好意は対人魅力と呼ばれる。ここでは対人魅力を規定する主な要因として，看護をするうえで役立つであろうものをいくつか紹介する。

1）近接性・熟知性
遠く離れたところにいる人よりは，近くにいる人の方が当然親しくなりやす

い．近くにいる人は遠くにいる人より繰り返し会う機会が増え，会ったことのある人だという感覚がある種の快感を引き起こす．これは，対人関係の初期段階においてとくに重要となる．例えば，入院して間もない患者は，あまり病室を訪れない看護師よりも頻繁に病室を訪れる看護師に対して，徐々に好意を抱きやすいということである．これはザイアンス（Zajonc, 1968）の単純接触効果として知られており，この知見のとくに重要な点は，相互作用がないとしても，顔を合わせるだけで好意を抱くようになるという点である．

単純接触効果
特定の中性刺激に繰り返し接触するだけで，その刺激に対して好意的な態度が形成される現象．言語刺激，視覚的刺激，現実の人間，いずれに関してもみられる（安藤, 1999）．

2）態度の類似性

「類は友を呼ぶ」という表現があるように，人は自分自身と類似した他者を好む．類似した他者を好む理由は，話が通じやすく，自分の考えが妥当であると確認できること，そしてそのような他者との相互作用は好ましく，快適であるためである．バーンとネルソン（Byrne & Nelson, 1965）は，態度の類似性を実験的に操作し，互いの態度の類似性の比率に比例して他者の魅力が高まることを実証した．類似性は態度に限らず，人種や性別などの属性においても認められる．したがって，患者や医療従事者との対人関係構築が難しい場合，何か共通点を見出すことが関係構築のきっかけとなるかもしれない．

3）好意の返報性

「告白されたから，それまでは全然気にならなかったのに好きになった」という話はよく耳にするのではないだろうか．このように，人は自分に好意をもっている他者に好意を抱き，自分を嫌う他者を嫌う傾向にある．これは，人が他者から承認されたいという欲求をもっているために，他者からの好意がその欲求を満たすからである．これに従えば，看護師は「患者の提案を受け入れる」といったように，患者に対して肯定的な態度を示すことが，患者との良好な関係を構築するための一助となる可能性がある．

（2）対人葛藤

対人関係にもめごとはつきものである．シュミット（Schmidt, 1974）は職場での対人葛藤を以下の4種類に分類している（田中, 2004）．

①**事実についての認識の違いによる葛藤**　そのときの状況や当面する問題について，異なる事実認識を抱いているために生じる．

②**採択する手段の違いによる葛藤**　目標を達成するための「最善の」方法についての見解が異なっているために生じる．

③**目標についての認識の違いによる葛藤**　どのような方向での事態の収束が望ましいかについての見解が異なっているために生じる．

④**価値観の違いによる葛藤**　長期的な目標や物事の是非についての見解が異なっているために生じる．

このような対人葛藤は医療従事者間でも見られ，その対人関係に関する問題は様々な影響をもたらすことが示されている．早瀬と坂田（2010）は，医療従事者間の対人関係に関する先行研究を概観し，医療従事者間の対人葛藤がもた

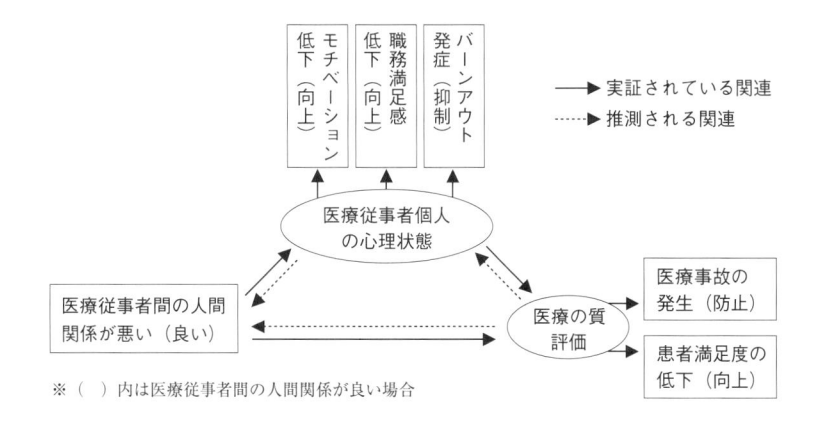

図 5-1 に示した流れで、医療従事者間の人間関係がもたらす2つの影響過程に注目した（図 5-1）。

1）医療従事者個人の心理面への影響

看護師は医師との葛藤が多いとモラール（志気）が低下することや医療従事者間コミュニケーションに強くストレスを感じていること、また看護師の職務満足を規定するのは「意思疎通」や「人間関係」であることが明らかにされている（Huckabay & Jagla, 1979; 田尾, 1984）。

2）医療サービス質評価への影響

医療従事者間の対人関係の良し悪しは、医療安全や患者満足度といった医療サービスの質評価にも影響をもたらす可能性がある。医療事故のきっかけの多くは、小さなコミュニケーションエラーであることが明らかにされている（山内, 2004）。これは、医療従事者間の対人関係に問題が生じると、コミュニケーションを円滑に行うことができず、その結果、必要な情報が伝わらない、正確に情報が伝わらないといったコミュニケーションのエラーが医療事故を誘発してしまうことを表している。エラーをリカバリーするためには、「指摘」が重要であることが示されているが、対人関係の悪化を懸念するために、他のメンバー、とくに上司や医師のミスを指摘できないことが明らかにされている（嶋森ら, 2003）。したがって、医療従事者間の対人関係の問題は、情報伝達のさまたげとなるだけではなく、事故防止という面にも障害となることが推測できる。また、早瀬ら（印刷中）は、職種間の連携に積極的に取り組んでいると自己評価している看護師は、患者からもその取り組みを評価され、その評価は患者の入院満足度と正の関連を示すことも明らかにしている。

この2つの影響過程から、医療従事者間の対人関係が良好である場合、医療従事者は他のメンバーに気兼ねなく働けることで、対人的ストレスもたまることなく、仕事意欲や職務満足度が高まることが予測される。そのような状態で働く医療従事者の表情や声は明るいことだろう。また、情報伝達も円滑に行うことが可能となり、対人関係の悪化を懸念する必要がないので、ミスが生じ

コミュニケーションエラー
間違った情報の伝達や必要な情報が伝わらないこと（山内, 2004）。情報伝達が十分ではないと感じる理由として、「顔を合わせて話す時間が限られている」「職種によって立場や専門性が異なる」などの理由が挙げられている。

てもそれを指摘することで事故を未然に防ぐことが可能となる。その結果，患者は安心・安全で質の高いサービスを提供されていると評価し，満足度が高まる。医療従事者も，自分たちの仕事を高く評価されると，より一層チーム全体でがんばろうという意欲が高まる，という良好なサイクルが生まれると推測できる。その一方で，医療従事者間の対人葛藤が強い場合，医療従事者は他のメンバーとの関係を気遣い，対人的ストレスがたまり，仕事意欲や職務満足度が低下する。そのような状態で働く医療従事者の表情や声は暗いことだろう。また，情報伝達のエラーが生じやすく，対人関係の悪化を懸念するのでミスを指摘することができず，事故を防ぐことが困難となる。その結果，患者の満足度が低下するだけでなく，医療従事者どうしで事故を起こしたメンバーを非難するなど，さらなる対人関係の悪化という負のサイクルを生みかねない。

(3) 社会的スキル

　人は他者との良好な関係を築くために，対人的技能を身につけている。このような技能を社会的スキルと言う。社会的スキルは，看護技術と同様に練習して身につけることができると考えられている。どのような社会的スキルを習得することができれば，他者との良好な対人関係を築くことが可能となるのだろうか。

　まず，社会的スキルとは，具体的にどのようなスキルなのかを見てみよう。社会的スキルには，初歩的なものから高度なもの，あるいは発達段階に応じて子どもにとっての社会的スキルなど様々なものがあり，その数は200種類にも及ぶ。相川 (1995) は，一般成人に必要な9つの社会的スキルを挙げている (表5-1)。

　看護をするなかでとくに重視すべきスキルは，「聞き手になるスキル」だろう。看護教育のなかでは，「傾聴」ということばで表現される。「聴く」ことは，他者とのコミュニケーションのために費やす時間の半分近くを費やしていると言われている。社会的スキルの観点から考えると，「ただ人の話が自分の耳に入ること」は「聴く」ことではない。「相手の話に関心を示していること」「相手の話を理解したこと」「これらを相手に伝えること」が聴くスキルの中核である。表5-1に示した以外にも注目すべき社会的スキルに「アサーション・スキ

表5-1　一般成人に必要な社会的スキル (相川，1995)

1. 自分自身をあらわにするスキル	「ボディメッセージを使う」など
2. 報酬を与える聞き手になるスキル	「自分と相手の違いを知る」など
3. 話し手を助けるように反応するスキル	「語句を言い換える」など
4. 内気に打ち克つスキル	「恥ずかしいという思いと戦う」など
5. 人間関係を選択するスキル	「非現実的な選択をしていることを知る」など
6. 人間関係を深めるスキル	「気配りで絆を作る」など
7. 人間関係における主張スキル	「主張的に考える」など
8. 怒りを管理するスキル	「思考スキルを使う」など
9. 争いを避けて管理するスキル	「行動スキルを使う」など

ル」がある。アサーションとは，人との関係において，自分のことをまず考えるが，他者をも配慮することである（坪田，1999）。例えば，同僚から自分の役割以外の仕事を頼まれた場合，「自分の役割ではないから引き受けられない」と断ることや，自分の仕事に支障をきたすことを理解したうえで「やります」と引き受けてしまうのはアサーティブなやり方ではない。「今回は別の仕事をしているから引き受けられないが，次回は早めに言ってもらえれば引き受けられると思う」というのがアサーティブなやり方である。

これらの社会的スキルはどのように実行されるのだろうか。相川（2000）は社会的スキルの生起過程モデルを提唱している。このモデルは，以下の5つの過程を想定している。

①**相手の反応の解読**　相手がこちらに対して実行した対人反応を解読する過程。この過程では，最初に，相手が示す様々な言語的・非言語的反応を知覚し，次に，その知覚に基づいて，「相手はなぜあのように反応しているのか」といった原因や意図の解釈が行われる。

②**対人目標の決定**　相手の反応を解読した結果を受けて，目の前の相手に対して，これからどのように反応すべきかが決定される過程。

③**対人反応の決定**　対人目標を達成するための具体的な方法が決定される過程。

④**感情の統制**　ここまでの過程で生じたいくつかの感情をコントロールする過程。

⑤**対人反応の実行**　対人目標の達成を目指して決定された対人反応を，言語的・非言語的に実行する過程。

これらの過程は一方向的なものではない。対人反応が実行されれば，相手はなんらかの反応をする。この反応は，再度「相手の対人反応の解読」過程で解釈されるように，繰り返し各過程が機能することによって，対人反応が維持される。こうしたモデルを設定することで，どのような原因によって対人関係に問題が生じるのかが，的確に把握できるようになる。ただし，社会的スキルのある人と不足している人では当然異なる過程をたどる。例えば，相手の反応の解読の段階において，社会的スキルのある人は，相手の発言内容だけではなく，非言語的な情報（声の大きさや視線など）にも注意を向けることができ，歪みの少ない知覚をするので，相手の意図や情動を的確に把握することができる。それに対して，社会的スキルの不足している人は，相手の発言内容のみに注意を向け，相手の反応の一部を強調して知覚するので，相手の反応を歪めて解釈してしまう。

社会的スキルの不足している人であっても，先に述べたように社会的スキルは学習で獲得することができる。適切で効果的な社会的スキルを体系的に教えようとするのが社会的スキル・トレーニングである。社会的スキル・トレーニングでは，認知面，言語面，非言語面，それぞれの領域での訓練を行う。認知面では，基本的に不適切な認知を適切なものに再構成し，言語面・非言語面では，不適切な言語的，非言語的反応を，適切で効果的な反応に修正，もしくは変容させる。だれにもすべての過程をトレーニングするわけではなく，対象に関するアセスメントの結果に基づいて，その個人に応じたトレーニング・プロ

グラムが実施される。対人関係の構築が難しい場合であっても、「あいさつをする」「うなずく」などの初歩的な社会的スキルを身につけるだけでも、対人関係は良好となりうる。

3. 医療現場という社会

自分一人でいる場合と学校や職場など集団のなかにいる場合、人は異なる振る舞いをする。それは、周りにいる人から様々な影響を受けるからである。看護師は病院や施設という社会のなかで、様々な集団を形成し、その集団のなかで看護師としての仕事に従事している。そのため、人が集団から影響を受ける形やメカニズムについて理解することが重要である。そこで本節では、集団の特徴、集団における影響過程や意思決定、そしてリーダーシップについて論じる。

(1) 集団とは何か

人は、職場やクラブなど様々な集団に所属している。ただし、信号待ちをしている人々や買い物をしている人々の集まりは集団とは言えない。このような人々の集まりは集合と言われる。集団の定義に関しては種々の議論があるが、多くの研究者に受け入れられてきた定義は「集団とはメンバー相互に依存関係をもつことで関係をつくる二人以上の個人の集まり」である（本間、2011）。

では、看護師集団あるいは医療従事者の集団はどのような集団と言えるだろうか。集団を特徴づける側面の一つに集団構造がある。集団構造の代表的なものとして、①勢力構造、②コミュニケーション構造、③ソシオメトリック構造（対人関係の好き－嫌いの感情による選択・排斥関係）があるが、ここでは勢力構造とコミュニケーション構造について詳しく説明しよう。

> **ソシオメトリック構造**
> ソシオメトリック構造を測定するためにソシオメトリック・テストが開発されている。これによって、集団内にどのような仲良しグループが存在し、人気のあるメンバーや孤立しているメンバーを明らかにすることができる。

1) 勢力構造

特定の集団成員が他の集団成員に一定の行動をさせる強い力をもつこともある。このような力のことを社会的勢力と言う。そして勢力関係によって形成される構造を勢力構造と言う。フレンチとレイブン（French & Raven, 1959）は勢力を5つに分類している（表5-2）。勢力構造のあり方は、集団における意思決定のされ方、集団の安定度、集団内のコミュニケーションなどに影響を与える。

2) コミュニケーション構造

コミュニケーションは、集団内の相互作用における最も重要な過程である。上司から部下へといった垂直的な経路や集団メンバーどうしの水平な経路など様々である。コミュニケーション構造は、集団における作業効率などに影響を与える。

表5-2 社会的勢力 (French & Raven, 1959より作成)

1. 報酬勢力	SがOの働きかけを受け入れれば，報酬が得られるだろうとSが認知することによる勢力 例：上司が部下に「残業したら手当をつける」と言って仕事をさせる
2. 強制勢力	SがOの働きかけに従わなければ，罰を受けるだろうとSが認知することによる勢力 例：上司が部下に「無断欠勤したら減給する」と言って従わせる
3. 正当勢力	SがOの働きかけに対して，それは社会的規範に照らして正当であるとSが認知することによる勢力 例：先輩が後輩に「自分のほうが経験が長いから」と言って仕事をゆずらせる
4. 専門勢力	SがOに対して，専門的知識や技能をもっているとSが認知することによる勢力 例：看護師が患者の回復を促すために早期離床を勧める
5. 準拠勢力	SがOに対して，Oのようになりたいと尊敬し，自分の行動の手本とSが認知することによる勢力 例：尊敬している先輩から頼まれた仕事に取り組む

　では，医療従事者の集団構造はどのようになっているか考えてみよう。病院の一般的な組織図は図5-2のように示されている。ただし，実際の医療現場には一般的な組織図からは読み取ることができない特徴的な集団構造がある。田尾（1995）は，その構造を「コミュニケーションの二重構造」と呼んでいる。これは，看護職の上司である師長からの指示のように，一般的な集団にも見られる上司との垂直的なコミュニケーション構造と同僚との水平的なコミュニケーション構造に加え，医師からの指示があることに由来する。看護師は法律上，医師からの指示がないと実施することができないケアも少なくない。看護師が看護師同士に加え，医師とのコミュニケーションを円滑に行う方法については，次節で詳しく説明する。

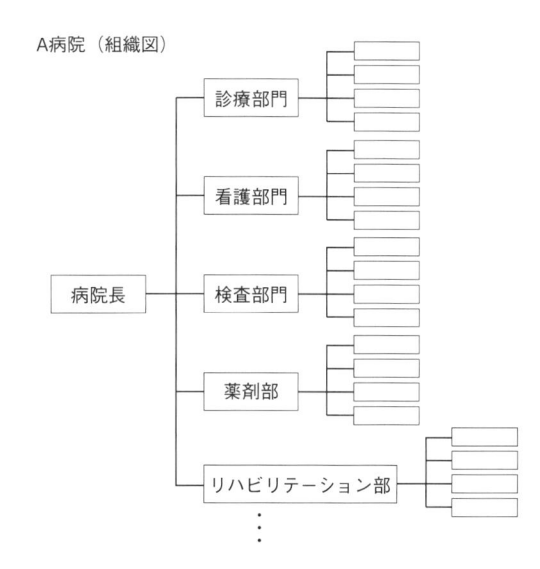

図5-2 病院の一般的組織図

(2) 集団における影響過程

　同じ集団のなかでも，それぞれの考え方や価値観は常に同一であるとは限らない。自分と集団メンバーの多くが同じ考え方である場合，逆に自分と同じ考え方の集団メンバーが少数である場合，人はどのような影響を受けるのであろうか。

　多数派による影響過程を実証したアッシュ（Asch, 1955）は，実験参加者にある線分を呈示し，3本の線分のなかから同じ長さの線分を選択させるというきわめて単純な課題を行った。その結果，実験参加者の多くは，1人で解答する場合には正解率がきわめて高かったにもかかわらず，他の6人の参加者（サクラ）が選択した明らかに異なる長さの線分を選択するという誤った回答をした。このように斉一性の圧力によって，人は多数派の意見に自分の意見を合わせるようになる。これを同調と言う。なぜ人は自分の確信ができるような判断においても同調してしまうのだろうか。同調が生起するメカニズムについて，

ドイチェとジェラルド（Deutsch & Gerard, 1955）は情報的影響と規範的影響を挙げている。人は曖昧な状況を解消するために確かさを求める。この妥当性の確認のために，同じ状況にある他者の反応を参考情報にすることを情報的影響という。一方，規範的影響とは，集団の規範から逸脱しないようにするために受ける影響である。

少数派による影響過程を実証したモスコビッチら（Moscovici et al., 1969）は，少数派が多数派に及ぼす変革・革新に注目した。少数派が影響力をもつためには，「一貫した主張を続け，その主張が論理的であること」「犠牲を払って投資していると周囲に知覚されること」「自律的であること」「主張が公正で柔軟であること」が必要と考えられている。

(3) 集団の意思決定

集団で意思決定をする場合，何かの問題を解決することを目的としている場合が多い。つまり，集団による問題解決と意思決定は切り離して考えることはできない。意思決定や問題解決について，人が一人でする場合と集団でする場合ではどのような違いがあるのであろうか。

一般的に，集団での討議による問題解決法は個人の考えより優れていると信じられている。これは，複数の人々から多様な情報を収集できることで，質の高い判断が可能となり，関係する人々の意思が反映されるので決定内容が集団メンバーに理解されやすく，決定に参画することでその後実施する際にその決定を順守するようになるため，と考えられている（本間, 2011）。ただし，課題の構造によっては個人のほうが優れていることを示す研究もあり，集団による問題解決を考える場合，課題の構造に留意する必要がある。

創造的なアイディアの生成を求められる課題の場合は，集団メンバーが自由に討論することが有効となる。オズボーン（Osborn, 1957）は，アイディア生成手法として，ブレインストーミングという手法を提唱した。ブレインストーミングの基本的ルールは，他者の考えを批判しないこと，自由な思考を歓迎すること，考えを組み合わせたり修正したりしてもよいこと，である。ブレインストーミングでは，どんな集団メンバーでも意思決定場面に参加することが可能となり，基本的ルールを順守することで優れた効果をもたらすと考えられている。

集団で意思決定を行うと，集団メンバーの平均的な意見になるばかりではない。その決定内容が集団メンバーの総意によりリスクの高い，あるいはより安全志向に傾く極端なものになることがある。このような現象は集団極性化と呼ばれる（Wallach et al., 1962; Myers & Lamm, 1976）。この現象が生起するメカニズムについては，集団討議のなかで多数派の意見判断に接触することで，他者の意見が自分の意見と想像以上に類似していることを知り，自分の意見を互いに支持し合うためと考える説が有力である。つまり，集団で意思決定を行う際，そこで導き出される答えは，必ずしも異なる人の意見を互いに補い合う妥当で公正な結論を導くわけではないということを理解しておく必要がある。

(4) リーダーシップ

　集団が活動を継続し，発展していくために欠かせないものとして，リーダーシップがある。リーダーシップは日常的に用いられることばであり，部活動やアルバイト先などでも耳にしたことがあるだろう。リーダーシップについて，ストッディル（Stogdill, 1950）は，「集団目標の達成に向けてなされる集団の諸活動に影響を与える過程」と定義している。この定義に「リーダーは」という表現は見られないように，リーダーシップはリーダーという特定の個人に限定されず，メンバーもリーダーシップを発揮することができると考えられている。

　リーダーシップに関する初期の研究では，どのような人がリーダーになることが望ましいのかというリーダーの特性に関して研究が行われ，知能，自信などにおいてリーダーはメンバーよりやや高いことが見出されている。ただし，研究間でこの傾向が一貫しておらず，個人特性だけではリーダーシップを説明できないと考えられている。つまり，どんな構造あるいは目的をもつ集団なのかによって，求められるリーダー特性は異なるのである。ここでは，看護場面に活用できるように，どのようなリーダーシップが集団活動を効果的にするのかについての知見をいくつか紹介しよう。

　レヴィンら（Lewin et al., 1939）の古典的研究では，リーダーの行動様式を民主型・専制型・放任型の3つに分類し，それぞれの効果を比較した。その結果，民主型のリーダーは専制型・放任型のリーダーよりも集団目標へのメンバーの参加意欲が高く，集団の雰囲気は良いことが明らかにされた。

　わが国では，三隅（1966）がPM理論を提唱している。この理論では，リーダーシップ行動を集団の目標達成に関係するP機能（performance；課題遂行）と，人間関係の維持に関係するM機能（maintenance；集団維持）の2つに大別し，両機能の高低の組み合わせによって，リーダーシップを以下の4つに類型化した。

　①PM型　　目標達成に厳しいが，集団メンバーへの配慮も行き届いたタイプ。このようなリーダーのもとでは，集団の生産性，集団メンバーの志気・満足度は最も高い。

　②Pm型　　集団メンバーへの配慮より目標達成を促すタイプ。このようなリーダーのもとでは，集団の生産性はある程度高まるが，集団メンバーの満足度は低い。

　③pM型　　目標達成より集団メンバーへの配慮を重視するタイプ。このようなリーダーのもとでは，集団の雰囲気は良いが集団の生産性は高まりにくい。

　④pm型　　目標達成促進も集団メンバーへの配慮も低いタイプ。このようなリーダーのもとでは，集団の生産性，集団メンバーの満足度は最も低い。

　PM理論に基づく研究は数多くある一方で，特定のリーダーシップが常に効果的と言うわけではなく，状況に左右されるというリーダーシップの状況理論も提唱されている。有力な状況理論にハーシーとブランチャー（Hersey & Blanchard, 1977）のライフ・サイクル理論がある。この理論では，メンバーの仕事に対する成熟度を4段階に区分したうえで，それぞれの段階に効果的なリーダーシップ・スタイルが異なることを指摘している。例えば，新人看護師

民主型・専制型・放任型リーダー
レヴィンら（Lewin et al., 1939）の実験では，民主型リーダーは集団メンバーを集団活動の意思決定に参加させ，専制型リーダーはすべての意思決定をし，放任型リーダーは実質的に監督することはなく，意思決定は放任し，集団メンバーに任せるといった実験操作が行われた。

ライフ・サイクル理論
メンバーが新人より成熟した場合，考えを説明し疑問に答えるといった「説得的リーダーシップ」が効果的である。次の段階では，考えを合わせて決められるように仕向けるといった「参加的リーダーシップ」が効果的である。

のように，メンバーの成熟度が低い場合，指示的行動を中心とする「教示的リーダーシップ」が効果的であり，知識・技術を十分に習得しているベテラン看護師のように，メンバーの成熟度が高い場合，メンバーを信頼して仕事を任せるといった「委譲的リーダーシップ」が効果的である。

　これまで示してきた知見は，すべて一人のリーダーを想定しているが，師長と副師長，キャプテンと副キャプテンのように，集団のなかには複数のリーダーが存在することは珍しくはない。リーダーシップに関する研究は，単独リーダーに焦点を当てたものが多いが，高口ら（2002）は，複数のリーダーによって多面的なリーダーシップ機能が補い合われることを示している。その他にも，新たなリーダーシップモデルとして，2人以上の人物がチームのリーダーシップ機能を実行する「共有型リーダーシップ（shared leadereship）」が注目され，単独リーダーよりも適切な解決策を導くことが示唆されている（Day et al., 2006）。

　リーダーシップに関する理論はここで示したもの以外にも数多く存在するが，重要な共通点がある。それは，どんなリーダーシップを発揮したとしても，受け手のメンバーが動かされなければ意味はないという点である。つまり，リーダーシップをメンバーが受け入れることが欠かせない。看護師は師長や副師長という役職についていないスタッフであっても，日々の業務のなかでリーダー役割を担うことがある。したがって，どのような立場であってもリーダーシップを発揮する側と受け手になりうるので，リーダーシップに関する諸現象を理解することが重要である。

4. 円滑なチーム医療のために

　昨今わが国の医療現場では，質の高い医療の実現のために「チーム医療」に注目が集まっている。「チーム医療」とは「医療に従事する多種多様な医療スタッフが，各々の高い専門性を前提に，目的と情報を共有し，業務を分担しつつも互いに連携・補完し合い，患者の状況に的確に対応した医療を提供すること」と記されている（厚生労働省，2010）。臨床現場では，医師をはじめ，看護師，薬剤師，理学療法士，作業療法士など，様々な医療従事者が協力しながら治療に当たることが多くなっている。しかし，第2節で示したように，医師と看護師間の対人葛藤などチーム医療が効果的に機能しているかどうかには疑問を生じさせる証拠がある。そこで本節では，集団間関係，集団間葛藤の解消について論じる。

(1) 集団間関係

　人は自分と同じ集団のメンバーを高く評価する傾向にある。この現象は内集団バイアスと呼ばれる。例えば，看護師が医師より看護師の同僚を高く評価したり，看護師どうしであっても，他の病院の看護師より同じ病院の看護師を高く評価するといったことである。ここでは，内集団バイアスをはじめ，様々な

集団行動を説明する代表的な理論である社会的アイデンティティ理論（Tajfel & Turner, 1979）を紹介しよう。

社会的アイデンティティとは，「ある個人の感情的および価値的な意味づけを伴う，自分がある社会集団に所属しているという知識」と定義される。集団やカテゴリーはきわめて多様であり，非常に多くの人々から構成されるものもあれば，数人の小さいものもある。また永続的なものもあれば，一時的なものもある。職場のような小さな集団にも，それぞれ独特の規範や行動様式がある。社会的アイデンティティ理論の重要なポイントは，集団やカテゴリーがそこに所属する人々の生活を決定的に支配しているということである。つまり，自分が何者であるかは言うに及ばず，他者をどのような種類の人と見なし，どのようにつきあうかなどは，主に所属している集団によって決定されるということである。

社会的アイデンティティ理論では，人は自分を含めた人々の集合を「内集団（自分が含まれている集団）」と「外集団（自分を含まない集団）」にカテゴリー化すると考える。このカテゴリー化が自己と他の内集団成員との類似性，および自己と外集団成員との差異の強調化をもたらし，さらに同じ集団の他の成員を自分と「同じである」と知覚させ，彼らを「仲間」と知覚させる。そして，自分を集団の一員として捉え，内集団の規範やステレオタイプに合致した行動をとるようになる。社会的アイデンティティは，集団成員に，内集団に有益な行動をとるよう促し，集団における適応を促すように機能する一方，過度な社会的アイデンティティは集団間葛藤を招くことも明らかにされている。

では，医療現場にはどのようなカテゴリーが顕在し，看護師はどのような社会的アイデンティティをもっているのかについて考えてみよう。本章の第3節で図示した病院の一般的な組織図（図5-2）に沿えば，まず「病院」という医療現場全体を包括するカテゴリーが存在する。この「病院」カテゴリーは，診療部および看護部といった専門性に基づく「職種」カテゴリーによって構成されている。つまり病院組織は，専門性に基づく「職種」カテゴリーを「病院」カテゴリーが包括する構造にある。医療従事者は，「病院」という組織に対する社会的アイデンティティより，「職種」というカテゴリーへの社会的アイデンティティが強いことが明らかにされている。医療従事者の過度な職種アイデンティティは，他職種スタッフを外集団メンバーとカテゴリー化するため，他職種スタッフとは非協力的になり，対人関係の問題が生じる可能性がある。

(2) 集団間葛藤の解消

集団間葛藤を解消するためにはどのような方略が有効なのだろうか。この問いに対して，シェリフら（Sherif et al., 1961）はサマーキャンプに参加した少年たちを対象にある実験を行った。この実験では，対立している集団が協力しなければ達成できない上位の目標を設定すること，その上位目標が両集団にとって重要であること，そしてその上位目標を達成することが，集団間葛藤の解消に有効であることを示唆している。ただし，現実場面では，上位目標を達成することは難しいこともある。そこで社会的アイデンティティ理論に基づいて，

3つの理論的モデル（脱カテゴリー化モデル，再カテゴリー化モデル，二重アイデンティティモデル）が提唱された。

1) 脱カテゴリー化モデル (Brewer & Miller, 1984；図5-3)

このモデルでは，他者と接触する際に，「内集団メンバー対外集団メンバー」という図式ではなく，「個人対個人」として接するようにすれば，集団間葛藤は低減すると想定されている。なぜならば，他者を「外集団のメンバー」としてではなくユニークな個人として捉えることによって，必ずしも外集団のステレオタイプに一致しない相手の様々な行動や特徴に接する機会が増えるため，外集団を単一のものと見なさなくなるからである。しかし，脱カテゴリー化によって特定の個人との間に良好な関係を築いたとしても，その他の外集団メンバーとの間にはまったく心理的なつながりはないので，肯定的な態度が外集団全体に一般化されることはないという問題点もある。

2) 再カテゴリー化モデル (Gaertner et al., 1989；図5-4)

このモデルでは，内集団と外集団を包括する上位のカテゴリーに注目させる接触状況を構成することで，かつての外集団メンバーは共通の内集団メンバーとして知覚され，集団間葛藤は低減するとされている。しかし，内集団が自分にとって非常に重要な集団である場合は，その社会的アイデンティティを捨てることが難しいため，再カテゴリー化モデルは心理的に現実的ではないという問題点もある。

3) 二重アイデンティティモデル (Dovidio et al., 1998；図5-5)

このモデルでは，内集団のカテゴリーに対する社会的アイデンティティを維持する一方で，上位のカテゴリーにも注目させるような接触状況を構成することが集団間葛藤低減に効果的だとされている。このモデルは，外集団メンバーを包括的なカテゴリーにおける内集団と見なすことで集団間葛藤が低減すると考える点では再カテゴリー化モデルと同じであるが，内集団への肯定的な社会的アイデンティティも保持したままでよいと考える点が異なっている。このモデルは，脱カテゴリー化モデルや再カテゴリー化モデルの問題を克服すると考えられている。

これらの理論的モデルを医療職集団に適用すると，医療従事者は「職種」カテゴリーへの社会的アイデンティティが強いため，脱カテゴリー化モデルや再カテゴリー化モデルを用いることは難しいと思われる。したがって，職種間の問題を解消するためには，「職種」カテゴリーに対する社会的アイデンティティは維持したまま，他職種も包括する「病院」カテゴリーに対しても社会的アイデンティティを強めるという二重アイデンティティ化が効果的であると考えられる。早瀬ら（2011）は，看護師の「病院」カテゴリーに対する社会的アイデンティティが医師を含めた他職種スタッフとの協力行動を促進するだけではなく，看護師の病院への定着も促進することを示している。

看護師には，「チーム医療」のキーパーソンとして大きな期待が寄せられている。看護師は患者の最も身近に存在する医療従事者であり，長い時間にわたっ

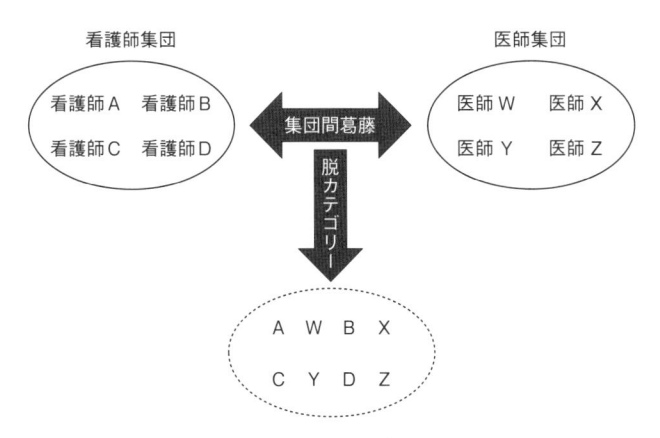

図 5-3　脱カテゴリー化のイメージ（Brewer & Miller, 1984）

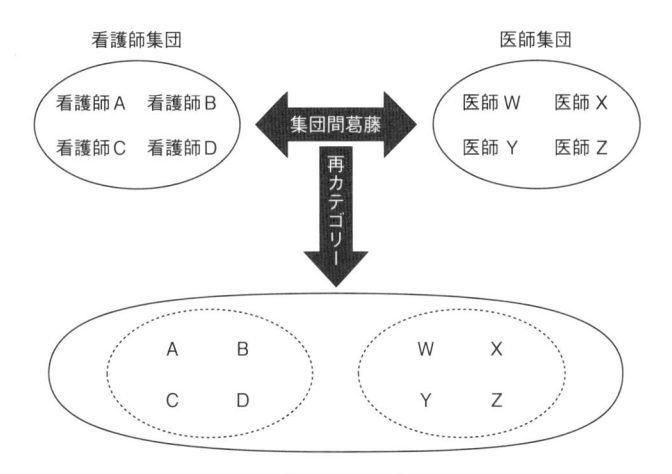

図 5-4　再カテゴリー化のイメージ（Gaertner et al., 1989）

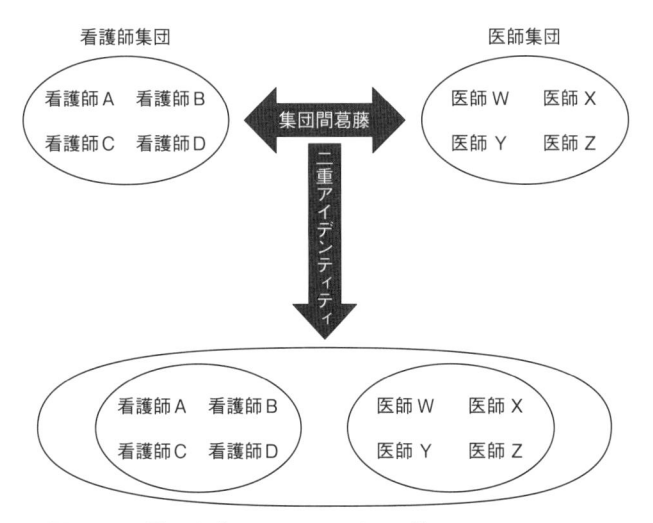

図 5-5　二重アイデンティティのイメージ（Dovidio et al., 1998）

て援助を提供する仕事であるため，医療従事者のなかで患者から得ることができる情報量が多い。そのため，患者から得た情報を看護職者で共有するだけではなく，他職種のスタッフにも伝える役割が期待される。医療従事者が職種間の情報交換を円滑に行うためには，「病院」に対して社会的アイデンティティをもち，職種の違うスタッフに対しても内集団メンバーと認知することが重要である。看護師が患者の情報を他職種に伝えることで，様々な職種の意見が集まり，検討されたうえで，それぞれの専門サービスを連携して提供することができれば，より質の高い医療を患者に提供することができるだろう。

5. 文化による行動の違い

EPAということばを耳にしたことがあるだろうか。EPAとは経済連携協定のことであるが，看護師にとって無関係の話ではない。わが国では，このEPAに基づきインドネシアとフィリピンから看護師および介護福祉士候補者を受け入れている。合格率はきわめて低いものの，看護師候補者は2010年に，介護福祉士候補者は2012年にはじめて合格者が出た。これは，今後外国人の医療従事者と働く機会が増えていく可能性を示唆している。また，外国との行き来が容易になった昨今では，外国人の患者も珍しくない。つまり，看護師は異なる文化に所属する他者とかかわる機会が増えてきていると言える。そこで，そのような人たちはどのような特徴を共有し，どのような特徴において異なるのかについて理解することが重要である。そこで本節では，文化による人の考え方の違いや組織による違いについて論じる。

(1) 文化的自己観

「日本人は和を大切にする」とよく言われる。このように特有の文化のなかでは，特有の価値観や考え方が形成されることがある。マーカスと北山（Markus & Kitayama, 1991）は文化的自己観を提唱した。文化的自己観とは，「ある地域，グループ内で歴史的に作り出され，文化的に共有されてきている通念，モデル，メタセオリーとしての自己」のことである。文化的自己観は，相互独立的自己観と相互協調的自己観に大別されている。相互独立的自己観は，自己を他者とは異なった独立的なものとして捉え，自律的であることや独自の特性を見つけることが重視される。それに対して，相互協調的自己観は，自己を他者から切り離したかたちでは捉えず，他者とのつながりの一部として捉え，人間相互の基本的なつながりが重視される。西洋文化では相互独立的自己観が優勢であり，東洋文化では相互協調的自己観が優勢であることが知られている。

文化的自己観を題材とした研究は数多く蓄積され，人の認知，評価など様々な心的活動に影響を与えることが明らかにされている。北山（2003）は，独立的な人は，自分が所属している集団そのものは重要ではなく，独立した自分を確認することが人生一般への満足の要因であるのに対して，協調的な人は身近な他者との関係を維持・強化することが，人生一般への満足の要因であること

を指摘している。また，欧米，とくに北米文化においては，自己奉仕的に物事の原因を推論する傾向が強いが，これは個人のなかの優れた資質を発現することに価値を置く相互独立的自己観と関連していること，反対に，日本をはじめとするアジア文化では，相互協調的自己観が優勢であり人々の調和が重んじられ，個々人の資質が優れていることよりも，自分にとって望ましくない情報を自主的に取り込み，自己のあり方を周囲と調和するように調整しようとするため，自己批判的な帰属が行われることが知られている（遠藤，2008）。

(2) 組織風土と組織文化

ある大学病院で長年働いていた看護師が，同じような診療科の別の大学病院で働く場合，看護師としての知識・能力・経験は十分にもかかわらず，新しい職場で仕事に慣れるのに時間を要することがある。これは，大学病院という組織の形態は同じであるにもかかわらず，それぞれの組織が独自の雰囲気や考え方を備えているためである。このような組織独自の雰囲気や思考上の特徴は組織風土あるいは組織文化と呼ばれる。組織風土と組織文化は類似した概念であるため，ここではそれぞれの特徴と相違点を説明しよう。

1) 組織風土

組織風土は，そこで働いているメンバーによる特性の知覚であると考えられており，メンバーが共通して認知しているものであることが多く，「組織に所属するメンバーが自分の組織をどのように認識しているか」を記述したものである。そのため，組織風土はメンバーに対して刺激として働くことになる。では，組織風土とは具体的にどのようなものなのであろうか。田尾（1991）は，キャンベルら（Campbell et al., 1970）の以下の4次元が適当であると述べている。

①**個人の自律性**　個人自らが自らのボスとして決定を行い，自律的に行動できるような雰囲気。

②**立場に負荷された構造の程度**　仕事の目的や方法が確立されて，それぞれの個人に周知されているような雰囲気。

③**報酬の方向性**　報酬の分配に関する雰囲気。仕事の出来に対して，公平で公正に報酬が分配されているか，あるいは努力に見合うように報酬が適正に対応しているかなど。

④**配慮，暖かさと支持**　互いが支えあい，助けあうような，暖かい感じか，逆に，冷たい感じの職場であるかなどの雰囲気。

組織風土は，その組織全体の大まかな特徴を表すために，その組織がどのような組織であるかという組織の独自性を知ることに役立ち，組織の個々のメンバーの行動や価値観に影響を及ぼすことになるのである。

2) 組織文化

文化とは，「社会集団の成員が協働する有意味な表象の集合」として考えられている。簡単に言えば，たいがいの大人が理解できることばや記号の集まりで

ある。それら表象を組み合わせることにより、複雑な考えが表現、伝達され、社会生活が可能となる（嘉志摩・嘉志摩, 1998）。そして、組織文化とは、組織の基本ミッションや戦略と関連して、何が重視されるべき支配的な価値か、そしていかに行動すべきか（すべきではないか）、それはどの程度かという集団規範、およびそれに基づく行動パターンが、成員たちに共有され当然視されているものの集合体のことである（山浦, 2009）。

組織風土と組織文化は混同されることも多いが、組織風土は組織という生活環境に対する知覚が共有された状態であり、必要に応じて個々の風土が平均化されるのに対して、組織文化はこの知覚をもとに共有された価値観や行動パターンであるという点で異なると言える。

では、組織文化とは具体的にどのようなものがあるのだろうか。文化は、直接目に見えるもの（情報伝達の方法など）と目に見えないもの（価値観や考え方など）に大別される。医療現場に関係の深いものとしては、安全文化があるだろう。シェイン（Schein, 1992）は、安全文化に以下の4つの組織文化があると考えている（井上, 2009）。

①**報告の文化**　組織内においてあらゆる安全にかかわる情報が常に報告され公開される文化。

②**正義の文化**　安全や事故にかかわった情報や責任などが、常に公平性をもって扱われる文化。

③**柔軟な文化**　組織間が硬直した縄張り意識にとらわれることなく、常に風通しのよい体制（再編可能な）を保持している状態。

④**学習の文化**　伝統や慣習を保持しつつも、常に新しい情報や教訓を取り入れ、日々成長をはからんとする組織文化。

安全文化の共有度が高ければ、安全重視の文化が醸成されている組織と言える。このように、文化は共有され、浸透している程度によって文化の強さが規定される。適切な強さの文化では、価値観や行動パターンが共有されるので、コミュニケーションが円滑化し、判断にも確信がもてるようになるなど、それぞれのメンバーにとって有益となる。逆に、組織文化が強すぎることによって生じる弊害もある。例えば、特定の価値観や行動パターンが強固に形成された場合、それに反した価値観や行動は、それらが社会的には望ましく正しいものであった場合でも、組織からは望ましくないと見なされることもありえるということである。医療安全のためには、『ミスを指摘すること』が有効と言われているが、「ミスを指摘することは無礼なことで、決してすべきではない」という文化の組織では、『ミスを指摘すること』は非常に抵抗があるだろう。このような文化が強い場合は、組織を変革する必要がある。

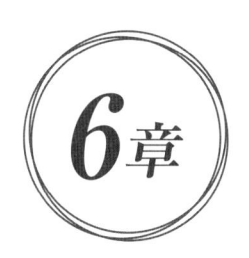

6章 看護に役立つ心理学とは？

　心理学を学んだことのある，あるいは学んでいる看護教員を知っている。私も含めて，物事を決めつけない。一方向から見ていないことがよくわかる。しなやかである。病んだ人を看護するとき，このしなやかさはきわめて重要な鍵となる。

　"しなやかなこころ"こそ，丈夫で長生きするコツであり，生きる知恵であり，心理学の真髄であると思っている。

　このしなやかなこころを手にしていると，看護の現場でも何かが起こる。

　では，このしなやかさはどこから来るのだろうか。今までの章を読んでもらうと，人間の行動には自分の常識からは予想しにくいものがあったり，このような理論や考え方で説明できるのかなど，思いもかけない発見があることが理解できたと思う。また，1章で述べたが，人は他人の「こころ」を直接見ることは不可能であることを考えると，他人の「こころ」にしなやかに寄り添うためには，相手の行動（言語的な発言を含めて）を注意深く観察する技能や，患者が看護師のどの行動（患者にとっては刺激になる）に反応しているかについて適切な自覚がもてること，などが大切になってくることも理解できたと思う。さらには，患者を取り巻く状況によって，同じ刺激（看護師の行動など）が患者にとっては異なる意味をもつこともあることがわかったと思う。つまり，看護師はこう行動しなければならないとか，患者はこうでなければならないという思い込みから，少しでも自由になることが"しなやかなこころ"の獲得にはきわめて重要となるのである。例えば1章で出てきた"訴えの多い患者"に対して，訴えというオペラント行動が強化されてきたのかもしれないと考え，それは何なのかと探ろうとするだけでも，随分しなやかになれるのである。心理学を学び，患者と自分自身を含め，人に対してしなやかに考え，しなやかに動ける看護師になってほしい。

　このようなことを考えながら，以下のいくつかの事例を読んでいただきたい。

1. ぶりの照り焼き

　私が外科系病棟で3年目の看護師をしていたとき出会ったCさんとの思い出を忘れることはできない。Cさんは末期の結腸がん患者であった。食欲がなく，病院の食事を残すことが多かった。準夜勤務をしていたある日のことで

あった。病室に入ると，Cさんはベッドから起き上がり，ベッドテーブルに置かれた夕食の膳を目の前にしていた。病院から出されたいつもの食事である。しかし，その夕食の光景はいつもと異なっていた。お膳の横に"ぶりの照り焼き"が一皿置かれてあった。ぴかぴかと醤油色に照り上がっており，実においしそうであった。私は思わず「おいしそう！」と言ってしまった。聞くと，Cさんの夫が自ら料理して持ってきてくれたのだと言う。Cさんの夫は照れ笑いしていた。そして，Cさんはうれしそうであった。沈みがちなCさんの明るい表情に接して，私もうれしくなった。「食べてみます？　まだ手をつけていないから」と言って，Cさんはぶりの照り焼きを一口，自分のはしでつまんでくれた。私は，口をあ～んと開け，有り難くご相伴にあずかったのである。

その後，Cさんはしばらくして，個室に移され，息を引き取った。その次の年，私は手術室勤務へと異動した。当直の後，病院の地下にあるレストランで一人コーヒーを飲んでいたときであった。ふと顔を上げると，どこかで見た男性がいた。私はすぐに思い出した。Cさんの夫であった。彼も気がつき，私がいたテーブルに移り，話をはじめた。Cさんの夫はCさんのことが忘れられないでいた。忘れられないあまり，それまでの仕事を辞め，タクシーの運転手になって，この病院を仕事場としているのだと言う。「ここにいると，そばにいるような気がするので……」と話してくれた。そのとき，Cさんの夫ははじめて，打ち明けてくれた。「おなかに孔があいて，どろどろと液が流れ出ていたでしょ。汚れていて臭いからと，看護師に嫌われているのではないかって，○○子はすごく気にしていました。だから，あなたがその○○子のはしからぶりの照り焼きを食べてくれたこと，ほんとうに喜んでいたんですよ。個室に移ってからも，ずっと言ってました」。

あのとき，私はなぜ，あのような行動を取ってしまったのだろうか。あのような行動は，看護師としては"非常識"もいいところである。そのような場面に遭遇したときには，丁重にお断りするのが看護師としての"常識"である。では，なぜ，あのような非常識なことをしてしまったのだろうか。正直わからない。他の看護師たちを説得できる理由が見つからない。自分の気持ちに，ただ素直に従ってしまった。それだけである。

看護師としてというより，一人の人間としての素直な気持ちに従ったとき，それが悪い結果を生むこともあるだろう。しかし，良い結果を生むこともある。たまらなく，良い結果を。それは後になって，わかることである。私がここで伝えたいメッセージは，看護師のしなやかなこころからの行動は，患者のこころに流れ着き，患者の何かを変えるということである。

2. 看護師側の理由，患者側の理由

精神科の閉鎖病棟は，文字どおり，閉鎖されている病棟であり，理由なく，患者を病棟の外に出すことはない。患者の入浴の日も決められている。私がいた閉鎖病棟は，週のうち，月，水，金の3日が入浴日であった。それ以外の日に，患者は入浴することはできなかった。髪を洗うことも許可されていなかっ

た。

　Dさんは，統合失調症を再発して入院してきた。あることが理由で，抗精神病薬を飲むことを自ら止めたための再発であった。自分が何かとんでもないこと（赤ん坊を落としてしまう，自分のおなかをナイフで刺す，など）をしてしまうのではないかという妄想を抱き，そんな自分が怖くて，怖くて，イライラと落ち着きがなかった。入院した後，薬物療法が開始されたとはいうものの，その効果が出るにはまだ時間が必要であった。Dさんはそんな自分を落ち着かせるためか，クレヨンを握り，大きな紙に得意の絵を書き殴っていることが多かった。それでも，限界だったのだろう。厳しい顔つきで，私にせまってきた。正直言って，私はどうすればDさんを落ち着かせることができるのか，わからなかった。そこで，私はDさんに聞くことにした。Dさんの答えは「髪を洗いたい」。

　一般病棟にいる患者が「髪を洗いたい」と訴えたとき，私たち看護師はこうアセスメントする。「この人は髪を洗っても良い患者か？　イエス。一人で髪を洗うことができる患者か？　イエス」。そして，こう返事する。「はい，どうぞ髪を洗っていいですよ」。そして，患者は髪を洗うことができる洗面所に行って，髪を洗う。何の問題もない。しかし，これと同じことが閉鎖病棟で起こった場合，看護師はこうアセスメントする。「この人は髪を洗っても良い患者か？　イエス。一人で髪を洗うことができる患者か？　イエス。う〜ん，でも今日は入浴日ではないため，患者は髪を洗うことができない。明日まで待ってもらおう」。これが常識的なアセスメントだろう。私も一瞬，そのアセスメントをしようとした。

　しかし，私はDさんの必死な態度に何かを感じた。Dさんのニーズを満たすことができれば，何かが変わるかもしれないと感じた。だから，私のアセスメントはこうであった。「この人は髪を洗っても良い患者か？　イエス。一人で髪を洗うことができる患者か？　イエス。今日は入浴日ではないためここでは洗えないけど，開放病棟の洗面所まで私が付き添えばDさんは髪を洗うことができる」。私は，こう返事した。「あっちに髪を洗うことができる場所があるから，そこへ行きましょう。髪を洗う準備をしてきてください」。Dさんが髪を洗うために費やした時間は，たった5分程度のことだった。

　しかし，髪を洗ったDさんは，ほんとうに落ち着いてしまった。退院するとき，Dさんは私に手紙をくれた。「あのとき，思いもかけず『いいですよ』と言ってくれて，外に連れて行ってくれて，髪を洗えたこと，一生忘れません。」

　閉鎖病棟の患者を理由なく，病棟の外に出してはいけない。それは正しい。私は理由なく，出したつもりはない。患者にとって，大きな理由があった。

3.「ここは，安穏浄土」

　精神科病棟で働いていたときのことである。Eさんは，整形外科病棟から送られてきた。理由は看護師の言うことを聞かず"手に負えない"からであった。
　私は，Eさんの受け持ち看護師となった。様子を見るために，Eさんが入っ

た病室を訪ねた。Eさんは怒っていた。顔を見ればわかる。こんなとき，近づきすぎてはいけない。つかず離れずの距離を取りながら，愛想笑いなどすることなく，しかし，やるべき看護はしかと行う。相手の存在をきちんと受けとめていることを示すのだ。ことばより，看護師としての行動がものを言う。最も効いたのは，朝のお茶であった。Eさんは足を骨折していて動けず，ベッド上安静であった。Eさんの息子はEさんを心配して，毎夕病室を訪ねてきた。床頭台には，急須と湯飲み茶碗が置かれていた。Eさんがお茶好きなのがわかった。これを知った私は，朝Eさんが目を覚ますときを見計らい，お茶を入れた。夜勤看護師の朝は忙しい。患者が目を覚ます朝の6時からは，この忙しさに拍車がかかる。だから，6時前にEさんの寝ているベッドの周りにあるカーテンをそっと引いて，急須と茶葉と湯飲みを持ち出し，熱々のお茶を準備しておくのである。そして，6時の検温に周ったとき「お早うございます。お茶が入っていますよ」と言って，床頭台に置かれたそのお茶をさっと差し出すのである。Eさんに笑顔が戻った。朝一番のお茶はEさんの楽しみとなった。

　その後，歩行訓練の段階に入ったEさんに，私は付き合った。小さなEさんを抱きかかえるようにして「一，二，一，二」と病室の中を歩いた。そのとき，Eさんは「ここは，安穏浄土」と言いながら，歩いていた。このことばの意味を，Eさんに尋ねることはなかった。辞書で調べても，安穏浄土ということばは見つからない。ただ，私は思う。Eさんにとって，私たち精神科の看護師が提供する看護そのものが安穏浄土であったのではないかと。

　精神科病棟で，このようなことはよくある。一般科の病棟では，問題患者と騒がれる。ところが，精神科病棟に送られてくると，普通の患者に変わってしまう。精神科病棟で働く看護師が何か特別な看護をしたのだろうか。患者を変える何かをしたのだろうか。何もしていない。ただし，精神科病棟で働く看護師は，あることを知っている。「これをしては駄目，あれをしてはいけない」と患者に言っても効き目がないことを。むしろ，患者のこころが看護師から離れていくことを。だから，私たちは何も言わなかった。だから，患者は変わった。

4. 患者教育再考　患者自らの力を引き出す

　看護師は患者の命の安全のために，病気からの回復のために，患者を看護教育することがある。心筋梗塞の患者には「タバコを吸ってはいけません」，糖尿病の患者には「甘い物を食べてはいけません」，人工透析を受けている患者には「水分を取り過ぎてはいけません」，血圧の高い患者には「塩辛い物を食べ過ぎてはいけません」と教育する。

　心筋梗塞の患者は"タバコを吸う"，糖尿病の患者は"甘い物を食べる"，人工透析を受けている患者は"水分を取り過ぎる"，血圧の高い患者は"塩辛い物を食べ過ぎる"ことが，自分の命を危険にさらすことになるくらいは理解している。看護師にあえて言われなくてもわかっているのである。

　ただ，人は頭で理解できても，それが行動につながらないのである。ここに

看護の難しさがある。ゆえに「あの患者，何度言っても同じ失敗を繰り返している。どうして言うことが聞けないのだろう」と，看護師は悩む。しかし，その矛盾に最も悩んでいるのは，患者自身である。患者教育という名の拷問にあっているのである。

「自分ができないことを患者に押しつけてはいけない」と悟っている熟練の看護師を知っている。この看護師は「どうしたら，自分にもできると思いますか？」と尋ね，患者の言い分を聞くのだという。当たり前みたいだが，看護の現場でこのようにできる看護師は多くない。すごいと思う。看護師が無理やりに患者の行動を変えようとしても成功率は低いことに気がついている。患者自らの行動を制御する力を引き出そうとしている。人は自分の悩めるこころがわかってもらえたと感じたとき，変わるのである。駄目な患者と刻印する前に，患者のそばに行き，座り，なぜ？　どうして？　と聞いてみたらいい。患者のこころを聴いてみたらいい。患者は聴かれた後，教育されなくても，自らを変えていくはずである。ここに看護の醍醐味がある。

5. 心理学を役立て，看護学生として生き残る

　看護を教授する教員は，強い信念をもって学生を教育している。見方を変えて言うなら，看護を教授する教員の看護に対する考え方はかなりの程度，固い。そのような教員から学んだ看護学生も当然のことながら，固くなる。看護実習に行く前の学生は，ガチガチである。このような状況を，平木（2007）による非合理的な思い込みに倣って，私は"看護実習に対する思い込み should・must 呪縛6か条"と呼んでいる。

　以下に，どのような思い込みか紹介しよう。
1条　看護学生は受持ち患者から好かれ，受け入れられなければならない。
2条　看護学生は完全を期すべきで，失敗をしてはならない。
3条　患者が思い通りにならないとか，思い通りに事が運ばないのは大変なことである。
4条　人を傷つけるのは良くない。だから，人を傷つけるような人は責められるべきである。
5条　恐怖を起こさせるようなものに向かうと不安になり，もうお終いだと思ってしまう。
6条　看護学生はいつもニコニコと笑顔でいなければならない。嫌な気持ちや怒りは抑えなければならない。

　このようなガチガチの学生は危ない。そのため，看護実習に出す前，"しなやかなこころを持つ"として，次に示す考え方を紹介している。
　修正1条　患者から好かれるにこしたことはないし，好かれるように最大限努力する必要はある。でも，好き嫌いは最終的には"患者自身の問題"だし，結果として好かれないこともあるよね。
　修正2条　患者の命を守るために失敗は許されないことだし，失敗をしないように最大限の注意を払う必要はある。でも，万が一失敗をした

　　　　　　　　ときには素直に謝まること，失敗から学ぶこと．
　修正3条　患者自身が変わろうと思うようになるように最大限試みる責任はある．でも，患者が変わらなかったとしても，苛立ったり，見捨てたりするのはよそう．次の手だてを考えよう．
　修正4条　患者が傷つかないように細心の注意を払う必要はある．でも，患者を傷つけてしまうこともあります．そんな時には傷つけたことを認め，素直に謝り，関係を修復する手だてを考えよう．
　修正5条　Anything can happen to you. But, it's not the end of the world. There must be the way out as long as you do not give up.（実習中は何でも起こりえる．でも，それでもうお終いということはない．あなたがあきらめない限り，解決の糸口は必ず見つかる）
　修正6条　看護学生も様々な感情を持って実習している．それらの感情を極端に抑えながら実習する必要はない．うまいやり方で出していきなさい．

　そして，最後に学生にこう伝えている．実習中には，理不尽なこともたくさん経験します．それらを理不尽だと怒り，あるいは嘆くのではなく，忍耐することも必要です．それが実習なのです．それに耐えた人が，成長するのです．
　心理学を学んだことのある教員の務めと考えている．

6．心理学を役立て，看護師として働き続ける

　以前，看護師を対象に，バーンアウトと医療事故との因果関係を検討したことがある（北岡（東口），2005）．その結果，看護師がバーンアウトから医療事故発生へとたどる状況を描いてみることができた．ここでいう医療事故とは，看護師が起こす転倒，転落，内服薬間違い（内容・量・予約方法等の間違い，患者間違いなど），チューブ抜去（抜いてしまった，抜けていたのに気がつかなかったなど），配膳間違い（治療食の間違い，絶食患者に配膳など），処置・検査間違い（前処置忘れ，手技ミス，患者間違いなど），点滴・注射間違い（内容・量・投与方法などの間違いなど），医療機器操作間違いである．
　看護師は"こなさなければならない仕事が多い""仕事を終えるのに十分な時間がない""人手が十分でない"と感じるようなストレスフルな状態で働き続けている．看護の提供相手である患者との関係にも，様々な葛藤を抱えながら働いている．このような状況のもとで働き続けていると，疲弊してくる．"一日の仕事が終わるとぐったりする""一日中働くことは本当にストレスだ""仕事で精力を使い切ってしまった"などと感じるようになる．バーンアウトの最初の現象である．この疲弊感は，仕事の多さからくる負担感がとくに引き金となる．
　この疲弊感の後，看護師は仕事に対する熱意や興味を失い，自分と仕事との間に心理的距離を置くという無関心な態度を取るようになる．"仕事のことでわずらわされたくない""自分がしている仕事が何かの役に立っているかなんてどうでもよい"という態度になる．このシニシズム的態度は患者との関係に

うまく対処できず，葛藤や負担感が強い看護師でとくに見られるようになり，患者を人ではなく物のように扱う冷淡さや"患者に何が起ころうと気にしない"という無関心さとなる。また，"他のスタッフが協力的でない""サポートしてくれる人がいない""相談できる人がいない"など職場の上司や同僚との人間関係に悩んでいる看護師もそのような態度に陥りやすくなる。バーンアウトの次の現象である。

看護師のこのようなバーンアウト状態が医療事故の発生を導くことになる。ここで，焦点を当てたいのは，看護師のなかでも嫌な出来事や困った出来事に直面したとき"嫌だ""不快だ""困った""やりきれない"という気持ちを表情や態度に出してしまう感情表出型のコーピングをしてしまう看護師である。この感情表出型の看護師は，職場における上司や同僚との関係や患者との関係に由来する葛藤や負担感をより強くもつ傾向があり，また仕事量の多さに対する負担感もより強くもっていると考えられる。それらによりバーンアウトに陥りやすく，ひいては医療事故発生につながりやすい集団と考えられる。

ストレスフルな状況下でも感情的なコーピングにならず，他のコーピング・スタイルへと変えることが求められる。では，どのようなコーピング・スタイルをもつことがいいのだろうか。私たちの研究（Sasaki, Kitaoka-Higashiguchi et al., 2009）によれば，嫌悪な出来事に直面したとき，それを何とかして解決しようとする"問題解決"スタイルや，それを良い方へと考え直したり自分にとってプラスになることを探そうとする"認知的再解釈"スタイルである（北岡（東口）他，2007）。とくに，認知的再解釈スタイルがお勧めである。

看護師として働いている以上，降りかかってくるストレスフルな出来事は星の数ほどある。避けて通れる職場はどこにもない。あきらめてほしい。私たち看護師にできることは，それらの出来事をどう解釈するかである。こころを変える認知行動療法は，患者のためだけにあるわけではない。看護師のこころを変えるにも，良い方法である。この認知的再解釈でストレスフルな出来事を見直すこと，考え直すことができれば，あなたは看護師としてこの先ずっと働き続けることができる。私が今元気なのは，この心理学の極意を日々活かしているからである。看護する者の喜びを知り，辞めることができないでいる。

文　献

■ 1 章

大学における看護系人材養成の在り方に関する検討会（2011）．大学における看護系人材養成の在り方に関する検討会最終報告　文部科学省

Gosling, S. D. (2008). Personality in non-human animals. *Social and Personality Psychology Compass*, **2**, 985-1001.

石黒　浩（2009）．ロボットとは何か―人の心を映す鏡―　講談社

Mather, J. A., & Anderson, R. C. (1993). Personalities of octopuses (*Octopus rubescens*). *Journal of Comparative Psychology*, **107**, 336-340.

門脇豊子・清水嘉与子・森山弘子（編）（2011）．看護法令要覧平成 23 年版　日本看護協会出版会

森　政弘（1970）．不気味の谷　*Energy*, **7**, 33-35.

Nightingale, F. (1859). *Notes on nursing: What it is, and what it is not.* London: Bookseller to the Queen. (ナイチンゲール, F.（著）小玉香津子・尾田葉子（訳）（2004）．看護覚え書き：本当の看護とそうでない看護　日本看護協会出版会)

Nightingale, F. (1860). *Notes on nursing: What it is, and what it is not* (New edition, revised and enlarged). London: Bookseller to the Queen. (ナイチンゲール, F.（著）湯槇ます・薄井坦子・小玉香津子・田村　真・小南吉彦（訳）（1995）．看護覚え書　現代社)

Nightingale, F. (1860). *Notes on nursing: What it is, and what it is not.* (Reprinted ed. 1969) New York: Dover Publications.

日本看護協会（監修）（2007）．新版看護者の基本的責務：定義・概念/ 基本法/ 倫理　日本看護協会出版会

Nixon, K., & Worthington, C. (2010). *Florence Nightingale Museum guide*. London: Florence Nightingale Museum.

Tomey, A. M., Alligood, M. R. (2002). *Nursing theorists and their work* (5th ed.). St Louis, MD: Mosby. (都留伸子（監訳）（2004）．看護理論家とその業績　第 3 版　医学書院)

渡邊芳之（2010）．性格とはなんだったのか　新曜社

Watson, J. B. (1913). Psychology as the behaviorist views it. *Psychological Review*, **20**, 158-177.

■ 2 章

Campbell, N. R. (1940). Quantitative estimates of sensory events. Final report of the committee appointed to consider and report upon the possibility of quantitative estimates of sensory events. *The advancement of science*, **1**, 331-349.

Gescheider, G. A. (1997). *Psychophysics: The fundamentals*. Mahwah, NJ: Lawrence Erlbaum Associates. (宮岡　徹（監訳）（2003）．心理物理学―方法・理論・応用―　北大路書房)

■ 3 章第 1 節

上里一郎（2003）．行動療法の理論と実際　滝口俊子・桑原知子（編著）　臨床心理の世界　財団法人放送大学教育振興会　pp.28-38.

荒木友希子（2003）．学習性無力感における社会的文脈の諸問題　心理学評論, **46**, 141-157.

Azrin, N. H., & Holz, W. C. (1966). Punishment. In W. K. Honig, (Ed.), *Operant behavior: Area of research and application*. New York : Appleton-Century-Crofts. pp.380-447.

Baillargeon, R. (1986). Representing the existence and the location of hidden objects: Object permanence in 6- and 8-month-old infants. *Cognition*, **23**, 21-41.

Baillargeon, R. (1987). Object permanence in 3.5- and 4.5-month-old infants. *Developmental Psychology*, **23**, 655-664.

Baillargeon, R., & Graber, M. (1987). Where's the rabbit? 5.5-month-old infants' representation of the height of a hidden object. *Cognitive Development*, **2**, 375-392.

Bandura, A. (1971). *Psychological modeling : Conflicting theories*. Chicago: Aldine-Atherton. (原野広太郎・福島脩美（訳）（1975）．モデリングの心理学：観察学習の理論と方法　金子書房)

Bandura, A., Ross, D., & Ross, S. A. (1963a). Imitation of film-mediated aggressive models. *Journal of Abnormal and Social Psychology*, **66**, 3-11.

Bandura, A., Ross, D., & Ross, S. A. (1963b). Vicarious reinforcement and imitative learning. *Journal of Abnormal and Social Psychology*, **67**, 601-607.

Bandura, A., & Rosenthal, T. L. (1966). Vicarious classical conditioning as a function of arousal level. *Journal of Personality and Social Psychology*, **3**, 54-62.

Beck, A. T. (1976). *Cognitive therapy and the emotional disorders*. New York: International University Press.（大野　裕（訳）（1990）．認知療法　岩崎学術出版社）

Berger, S. M. (1962). Conditioning through vicarious instigation. *Psychological Review*, **69**, 450-466.

Caron, A. J., Caron, R., Roberts, J., & Brooks, R. (1997). Infant sensitivity to deviations in dynamic facial-vocal displays: The role of eye regard. *Developmental Psychology*, **33**, 802-813.

Craik, F. I. M., & Lockhart, R. S. (1972). Levels of processing: A framework for memory research. *Journal of Verbal Learning and Verbal Behavior*, **11**, 674-684.

Darwin, C. (1859). *On the origin of species by means of natural selection or the preservation of favored races in the struggle for life*. London: John Murray.（八杉龍一（訳）（1990）．種の起源［上・下］　岩波書店）

Dethier, V. G., & Stellar, E. (1970). *Animal behavior: It's evolutionary and neurological basis*. Englewood Cliffs, NJ: Prentice-Hall.

Ebbinghaus, H. (1885). *Über das Gedächtnis: Untersuchungen zur experimentelle Psychologie*. Leipzig: Duncker & Humbolt.（宇津木　保（訳）（1978）．記憶について　誠信書房）

Ellis, A. (1975). *How to live with a neurotic: At home and at work*. New York: Crown Publishers.（國分康孝（監訳）（1984）．神経症者とつきあうには：家庭・学校・職場における論理療法　川島書店）

Emmelkamp, P. M. G., Bruynzeel, M., Drost, L., & van der Mast, C. A. P. G. (2001). Virtual reality treatment in Acrophobia: A comparison with exposure in vivo. *CyberPsychology & Behavior*, **4**, 335-339.

Eysenck, H. J. (1960). *Behaviour therapy and the neuroses*. New York: Pergamon Press.（異常行動研究会（訳）（1965）．行動療法と神経症　誠信書房）

Friedman, S. (1972). Habituation and recovery of visual response in the alert human newborn. *Journal of Experimental Child Psychology*, **13**, 339-349.

福井　至（2008）．学習理論と行動療法　福井　至（編著）　図解による学習理論と認知行動療法　培風館　pp. 15-74.

Garcia, J. & Koelling, R. A. (1967). A comparison of aversions induced by X rays, toxins, and drugs in the rat. *Radiation Research*, **7**, 439-450.

開　一夫（2011）．赤ちゃんの不思議　岩波書店

Hofsten, C. von., & Rönnqvist, L. (1988). Preparation for grasping an object: A developmental study. Journal of Experimental Psychology: Human *Perception and Performance*, **14**, 610-621.

Hull, C. L. (1943). *Principles of behavior: An introduction to behavior theory*. New York: Appleton-Century-Crofts.（能見義博・岡本栄一（訳）（1960）．行動の原理　誠信書房）

市川伸一（2011）．学習と教育の心理学 増補版（現代心理学入門3）　岩波書店

岩本隆茂・髙橋雅治（1988）．オペラント心理学　勁草書房

Jacobson, E. (1938). *Progressive relaxation*. Chicago: University of Chicago Press.

James, W. (1890). *Principles of psychology*, 2 vols. New York: Henry Holt.

鎌原雅彦・亀谷秀樹・樋口一辰（1983）．人間の学習性無力感（learned helplessness）に関する研究　教育心理学研究，**31**，80-95.

神村栄一（2007）．4.3 行動療法　桑原知子（編）朝倉心理学講座9 臨床心理学　朝倉書店

加藤義信（2011）　序章 有能な乳児という神話　木下孝司・加用文男・加藤義信（編著）　子どもの心的世界のゆらぎと発達　ミネルヴァ書房　pp.1-33.

河合隆史・李　在麟（2007）．パニック障害治療用バーチャルリアリティ　映像情報メディア学会誌，**61**，1086-1091.

Köhler, W. (1917). *Intelligenzprüfungen an Menschenaffen*. Berlin: Springer.（宮　孝一（訳）（1962）．類人猿の知恵試験　岩波書店）

Matsuzawa, T. (1985). Color naming and classification in a chimpanzee (Pan troglodytes). *Journal of Human Evolution*, **14**, 283-291.

Mayer, D. L., & Dobson, V. (1980). Assessment of vision in young children: A new operant approach yields estimates of acuity. *Investigative Ophthalmology and Visual Science*, **19**, 566-570.

Meltzoff, A. N., & Moore, M. K. (1977). Imitation of facial and manual gestures by human neonates. *Science*, **198**, 75-78.

Miller, G. A. (1956). The magical number seven, plus or minus two: Some limits on our capacity for processing information. *Psychological Review*, **63**, 81-97.

Miller, N. E., & Dollard, J. (1941). *Social learning and imitation*. New Haven: Yale University Press.

難波寿和・飯原有喜・岩橋由佳・井上雅彦（2006）．発達障害児のきょうだい児に対する攻撃行動への行動論的アプローチ ―家庭場面への指導の効果の検討― 　兵庫教育大学発達心理臨床研究センター紀要　発達心理臨床研究，**12**，133-141.

Neisser, U. (1967). *Cognitive psychology*. NewYork: Appleton-Century-Croft.（大羽　蓁（訳）（1981）．認知心理学　誠信書房）

North, M. M., North, S. M., & Coble, J. R. (1997). Virtual reality therapy: An effective treatment for psychological disorders. In G. Riva (Ed.), *Virtual reality in neuro-psycho-physiology*. Amsterdam : Ios Press. pp. 59-70.

大藪　泰（2005）赤ちゃんの模倣行動の発達 ―形態から意図の模倣へ― 　バイオメカニズム学会誌，**29**, 3-8.

奥田健次・浅原　薫・小口詔子（2007）．アスペルガー幼児の粗暴で乱暴な行動に対する介入　日本行動分析学会第25回年次大会発表論文集, **53**.
Onishi, K. H., & Baillargeon, R. (2005). Do 15-month-old infants understand false beliefs? *Science,* **308**, 255-258.
Overton, D. A. (1964). State-dependent or dissociated learning produced with pentobarbital. *Journal Comparative and Physiological Psychology,* **57**, 3-21.
Pavlov, I. P. (1927). *Conditioned reflexes : An investigation of the physiological activity of the cerebral cortex.* G. V. Anrep (Trs. & Ed.), London : Oxford University Press.
Pepperberg, I. M. (1999). *The Alex Studies: Cognitive and communicative abilities of grey parrots.* Cambridge: Harvard University Press.（渡辺　茂・山崎由美子・遠藤清香（訳）（2003）．アレックス・スタディ―オウムは人間の言葉を理解するか―　共立出版株式会社）
Popplestone, J. A., & Mcpherson, M. W. (1994). *An illustrated history of American Psychology.* Akron, OH: University of Akron Press.（西川泰夫・溝口　元・佐藤達哉・鈴木祐子・辻敬一郎・高砂美樹・文野　洋（訳）（2001）．写真で読むアメリカ心理学のあゆみ　新曜社）
Premack, D. (1959). Toward empirical behavioral law: Ⅰ. Positive reinforcement. *Psychological Review,* **66**, 219-233.
Rescorla, R. A., & Wagner, A. R. (1972). A theory of Pavlovian conditioning: Variations in the effectiveness of reinforcement and nonreinforcement.　In A. H. Black, & W. F. Prokasy (Eds.), *Classical conditioning Ⅱ: Current research and theory.* NewYork: Appleton-Century-Croft, pp.64-99.
Romanes, G. J. (1882). *Animal intelligence.* London: Keegan Paul.
坂野雄二・上里一郎（1990）．第Ⅷ章 行動療法と認知療法　小此木啓吾・成瀬悟策・福島　章（編著）　臨床心理学大系第7巻　金子書房　pp. 201-238.
Schultz, J. H. (1932). *Das autogene Training.* Lipzig: Georg Thieme.
Seligman, M. E. P. (1975). *Helplessness: on depression, development and death.* San Francisco, CA: Freeman.（平井　久・木村　駿（監訳）（1985）．うつ病の行動学：学習性絶望感とは何か　誠信書房）
Seligman, M. E. P., & Maier, S. F. (1967). Failure to escape traumatic shock. *Journal of Experimental Psychology,* **74**, 1-9.
Skinner, B. F. (1938). *The behavior of organisms: An experimental analysis.* Oxford: Appleton-Century.
Skinner, B. F. (1953). *Science and human behavior.* New York: Macmillan.
Skinner, B. F. (1961). Why we need teaching machines. *Harvard Educational Review,* **31**, 377-398.
Steiner, J. E. (1979). Human facial expressions in response to taste and smell stimulation. *Advances in Child Development and Behavior,* **13**, 257-295.
Streri, A., Lhote, M., and Dutilleul, S. (2000). Haptic perception in newborns. *Developmental Science,* **3**, 319-327.
鈴木光太郎（2008）．オオカミ少女はいなかった 心理学の神話をめぐる冒険　新曜社　pp. 179-206.
竹中治彦（1969）．罰の効果　本吉良治（編著）　講座心理学6学習　東京大学出版会　pp. 41-63
Thorndike, E. L. (1911). *Animal intelligence: Experimental studies.* New York: Macmillan.
Tolman, E. C. (1932). *Purposive behavior in animals and men.* New York: Century.
坪井裕子・三後美紀（2011a）．児童福祉施設の職員による子どもの問題行動の困難性の認知と対応行動の関係　子どもの虐待とネグレクト, **13**, 105-114.
坪井裕子・三後美紀（2011b）．児童福祉施設における子どもへの対応に関する若手職員へのインタビューの分析　人間環境大学紀要　人間と環境, **2**, 45-59.
Watanabe, S., Sakamoto, J., & Wakita, M. (1995). Pigeons' discrimination of paintings by Monet and Picasso. *Journal of the Experimental Analysis of Behavior,* **63**, 165-174.
Watson, J. B. (1913). Psychology as the behaviorist views it. *Psychological Review,* **20**, 158-177.
Watson, J. B., & Rayner, R. (1920). Conditioned emotional reactions. *Journal of Experimental Psychology,* **3**, 1-14.
Wolpe, J. (1958). *Psychotherapy and a reciprocal inhibition.* Stanford, CA: Stanford University Press.（金久卓也（監訳）（1977）．逆制止による心理療法　誠信書房）
Wright, A. A., & Cumming, W. W. (1971). Color-naming functions for the pigeon. *Journal of the Experimental Analysis of Behavior,* **15**, 7-17.
Wynn, K. (1992). Addition and subtraction by human infants. *Nature,* **358**, 749-750.
Zeitman, D., Delancy, S., & Blass, E. M. (1996). Sweet taste, looking, and calm in 2-and 4-week-old infants: The eyes have it. *Developmental Psychology,* **32**, 1090-1099.

■3章第2節

American Psychiatric Association (Eds.) (2000). *Diagnostic and statistical manual of mental disorders, fourth edition text revision.* American Psychiatric Association.（高橋三郎・大野　裕・染矢俊幸（訳）（2004）．精神疾患の診断・統計マニュアル第4版・解説改訂（text revision）　医学書院）
浅野智彦（2005）．物語アイデンティティを超えて？　上野千鶴子（編）　脱アイデンティティ　勁草書房

Baltes, P. B. (1987). Theoretical positions of Life-span psychology. *Developmental Psychology*, **23**, 611-626.
Baltes, P. B., & Baltes, M. M. (1990). Psychological perspectives on successful aging: The model of selective optimization with compensation. P. B. Baltes & M. M. Baltes (Eds.), *Successful aging: Perspectives from the behavioral sciences*. Cambridge: Cambridge University Press. pp.1-34.
Baltes, P. B., Reese, H. W., & Lipsitt, L. P. (1980). Life-span developmental psychology. *Annual Review of Psychology*, **31**, 65-110.
Baltes, P. B., & Smith, J. (2002). New frontiers in the future of aging: From successful aging of the young old to the dilemmas of the fourth age. Plenary lecture for Valencia Forum, Valencia, Spain, 1-4 April.
Baltes, P. B., & Willis, S. L. (1982). Plasticity and enhancement of intellectual functioning in old age: Penn state's adult development and enrichment project (ADEPT). In F. I. M. Craik, & S. Trehub (Eds.), *Aging and cognitive processes*. New York: Plenum. pp.353-389.
Baron-Cohen, S., Leslie, A., & Frith, U. (1985). Does the autistic child have a "theory of mind"? *Cognition*, **21**, 37-46.
別府 哲 (1996). 自閉症児におけるジョイントアテンション行動としての指さし理解の発達—健常乳幼児との比較を通して 発達心理学研究, **7**, 128-137.
別府 哲 (2005). 自閉症児の"目"：視線理解と共同注意のもうひとつのかたち 遠藤利彦（編）読む目・読まれる目：視線理解の進化と発達の心理学 東京大学出版会 pp.179-199.
別府 哲 (2010a). 学級集団での育ちと自尊心 別府 哲・小島道生（編著）自尊心を大切にした高機能自閉症の理解と支援 有斐閣 pp.131-154.
別府 哲 (2010b). 高機能自閉症 子ども・青年の発達と生活—「困っている」内容の理解と支援 新見俊昌・藤本文朗・別府 哲（編著）青年・成人期 自閉症の発達保障 ライフステージを見通した支援 クリエイツかもがわ pp.99-126.
別府 哲・小島道生 (2010). 自尊心を大切にした高機能自閉症の理解と支援 有斐閣選書
別府 哲・野村香代 (2005). 高機能自閉症児は健常児と異なる『心の理論』をもつのか—『誤まった信念』課題とその言語的理由付けにおける健常児との比較 発達心理学研究, **16**, 257-264.
Выготский, Л. С. (1934). Мышление и речь: психологические исследования.（柴田義松（訳）(2001). 思考と言語（新訳版）新読書社）
Côté, J. E. (1996). Sociological perspectives on identity formation: The culture identity link and identity capital. *Jornal of Adolescence*, **19**, 417-428.
Erikson, E. H. (1950). *Childhood and society*. New York: W. W. Norton.（仁科弥生（訳）(1980). 幼児期と社会 みすず書房）
Erikson, E. H., & Erikson, J. M. (1997). *The life cycle completed*. New York: W. W. Norton.（村瀬孝雄・近藤邦夫（訳）(2001). ライフサイクル，その完結 みすず書房）
Fantz, R. L. (1963). Pattern vision in newborn infants. *Science*, **140**, 296-297.
Freud, S. (1917). *Vorlesungen zur einfuhrung in die psychoanalyse*.（高橋義孝・下坂幸三（訳）(1977). 精神分析入門上・下 新潮社）
Freund, A. M., & Baltes, P. B. (2002). Life-management strategies of selection, optimization, and compensation: Measurement by self-report and construct validity. *Journal of Personality and Social Psychology*, **82**, 642-662.
Frith, U. (1989). *Autism: Explaining the enigma*. Oxford: Blackwell.（冨田真紀・清水康夫・鈴木玲子（訳）(2009). 新訂 自閉症の謎を解き明かす 東京書籍）
Gopnik, A., & Astington, J. W. (1988). Children's understanding of representational change and its relation to the understanding of false belief and the appearance-reality distinction. *Child Development*, **59**, 26-37.
浜田寿美男 (1992).「私」というもののなりたち ミネルヴァ書房
浜田寿美男 (1994). ピアジェとワロン—個的発想と類的発想 ミネルヴァ書房
浜谷直人 (2004). 困難をかかえた子どもを育てる—子どもの発達の支援と保育のあり方 新読書社
Happé, F. G. (1995). The role of age and verbal ability in the theory of mind task performance of subjects with autism. *Child Development*, **66**, 843-855.
Heckhausen, J., Dixon, R. A., & Baltes, P. B. (1989). Gains and losses in development throughout adulthood as perceived by different adult age groups. *Developmental Psychology*, **25**, 109-121.
平石賢二 (1995). 青年期の異世代関係—相互性の視点から— 落合良行・楠見 孝（編）講座生涯発達心理学4 自己への問い直し—青年期— 金子書房 pp.125-154.
藤村宣之 (2009). 児童期・思考の深まり 藤村宣之（編著）発達心理学 ミネルヴァ書房 pp.87-107.
亀谷和史 (1996). 1950年中葉の「ピアジェ-ワロン論争」—1955年発達段階に関するシンポジウムを中心に— 加藤義信・日下正一・足立自朗・亀谷和史（編訳）ピアジェ×ワロン論争 ミネルヴァ書房 pp.141-176.
神田英雄 (2004a). 伝わる心がめばえるころ：2歳児の世界 かもがわ出版
神田英雄 (2004b). 3歳から6歳：保育・子育てと発達研究をむすぶ（幼児期）ちいさいなかま社
柏木惠子・若松素子 (1994).「親になる」ことによる人格発達：生涯発達的視点から親を研究する試み 発達心理学研究, **5**, 72-83.

加藤義信（2007）．発達の連続性vs 非連続性の議論からみた表象発生問題―アンリ・ワロンとフランス心理学に学ぶ―　心理科学, **27**, 43-58.
近藤直子（2008）．乳幼児健診の現状と課題；求められる役割と子育て支援　みんなのねがい, **496**, 10-15.
小西行郎（2003）．赤ちゃんと脳科学　集英社
小島道生（2010）．自尊心と高機能自閉症：自尊心の基礎理解から支援へ　別府　哲・小島道生（編著）　自尊心を大切にした高機能自閉症の理解と支援　有斐閣　pp. 105-118.
小島道生・納富恵子（2009）．高機能自閉症・アスペルガー症候群のある子どもの自尊感情と支援―保護者に対するアンケート調査からの検討　日本LD学会第18回大会発表論文集, 393.
厚生省脳性麻痺研究班（1968）．1968年厚生省特別研究報告「脳性小児麻痺の成因と治療に関する研究」（班長　高津忠夫）昭和43年度第2回班会議
子安増生・木下孝司（1997）．心の理論研究の展望　心理学研究, **68**, 51-67.
日下正一（1990）．児童期における自己の変化についての認識と予測および期待に関する研究　長野短期大学紀要, **45**, 109-120.
日下正一・加藤義信（1991）．発達の心理学　学術図書出版社
Leekam, S., & Moore, C.（2001）. The development of attention in children with autism. In J. A. Burack, T. Charman, N. Yirmiya, & P. R. Zelazo（Eds.）, *The development of autism: Perspectives from theory and research*. Lawrence Erlbaum. pp.105-129.
Levinson, D. J., Darrow, C. N., Klein, E. B., Levinson, M. H., & McKee, B.（1978）. *The seasons of a man's life*. New York: Knopf.（南　博（訳）（1992）．ライフサイクルの心理学上下　講談社）
Marcia, J. E.（1966）. Developmentand validation of ego-identity status. *Journal of personality and social psychology*, **3**, 551-558.
増井幸恵・権藤恭之・河合千恵子・呉田陽一・髙山　緑・中川　威・高橋龍太郎・藺牟田洋美（2010）．心理的well-beingが高い虚弱高齢者における老年的超越の特徴―新しく開発した日本版老年的超越質問紙を用いて―　老年社会科学, **32**, 33-47.
松岡弥玲（2006）．理想自己の生涯発達―変化の意味と調節過程を捉える―　教育心理学研究, **54**, 45-54.
Meltzoff, A. M., & Moore, M. K.（1983）. Newborn infants imitate adults facial gestures. *Child Development*, **54**, 702-709.
三上史央（2009）．アスペルガー症候群と高機能自閉症　榊原洋一（編著）　別冊発達　アスペルガー症候群の子どもの発達理解と発達補助　ミネルヴァ書房　pp. 29-37.
宮下一博（1995）．青年期の同世代関係　落合良行・楠見　孝（編）　講座生涯発達心理学4　自己への問い直し―青年期―　金子書房　pp.155-184.
無藤清子（1979）．自我同一性地位面接の検討と大学生の自我同一性　教育心理学研究, **27**, 178-187.
中村和夫（1998）．ヴィゴーツキーの発達論―文化-歴史的理論の形成と展開―　東京大学出版会
中村和夫（2004）．ヴィゴーツキー心理学 完全読本―「最近接発達の領域」と「内言」の概念を読み解く　新読書社
落合良行・佐藤有耕（1996）．親子関係の変化から見た心理的離乳への過程の分析　教育心理学研究, **44**, 11-22.
岡田　努（2007）．現代青年の心理学―若者の心の虚像と実像　世界思想社
岡本祐子（1985）．中年期の自我同一性に関する研究　教育心理学研究, **34**, 352-358.
岡本祐子（1995）．人生半ばを越える心理　無藤　隆他（編）　講座生涯発達心理学5―老いることの意味　金子書房　pp.41-80.
岡本祐子（2002）．アイデンティティ生涯発達論の射程　ミネルヴァ書房
小此木啓吾（1989）．フロイト　講談社
小此木啓吾（2002）．フロイト思想のキーワード　講談社
小此木啓吾・馬場謙一（1977）．フロイト精神分析入門　有斐閣
奥住秀之（2008）．どうして？教えて！自閉症の理解　全障研出版部
大野　久（1995）．青年期の自己意識と生き方　講座生涯発達心理学4　自己への問い直し―青年期　金子書房　pp.89-123.
太田昌孝（1999）．アスペルガー症候群の成人精神障害　精神科治療学, **14**, 29-37.
Perner, J.（1991）. *Understanding the representational mind*. Cambridge, MA: MIT Press.
Perner, J., & Wimmer, H.（1985）. "John thinks that Mary thinks that　…": Attribution of second-order beliefs by 5- to 10-year-old children. *Journal of Experimental Child Psychology*, **39**, 437-471.
Piaget, J.（1948）. *La naissance de l'intelligence chez l'enfant*.（谷村　覚・浜田寿美男（訳）（1978）．知能の誕生　ミネルヴァ書房）
Piaget, J.（1970）. Piaget's theory. In P. H. Mussen（Ed.）, *Carmichael's manual of child psychology*. Vol.1. 3rd ed. New York: John Wiley & Sons. pp.703-732.（中垣　啓（訳）（2007）．ピアジェに学ぶ認知発達の科学　北大路書房）
Piaget, J., & Szeminska, A.（1941）. *La genèse du nombre chez l'enfant*. Delachaux et Niestlé.（遠山　啓・銀林　浩・滝沢武久（訳）（1962）．数の発達心理学　国土社）
盧　怡慧（2001）．高齢者の「人生設計課題」における知恵：特性の解明及び生活経験との関連　教育心理学研究, **49**, 198-208.
瀬野由衣（2008）．幼児における知識の提供と非提供の使い分けが可能になる発達的プロセスの検討：行為抑制との関連　発達心理学研究, **19**, 36-46.
柴田義松（2006）．ヴィゴツキー入門　子どもの未来社

白石正久（2011）．やわらかい自我のつぼみ—3歳になるまでの発達と「1歳半の節」　全障研出版部
Spitz, R. A. (1950). Anxiety in infancy: A study of its manifestations in the first year of life. *International Journal of Psychoanalysis*, **31**, 138-143.
杉山登志郎（2007）．発達障害の子どもたち　講談社
鈴木　忠（2008）．生涯発達のダイナミクス—知の多様性　生き方の可塑性—　東京大学出版会
多賀厳太郎（2002）．脳と身体の動的デザイン—運動・知覚の非線形力学と発達　金子書房
高取憲一郎・福田真由美（1985）．言語・コミュニケーション・自-他像の自覚の発達　鳥取大学教育学部研究報告　教育科学, **27**, 277-286.
滝川一廣（2006）．愛着の障害とそのケア　そだちの科学, **7**, 11-17.
田中昌人（1985）．乳児の発達診断入門　大月書店
田中昌人・田中杉恵（1982）．子どもの発達と診断2　乳児期後半　大月書店
田中昌人・田中杉恵（1984）．子どもの発達と診断3　幼児期　大月書店
田中真理（2010）．心理臨床不現場での支援の実際　別府　哲・小島道生（編著）　自尊心を大切にした高機能自閉症の理解と支援　有斐閣　pp.237-261.
田島信元（1992）．ヴィゴツキー理論の展開　東　洋・繁多　進・田島信元（編）　発達心理学ハンドブック　福村出版　pp.114-137.
Tomasello, M. (1999). *The cultural origins of human cognition*. Cambridge: Harvard University Press. （大堀壽夫・中澤恒子・西村義樹・本多　啓（訳）（2006）．心とことばの起源を探る　勁草書房）
Tornstam, L. (1997). Gerotranscendence in a broad cross sectional perspective. *Journal of Aging and Identity*, **2**, 17-36.
Tornstam, L. (2005). *Gerotranscendence: A developmental theory of positive aging*. New York: Springer.
Trevarthen, C. (1979). Communication and cooperation in early infancy: A description of primary intersubjectivity. In M. M. Bullowa (Ed.), *Before speech: The beginning of interpersonal communication*. New York: Cambridge University Press.
氏家達夫・高濱裕子（1994）．3人の母親：その適応過程についての追跡的研究　発達心理学研究, **5**, 123-136.
Wellman, H. M., Cross, D., & Watson, J. (2001). Meta-analysis of theory of mind development: The truth about false belief. *Child Development*, **72**, 65-684.
Wing, L., & Attwood, A. J. (1987). Syndromes of autism and atypical development. In D. J. Cohen, A. Donnellan, & R. Paul (Eds.), *Handbook of autism and pervasive developmental disorders*. New York: Wiley.
やまだようこ（1987）．ことばの前のことば　新曜社
やまだようこ（1995）．生涯発達を捉えるモデル　無藤　隆・やまだようこ（編）　講座生涯発達心理学1　生涯発達心理学とは何か　理論と方法　金子書房　pp.57-92.
やまだようこ（2011）．「発達」と発達段階を問う：生涯発達とナラティブ論の視点から　発達心理学研究, **22**, 418-427.
矢野喜夫（1995）．発達概念の再検討　無藤　隆・やまだようこ（編）　講座生涯発達心理学1　生涯発達心理学とは何か　理論と方法　金子書房　pp.37-56.

■ 4章

Brod, C. (1984). *Technostress: The human cost of the computer revolution*. Reading, MA: Addison-Wesley. （池央　耿・高見　浩（訳）（1984）．テクノストレス　新潮社）
Cooper, C. L., & Marshall, J. (1976). Occupational sources of stress : A review of the literature relating to coronary heart disease and mental ill health. *Journal of Occupational Psychology*, **49**, 11-28.
Depaulo, B. M. (1983). Perspective on help-seeking. In B. M. Depaulo, A. Nadler, & J. D. Fisher, (Eds.), *New direction in helping*, Volume 2: *Help-Seeking*. New York: Academic Press. pp.3-12.
Friedman, M., & Rosenman, R. H. (1959). Association of specific overt behavior pattern with blood and cardiovascular findings. *Journal of American Medical Association*, **169**, 1286-1296.
Frone, M. R., Russell, M., & Cooper, M. L. (1992). Antecedents and outcomes of work-family conflict: Testing a model of the work-family Interface. *Journal of Applied Psychology*, **77**, 65-78.
Goff, S. J., Mount, M. K., & Jamison, R. L. (1990). Employer supported childcare, work/family conflict, and absenteeism: A field study. *Personnel Psychology*, **43**, 793-809.
Greenhaus, J. H., & Beutell, N. J. (1985). Sources of conflict between work and family roles. *Academy of Management Review*, **10**, 76-88.
日台英雄・兵藤　透・山本スミ子・佐藤芳子・岡美智代（2001）．人工透析とQOL　萬代　隆（監修）　QOL評価法マニュアル　評価の現状と展望　インターメディカ　pp.324-339.
平木典子（1993）．アサーション・トレーニング　さわやかな自己表現のために　日本・精神技術研究所
Holmes, T. H., & Rahe, R. H. (1967). The social readjusutment rating scale. *Journal of Psychosomatic Research*, **11**, 218-231.
Holmes, T. H., & Masuda, M. (1974). Life change and illness susceptibility. In B. S. Dohrenwend, & B. P. Dohrenwend (Eds.), *Stressful life events: Their nature and effects*. New York: Wiley. pp.45-72.

石井　均（2001）．糖尿病とQOL　萬代　隆（監修）QOL 評価法マニュアル　評価の現状と展望　インターメディカ　pp.265-277.

Kahn, R. L., & Antonucci, T. C., (1980). Convoys over the life course: Attachment, roles, and social support. In P. B. Baltes, & O. Brim (Eds.), *Life-span development and behavior.* vol.3. New York: Academic Press. pp.253-286.

金井篤子（2002）．ワーク・ファミリー・コンフリクトの規定因とメンタルヘルスへの影響に関する心理的プロセスの検討　産業・組織心理学研究, **15**, 107-122.

金　外淑・嶋田洋徳・坂野雄二（1996）．慢性疾患患者の健康行動に対するセルフ・エフィカシーとストレス反応との関連　心身医学, **36**(6), 500-506.

北岡和代・増田真也・萩野佳代子・中川秀昭（2011）．バーンアウト尺度 Maslach Burnout Inventory - General Survey（MBI-GS）の概要と日本版について　北陸公衆衛生学会誌, **37**(2), 34-40.

小林国彦（2001）．肺癌とQOL　萬代　隆（監修）QOL 評価法マニュアル　評価の現状と展望　インターメディカ　pp.138-149.

Kossek, E., & Ozeki, C. (1998). Work-family conflict, policies, and job-life satisfaction relationship: A review and directions for organizational behavior-human resources research. *Journal of Applied Psychology*, **83**, 139-149.

厚生労働省（2011）．平成22年国民生活基礎調査

厚生労働省（2012）．過労死　働く人のメンタルヘルス・ポータルサイト～心の健康確保と自殺や過労死などの予防～ ＜http://kokoro.mhlw.go.jp/shien/yougo/term01-02_karousi_01_column.html＞（2012年4月28日）

久保真人・田尾雅夫（1992）．バーンアウトの測定　心理学評論, **35**, 361-376.

Lazarus, R. S., & Folkman, S. (1984). *Stress, appraisal and coping.* New York: Springer.（本明　寛・春木　豊・織田正美（監訳）（1991）．ストレスの心理学—認知的評価と対処の研究　実務教育出版）

Maslach, C., & Jackson, S. E. (1981). The measurement of experienced burnout. *Journal of Occupational Behavior*, **2**, 99-113.

坂野雄二・東條光彦（1986）．一般性セルフ・エフィカシー尺度作成の試み　行動療法研究, **12**(1), 73-82.

佐々木雄二（1976）．自律訓練法の実際—心身の健康のために　創元社

Selye, H. (1976). *The stress of life* (revised edition.) New York: McGraw-Hill.（杉靖三郎・田多井吉之助・藤井尚治・竹宮　隆（訳）（1988）．現代社会とストレス　法制大学出版局）

仕事と生活の調和推進官民トップ会議（2007）．「仕事と生活の調和（ワーク・ライフ・バランス）憲章」及び「仕事と生活の調和推進のための行動指針」

Super, D. E. (1980). A life-span, life-space approach to career development. *Journal of Vocational Behavior*, **16**, 282-298.

Super, D. E., Savickas, M. L., & Super, C. M. (1996). A life-span, life-space approach to careers. In D. Brown, L. Brooks, & Associates (Eds.), *Career choice and development* (3rd ed). San Francisco, CA: Jossey-Bass. pp.121-178.

鈴鴨よしみ・福原俊一（2002）．SF-36 日本語版の特徴と活用　日本腰痛会誌, **8**(1), 38-43.

富田真紀子・加藤容子・金井篤子（2012）．共働き夫婦のワーク・ファミリー・コンフリクトと対処行動に関する検討—性役割態度、ジェンダー・タイプに注目して—　産業・組織心理学研究, **25**, 107-120.

若林明雄・東條吉邦・Simon Baron-Cohen・Sally Wheelwright（2004）．自閉症スペクトラム指数（AQ）日本語版の標準化　高機能臨床群と健常成人による検討　心理学研究, **75**(1), 78-84.

Wayne, J. H., Musisca, N., & Fleeson, W. (2004). Considering the role of personality in the work-family experience: relationships of the big five to work-family conflict and facilitation. *Journal of Vocational Behavior*, **64**, 108-130.

■5章

相川　充（1995）．人間関係のスキルと訓練　高橋正臣（監修）人間関係の心理と臨床　北大路書房

相川　充（2000）．シャイネスの低減に及ぼす社会的スキル訓練の効果に関するケース研究　東京学芸大学紀要（第1部門教育科学）, **51**, 49-59.

安藤清志（1999）．単純接触効果　中島義道他（編）心理学辞典　有斐閣　p.569.

Asch, S. E. (1946). Forming impressions of personality. *Journal of Abnormal and Social Psychology*, **41**, 258-290.

Asch, S. E. (1955). Opinions and social pressure. *Scientific American*, **193**(5), 31-35.

Brewer, M. B., & Miller, N. (1984). Beyond the contact hypothesis: Theoretical perspectives on desegregation. In N. Miller, & M. B. Brewer (Eds.), *Group in contact: The psychology of desegregation.* Orlando, FL: Academic Press. pp.281-302.

Byrne, D., & Nelson, D. (1965). Attraction as a linear function of proportion of positive reinforcements. *Journal of Personality and Social Psychology*, **1**, 659-663.

Campbell, J. P., Dunnette, M. D., Lawler, E. E., & Weick, K. E. (1970). *Managerial behavior, performance and effectiveness.* New York: Harper & Row.

Cronbach, L. J. (1955). Processes affecting scores on 'understanding of others' and 'assumed similarity'. *Psychological Bulletin*, **52**, 177-193.

Day, D. V., Gronn, P., & Salas, E. (2006). Leadership in teambased organizations: On the threshold of a new era. *Leadership Quarterly*, **17**, 211-216.

Deutsch, M., & Gerard, H. B. (1955). A study of normative and informational social influence upon individual judgment. *Journal of Abnormal and Social Psychology*, **51**, 629-636.
Dovidio, J. F., Gaertner, S. L., & Validzic, A. (1998). Intergroup bias, status, differentiation, and a common ingroup identity. *Journal of Personality and Social Psychology*, **75**, 109-120.
遠藤由美 (1999). 自己概念 中島義道他 (編) 心理学辞典 有斐閣 pp.327-328.
遠藤由美 (2008). 文化と人間 池上知子・遠藤由美 (共著) グラフィック社会心理学第2版 サイエンス社 pp.273-294.
French, J. R., & Raven, B. (1959). The bases of social power. In D. Cartwright (Ed.), *Studies in social power*. Ann Arbor, MI: University of Michigan, Institute for Social Research. pp.150-167.
Gaertner, S. L., Mann, J., Murrell, A., & Dovidio, J. F. (1989). Reducing intergroup bias: The benefits of recategorization. *Journal of Personality and Social Psychology*, **57**, 239-249.
Hamilton, D. L., & Zonna, L. J. (1972). Differential weighting of favorable and unfavorable attributes in impressions of personality. *Journal of Experimental Research in Personality*, **6**, 204-212.
早瀬 良・坂田桐子 (2010). 医療職集団におけるグループ・ダイナミックスのエビデンス 深井喜代子 (編) ケア技術のエビデンスⅡ へるす出版 pp. 69-86.
早瀬 良・坂田桐子・高口 央 (2011). 誇りと尊重が集団アイデンティティおよび協力行動に及ぼす影響―医療現場における検討― 実験社会心理学研究, **50**(2), 135-147.
早瀬 良・坂田桐子・高口 央 (印刷中). 患者満足度を規定する要因の検討―医療従事者の職種間協力に着目して― 実験社会心理学研究
林 文俊 (1978). 対人認知構造の基本次元についての一考察 名古屋大学教育学部紀要 (教育心理学科), **25**, 233-247.
Heider, F. (1944). Social perception and phenomenal causality. *Psychological Review*, **51**, 358-374.
Hersey, P., & Blanchard, K. H. (1977). *Management of organizational behavior*. Utilizing human resources. Englewood Cliffs, NJ: Prentice-Hall.
本間道子 (2011). 集団行動の心理学-ダイナミックな社会関係のなかで サイエンス社
Huckabay, M. D., & Jagla, B. (1979). Nurse's stress factors in the intensive care unit. *Journal of Nursing Adminidtration*, **2**, 21-26.
池上知子 (2008). 対人認知 池上知子・遠藤由美 (共著) グラフィック社会心理学第2版 サイエンス社 pp.18-42.
井上枝一郎 (2009). 安全文化 産業・組織心理学会 (編) 産業・組織心理学ハンドブック 丸善 pp.316-319.
Jones, E. E., & Davis, K. E. (1965). From acts to dispositions: The attribution processes in person perception. In L. Berkowitz (Ed.), *Advances in experimental social psychology*. Vol.2. New York: Academic Press. pp.219-266.
上瀬由美子 (2002). ステレオタイプの社会心理学 偏見の解消に向けて サイエンス社
嘉志摩佳久・嘉志摩江身子 (1998). 文化と公正感 田中堅一郎 (編) 社会的公正の心理学 ナカニシヤ出版 pp.173-192.
Kelley, H. H. (1967). Attribution theory in social psychology. In D. Levine (Ed.), *Nebraska symposium on motivation*. Vol.15. Linoln, NE: University of Nebraska Press. pp.192-238.
北山 忍 (2003).「自己」への文化心理学的アプローチ 山口 勤 (編) 社会心理学：アジアからのアプローチ 東京 東京大学出版会 pp.41-50.
高口 央・坂田桐子・黒川正流 (2002). 集団間状況における複数リーダー存在の効果に関する検討 実験社会心理学研究, **42**(1), 40-54.
厚生労働省 (2010). チーム医療の推進について (チーム医療の推進に関する検討会 報告書)<http://www.mhlw.go.jp/shingi/2010/03/dl/s0319-9a.pdf> (2010年3月19日)
Lewin, K., Lippitt, R., & White, R. K. (1939). Patterns of aggressive behavior in experimentally created 'social climates'. *Journal of Social Psychology*, **10**, 271-299.
Linville, P. W. (1985). Self-complexity and affective extremity: Don't put all your eggs in one cognitive basket. *Social Cognition*, **3**, 94-120.
Markus, H., & Kitayama, S. (1991). Culture and the self: Implications for cognition, emotion, and motivation. *Psychological Review*, **98**, 224-253.
三隅二不二 (1966). 新しいリーダーシップ：集団指導の行動科学 ダイヤモンド社
Moscovici, S., Lage, E., & Naffrechoux, M. (1969). Influence of a consistent minority on the responses of a majority in a color perception task. *Sociometry*, **32**, 365-379.
Myers, D. G., & Lamm, H. (1976). The group polarization phenomenon. *Psychological Bulletin*, **83**, 602-627.
岡堂哲雄 (1987). 入院が患者の心理に及ぼす影響 岡堂哲雄・坂田三允 (編) 入院患者の心理と看護 中央法規出版
Osborn, A. F. (1957). *Applied imagination: Principles and procedures of creative thinking* (2nd ed.). New York: Scribner's Sons.
Schein, E. (1992). *Organizational culture and leadership*. San Francisco, CA: Jossey-Bass.
Schmidt, W. H. (1974). Conflict: A powerfull process for (good or bad) change. *Management Review*, **63**(12), 4-10.
Sherif, M., Harvey, O. J., White, B. J., Hood, W. R. A., & Sherif, C. W. (1961). *Intergroup conflict and cooperation: The*

Robbers Cave experiment. Norman, OK: Institute of Group Relation.

嶋森好子・佐相邦英・福留はるみ他（2003）．コミュニケーションエラーによる事故事例の収集分析―看護現場におけるエラー事例の分析からエラー発生要因を探る―　2001年度厚生労働科学研究報告書（主任研究者　松尾太加志）pp.13-28.

Stogdill, R. M.（1950）. Leadership, membership and organization. *Psychological Bulletin*, **47**, 1-14.

田中堅一郎（2004）．従業員が自発的に働く職場をめざすために　ナカニシヤ出版

Tajfel, H., & Turner, J. C.（1979）. An integrative theory of intergroup conflict. In W. G. Austin & S. Worchel（Ed.）*The social psychology of intergroup relations.* Monterey, CA: Books/ Cole. pp.33-47.

田尾雅夫（1984）．看護婦におけるヒューマン・リレーションズについて　医師との対人葛藤　看護展望，**9**, 60-67.

田尾雅夫（1991）．組織の心理学　有斐閣

田尾雅夫（1995）．ヒューマン・サービスの組織　法律文化社

坪田雄二（1999）．コミュニケーション・スキル論　深田博巳（編）コミュニケーションの心理学　北大路書房 pp.204-218.

Wallach, M. A., Kogan, N., & Bem, D. J.（1962）. Group influence on individual risk taking. *Journal of Abnormal and Social Psychology*, **65**, 75-86.

山内佳子（2004）．医療事故とコミュニケーション　看護，**56**, 40-42.

山浦一保（2009）．組織文化　産業・組織心理学会（編）産業・組織心理学ハンドブック　丸善　pp. 224-227.

Zajonc, R. B.（1968）. Attitudinal effects of mere exposure. *Journal of Personality and Social Psychology*, **9**, 1-29.

■ 6章

平木典子（2007）．アサーション・トレーニング　さわやかな＜自己表現＞のために　日本・精神技術研究所　pp.77-94.

北岡（東口）和代（2005）．精神科勤務の看護者のバーンアウトと医療事故の因果関係についての検討　日本看護科学会誌，**25**, 31-40.

北岡（東口）和代・佐々木美恵・森河裕子・中川秀昭（2007）．General Coping Questionnaire（GCQ）特性版の看護者への適用と短縮版利用の可能性について　北陸公衆衛生学会誌，**33**, 56-59.

Sasaki, M., Kitaoka-Higashiguchi, K., Morikawa, Y., Nakagawa, H.（2009）. Relationship between stress coping and burnout in Japanese hospital nurses. *Journal of Nursing Management*, **17**, 359-365.

事項索引

A

AQ（自閉症スペクトラム指数） 111
BDI-Ⅱ（ベック抑うつ質問票） 106
COGNISTAT 111
GHQ（精神健康調査票） 108
GSES（一般性自己効力感尺度） 107
HDS-R（改訂長谷川式簡易知能評価スケール） 111
MAS（顕在性不安尺度） 106
MBI-GS 日本版 107
MMPI（ミネソタ多面人格目録） 106, 108
MMSE（Mini-Mental State Examination） 111
PM 理論 131
SDS（自己評価式抑うつ性尺度） 106
STAI（状態・特性不安尺度） 106
SUD（自覚的障害単位） 115
WISC-Ⅲ 110
WISC-Ⅳ 110

あ

アイデンティティ 73, 77
　――対アイデンティティ拡散 73
　二重――モデル 134
アサーション（assertion） 100, 126, 127
今ここで（here and now） 113
医療事故 144
ウェーバー（Weber）の法則 21
ウェーバー・フェヒナー（Weber-Fechner）の法則 21
エクスポージャー法 48
オペラント行動 139
オペラント条件づけ 37, 44, 51, 55

か

学習性無力感 44, 45
獲得と喪失としての発達 58
確率の相対頻度解釈 26
可塑性 58
過労死 96
間隔尺度 16
『看護覚え書き』 8
看護過程 10
期待背反法 54
基本的信頼対不信 65
基本モデル 116
逆転移 114
強化 40
共有型リーダーシップ 132
勤勉性対劣等感 71
系統的脱感作法 34, 115
結晶性知能 78
嫌悪刺激 38, 51
原始反射 65
構成概念（construct） 17
行動主義 4
行動療法 34, 115
広汎性発達障害 83
コーピング 98
心の理論 1, 69
個人差 17
誤信念課題 69
古典的条件づけ 35, 48
コミュニケーション構造 128

さ

再カテゴリー化モデル 134
最小丁度可知差異 20
サクセスフルエイジング 78, 80
三項関係 66, 84
自我 70
自己概念 120
自主性対罪悪感 69
持続エクスポージャー療法 115
自動思考 116
しなやかなこころ 139
自閉症スペクトラム 83
社会的
　――アイデンティティ 133
　――学習 47
　――スキル 126
　――勢力 129
　――役割 119
集団
　――間葛藤 133
　――極性化 130
　――構造 128
馴化 30, 44, 54
順序尺度 14
消去 42
条件刺激 36
条件反応 36
情動条件づけ 37
自律訓練法 99
自律性対恥・疑惑 67
親密性対孤立 75
信頼性 18, 112
心理検査 18
ステレオタイプ 121
ストレス 90
　――・マネジメント 12, 99
生活技能訓練 → ソーシャル・スキル・トレーニング 118
生活の質 107
生殖性対停滞 76
精神分析療法 114
生得的行動 30
潜在特性 17
ソーシャル・スキル・トレーニング（social skill training: SST） 99, 118, 127
ソーシャルサポート（social support） 101
組織風土 137
組織文化 137

た

第一次間主観性 66
大学における看護系人材養成の在り方に関する検討会最終報告 11
対人認知 121
第二次性徴 72
第二次反抗期 73
タイプA行動パターン 100
脱カテゴリー化モデル 134
脱馴化 30
妥当性 18, 112
チーム医療 119, 132
対呈示 35, 42, 48, 51
抵抗 114

テクノストレス　97
転移　53, 114
統計的異常　19
統合対絶望　77
トークン・エコノミー法　39, 51
徒党集団（ギャング集団）　72

な
二項関係　66
二次障害　85
二次的信念の理解　72
日本板ITPA（言語学習能力診断検査）　111
人間型ロボット　1
認知
　――科学　6
　――行動療法　34, 116, 145
　――心理学　6

は
パーソナリティ　2

――特性　17
バーンアウト　12, 97, 144
　――尺度　107
発達障害　80
　――圏　67
発達の最近接領域　62
表象　61, 67, 69
比例尺度　16
不気味の谷　3
ブラックボックス　4
ブレインストーミング　130
文化的自己観　136
弁別閾　20
報酬刺激　38, 40, 51
保険師助産師看護師学校養成所指定規則　10
保存課題　71

ま
マグニチュード推定法　21
味覚嫌悪条件づけ　41, 42

無条件刺激　35
無条件反応　35
名義尺度　13
メンタルヘルス　89
燃え尽き症候群 → バーンアウト
モデル／ライバル法　56
問題箱実験　41

ら・わ
ライフ・キャリア・レインボー　105
リーダーシップ　131
流動性知能　78
レスポンス・コスト法　51
ロールシャッハテスト　109
ワーク・ファミリー・コンフリクト　103
ワーク・ファミリー・ファシリテーション　105
ワーク・ライフ・バランス　103

人名索引

A
上里一郎　43, 51
相川 充　126, 127
Alligood, M. R.　8
Anderson, R. C.　2
安藤清志　124
Antonucci, T. C.　101, 102
荒木友希子　45
浅野智彦　75
Asch, S. E.　121, 129
Astington, J. W.　70
Attwood, A. J.　82
Azrin, N. H.　44

B
馬場謙一　63
Baillargeon, R.　54, 55
Baltes, P. B.　57-60, 78, 79
Bandura, A.　47, 48
Baron-Cohen, S.　69
Beck, A. T.　99
別府 哲　84-87
Berger, S. M.　48

Beutell, N. J.　103, 104
Blanchard, K. H.　131
Brewer, M. B.　134, 135
Brod, C.　97
Byrne, D.　124

C
Campbell, J. P.　137
Campbell, N. R.　15
Caron, A. J.　51
Cooper, C. L.　94, 95
Côté, J. E.　75
Cronbach, L. J.　121
Cumming, W. W.　56

D
Dollard, J.　47
Davis, K. E.　122
Day, D. V.　132
Depaulo, B. M.　103
Dethier, V. G.　31
Deutsch, M.　130
Dobson, V.　55

Dovidio, J. F.　134, 135

E
Ebbinghaus, H.　33
Emmelkamp, P. M. G.　49
遠藤由美　120, 137
Erikson, E. H.　60, 61, 63-65, 67, 69, 71, 73-76, 79
Eysenck, H. J.　34

F
Fantz, R. L.　65
Folkman, S.　93
French, J. R.　128, 129
Freud, A.　63
Freud, S.　60-63, 66, 67, 69, 71, 114
Freund, A. M.　79
Friedman, M.　100
Friedman, S.　31
Frith, U.　70
Frone, M. R.　104
福田真由美　72
福原俊一　108

福井　至　　49

G
Gaertner, S. L.　　134, 135
Garcia, J.　　41
Gerard, H. B.　　130
Gescheider, G. A.　　21
Goff, S. J.　　104
Gopnik, A.　　70
Gosling, S. D.　　2
Graber, M.　　54
Greenhaus, J. H.　　103, 104

H
浜田寿美男　　61, 67
浜谷直人　　71
Hamilton, D. L.　　121
Happé, F. G.　　85
早瀬　良　　124, 125, 134
林　文俊　　121
Heckhausen, J.　　58
Heider, F.　　122
Hersey, P.　　131
日台英雄　　108
平石賢二　　73
開　一夫　　55
平木典子　　143
Hofsten, C. von.　　52
Holmes, T. H.　　91, 92
Holz, W. C.　　44
本間道子　　128, 130
Huckabay, M. D.　　125

I
市川伸一　　46
池上知子　　122
井上枝一郎　　138
石黒　浩　　1, 3
石井　均　　108
岩本隆茂　　34

J
Jackson, S. E.　　98
Jacobson, E.　　50
Jagla, B.　　125
Jones, E. E.　　122

K
門脇豊子　　10
Kahn, R. L.　　101, 102
鎌原雅彦　　46
亀谷和史　　61

神村栄一　　43
上瀬由美子　　121
金井篤子　　104
神田英雄　　68, 69, 71
嘉志摩江身子　　138
嘉志摩佳久　　138
柏木惠子　　76
加藤義信　　55, 68, 72
河合隆史　　49
Kelley, H. H.　　122
金　外淑　　107
木下孝司　　69
北岡（東口）和代　　107, 144, 145
北山　忍　　136
小林国彦　　108
Koelling, R. A.　　41
高口　央　　132
小島道生　　85, 86
近藤邦夫　　79
近藤直子　　85
小西行郎　　65
Kossek, E.　　104
子安増生　　69
久保真人　　107
日下正一　　72

L
Lamm, H.　　130
Lazarus, R. S.　　93
李　在麟　　49
Leekam, S.　　84
Levinson, D. J.　　77
Lewin, K.　　131
Linville, P. W.　　120
盧　怡慧　　78

M
Maier, S. F.　　44, 45
Marcia, J. E.　　74
Markus, H.　　136
Marshall, J.　　94, 95
Maslach, C.　　98, 107
Masuda, M.　　92
増井幸恵　　80
Mather, J. A.　　2
松岡弥玲　　77, 79
Mayer, D. L.　　55
McPherson, M. A.　　42
Meltzoff, A. N.　　31, 32, 65
三上克央　　83
Miller, N.　　134, 135
Miller, N. E.　　47

三隅二不二　　131
宮下一博　　74
Moore, C.　　84
Moore, M. K.　　31, 32, 65
森　政弘　　3, 4
森山弘子　　10
Moscovici, S.　　130
村瀬孝雄　　79
無藤清子　　73
Myers, D. G.　　130

N
中村和夫　　62
難波寿和　　51
Nelson, D.　　124
Nightingale, F.　　8, 9
野村香代　　85
North, M. M.　　49
納富恵子　　86

O
岡田　努　　73
岡堂哲雄　　120
岡本祐子　　75-77
小此木啓吾　　63, 75
奥田健次　　51
奥住秀之　　82, 83
Onishi, K. H.　　55
大野　久　　74
Osborn, A. F.　　130
太田昌孝　　87
大藪　泰　　32
Ozeki, C.　　104

P
Pavlov, I. P.　　34
Pepperberg, I. M.　　56
Perner, J.　　69, 72
Piaget, J.　　55, 60-62, 65, 68, 70-72
Popplestone, J. A.　　42

R
Rahe, R. H.　　91, 92
Raven, B.　　128, 129
Rayner, R.　　34, 42, 43
Rescorla, R. A.　　36
Rogers, C. R.　　113
Rönnqvist, L.　　52
Rosenman, R. H.　　100
Rosenthal, T. L.　　48
Ross, D.　　47
Ross, S. A.　　47

索　引　　159

S
坂野雄二　51, 107
坂田桐子　124, 125
三後美紀　46
Sasaki, M.　145
佐々木雄二　99
Schein, E.　138
Schmidt, W. H.　124
Schultz, J. H.　50, 99
Seligman, M. E. P.　44, 45
Selye, H.　90, 91
瀬野由衣　71
Sherif, M.　133
柴田義松　62
嶋森好子　125
清水嘉与子　10
下坂幸三　63
白石正久　66, 68, 84
Skinner, B. F.　34, 38, 44
Smith, J.　79
Spitz, R. A.　66
Steiner, J. E.　41
Stellar, E.　31
Stogdill, R. M.　131
Streri, A.　31
杉山登志郎　80, 85
Super, H.　105
鈴鴨よしみ　108
鈴木光太郎　43

鈴木　忠　58, 79
Szeminska, A.　71

T
多賀厳太郎　65
Tajfel, H.　133
田島信元　62
高濱裕子　76
高橋雅治　34
高橋義孝　63
高取憲一郎　72
竹中治彦　44
滝川一廣　66
田中堅一郎　124
田中真理　87
田中昌人　68, 69
田中杉恵　68, 69
田尾雅夫　107, 125, 129, 137
Thorndike, E. L.　33, 40, 41
東條光彦　107
Tolman, E. C.　36
Tomasello, M.　66, 67
Tomey, A. M.　8
富田真紀子　104
Tornstam, L.　79
Trevarthen, C.　66
坪井裕子　46
坪田雄二　127
Turner, J. C.　133

U・V
氏家達夫　76
Vigotsky, L. S.　60

W
Wagner, A. R.　36
若林明雄　111
若松素子　76
Wallach, M. A.　130
Watanabe, S.　56
渡邊芳之　6
Watson, J. B.　4, 34, 42, 43
Wayne, J. H.　105
Willis, S. L.　58
Wimmer, H.　72
Wing, L.　82
Wolpe, J.　34, 49
Wright, A. A.　56
Wynn, K.　55

Y
やまだようこ　58, 59, 66
山浦一保　138
山内佳子　125

Z
Zajonc, R. B.　124
Zeitman, D.　51
Zonna, L. J.　121

執筆者一覧（五十音順，*は編者）

北岡和代（きたおか・かずよ）
公立小松大学保健医療学部教授
担当：1章2節，6章

鋤柄増根（すきがら・ますね）*
名古屋市立大学大学院人間文化研究科教授
担当：1章1節，2章

瀬野由衣（せの・ゆい）
愛知県立大学教育福祉学部准教授
担当：3章2節（共著）

武山雅志（たけやま・まさし）
石川県立看護大学人間科学領域教授
担当：4章2，3節

富田真紀子（とみだ・まきこ）
独立行政法人国立長寿医療研究センター
日本学術振興会特別研究員PD
担当：4章1節

芳賀康朗（はが・やすあき）
皇學館大学文学部教授
担当：3章1節

早瀬　良（はやせ・りょう）
中部大学生命健康科学部講師
担当：5章

松岡弥玲（まつおか・みれい）
愛知学院大学心身科学部講師
担当：3章2節（共著）

看護心理学
看護に大切な心理学

2013 年 3 月 20 日　初版第 1 刷発行　　定価はカヴァーに
2019 年 4 月 20 日　初版第 4 刷発行　　表示してあります

　　　　　　　編　者　　鋤柄増根
　　　　　　　発行者　　中西　良
　　　　　　　発行所　　株式会社ナカニシヤ出版
　　　〒606-8161　京都市左京区一乗寺木ノ本町 15 番地
　　　　　　　　　　　Telephone　075-723-0111
　　　　　　　　　　　Facsimile　075-723-0095
　　　　　　　　Website　http://www.nakanishiya.co.jp/
　　　　　　　　E-mail　iihon-ippai@nakanishiya.co.jp
　　　　　　　　　　郵便振替　01030-0-13128

装幀＝白沢　正／印刷・製本＝ファインワークス
Printed in Japan.
Copyright © 2013 by M. Sukigara
ISBN978-4-7795-0696-3

◎本書のコピー，スキャン，デジタル化等の無断複製は著作権法上での例外を除き禁じられています。本書を代行業者等の第三者に依頼してスキャンやデジタル化することはたとえ個人や家庭内の利用であっても著作権法上認められておりません。